AF534470

Bayerischer Landwirtschaftsverlag

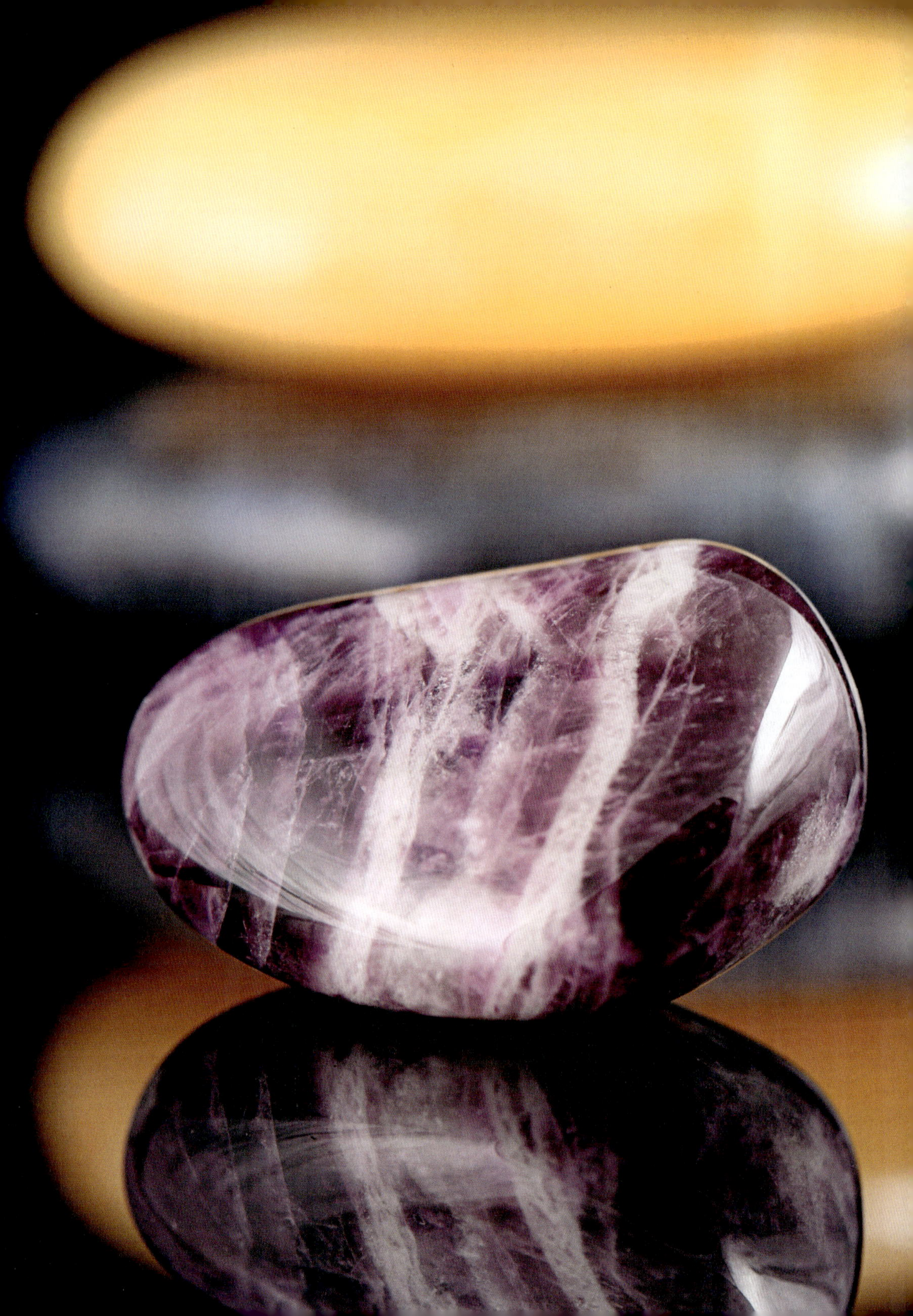

SIGRID E. GÜNTHER

Das große Buch der Heilsteine

250 Heilsteine – richtig auswählen und ganzheitlich anwenden

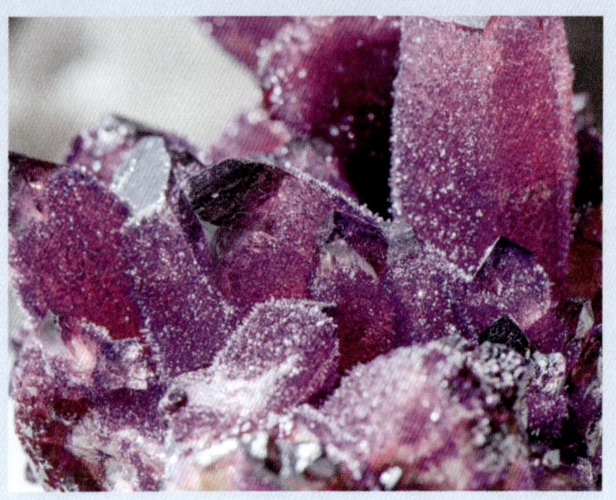

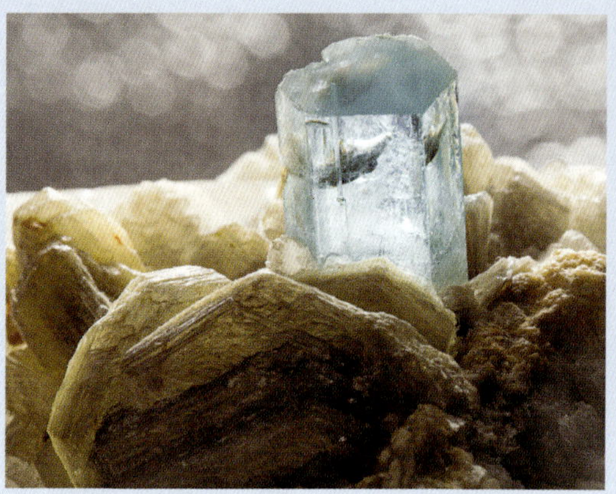

Was Sie in diesem Buch finden

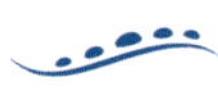

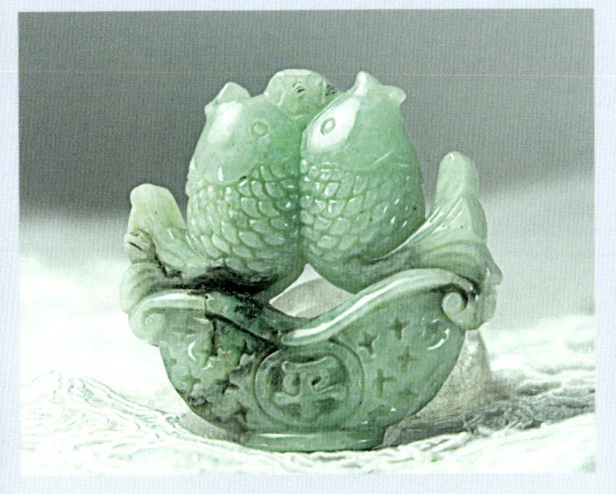

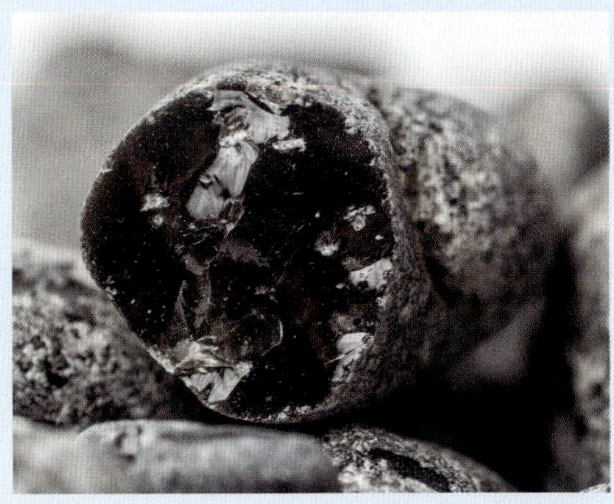

Heilende Metalle und Edelmetalle 225

Anhang

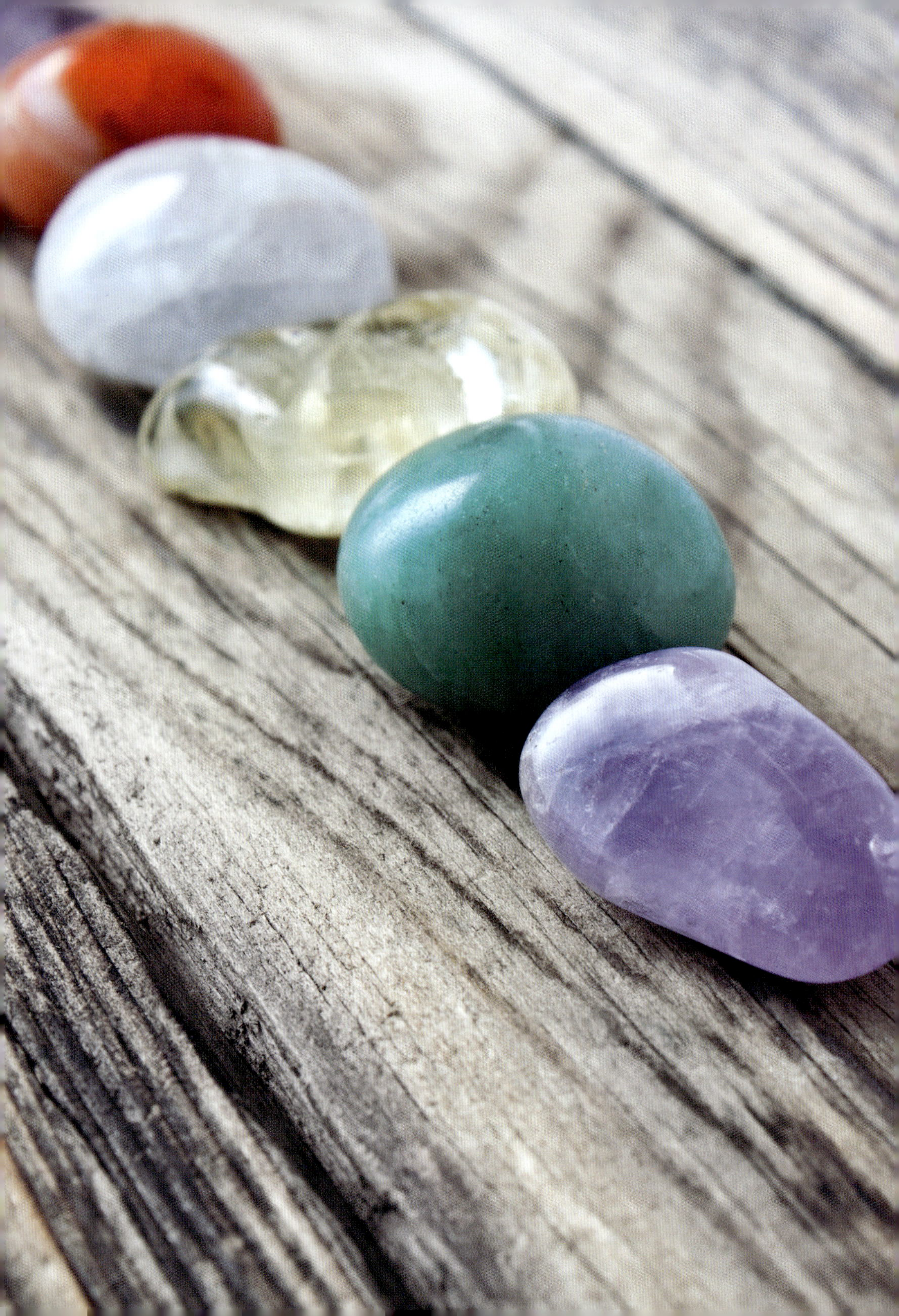

Vorwort

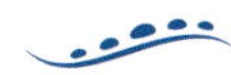

Liebe Leserin, lieber Leser, vielleicht geht es Ihnen ja ähnlich … Ich erinnere mich jedenfalls gerne an die Tage meiner Kindheit, in denen ich mit gesenktem Kopf am Strand entlang lief. Nicht, weil ich traurig war, sondern weil ich im Urlaub keine schöne Muschel und keinen interessanten Stein verpassen wollte. Die Perlmuttlagen der Austern faszinierten mich genauso wie die fantasievollen Zeichnungen der Feuersteine. Und in den Bergen zog mich mal ein kleiner, eisklarer Bergkristall in seinen Bann. Ich hatte ihn im Kiesbett eines Bachlaufes gefunden, nahm ihn oft in die Hand und fühlte: Er tut mir gut! Und das, obwohl ich damals noch nicht wusste, dass alle drei – Muschelschalen, Feuersteine und Bergkristalle – zu den sogenannten Heilsteinen gehören und es seit Jahrtausenden überall auf der Welt Gelehrte gab und gibt, die sich systematisch mit deren Wirkungen beschäftig(t)en.

Heute trage ich unterwegs gerne einen Trommelstein als Anhänger. Je nach meinem aktuellen Bedarf ist es häufig ein gelber oder blauer Stein, den ich in Arbeitspausen, in der Bahn oder als Beifahrerin im Auto zuweilen minutenlang entspannt und doch intensiv betrachte. Danach fühle ich mich erfrischt wie nach einer Meditation. Es sind ja meist diese kleinen Dinge, die uns erfreuen und uns – speziell, wenn man an Steine denkt – sogar gesundheitlich stärken können. So wirken gemäß der Edelstein-Heilkunde und der praktischen Erfahrung unzähliger Menschen etwa blaue Steine – wie Dumortierit – entspannend. Blauquarz kann Atemwegserkrankungen lindern und Abwehrkräfte fördern. (Steine wirken also auch vorbeugend!) Und grüne Steine – wie Aventurin – helfen, wenn Ihnen im wahrsten Sinne der Worte etwas auf dem Herzen liegt.

Steine können unsere Sehnsucht nach natürlicher ganzheitlicher Hilfe erfüllen! Daher liegt in dieser aktuellen, großen Heilsteine-Ausgabe – neben der umfassend dargestellten körperlichen Wirkung – ein besonderer Schwerpunkt auf der mentalen bzw. seelischen Wirkung von Steinen. Denn allem, was der Psyche guttut, kann auch eine positive physische, insgesamt also eine ganzheitliche Wirkung zugesprochen werden! (Holen Sie trotzdem bei allen Beschwerden unbedingt ärztlichen Rat bzw. den Rat Ihrer Apothekerin oder Ihres Apothekers ein!)

Damit Sie Gemeinsamkeiten und Unterschiede eng verwandter Steine sofort erkennen, werden diese nicht einzeln, sondern jeweils in gemeinsamen Porträts vorgestellt. So können Sie z. B. auf Anhieb erkennen, ob und warum vielleicht ein Dravit oder doch ein Wassermelonenturmalin um eine Nuance besser zu Ihnen passt. Und übersichtliche Tabellen helfen, wenn Sie mal ganz schnell den passenden Stein für bestimmte Beschwerden finden wollen. Tauchen Sie also ein in die geheimnisvolle Welt der Heilsteine und lassen Sie sich inspirieren. Lernen Sie rund 250 Heilsteine mit ihren ganzheitlichen Wirkungen, ihren vielfältigen Anwendungsmöglichkeiten und ihrer unkomplizierten Pflege kennen. Und bleiben Sie schön gesund!

Ihre Sigrid E. Günther

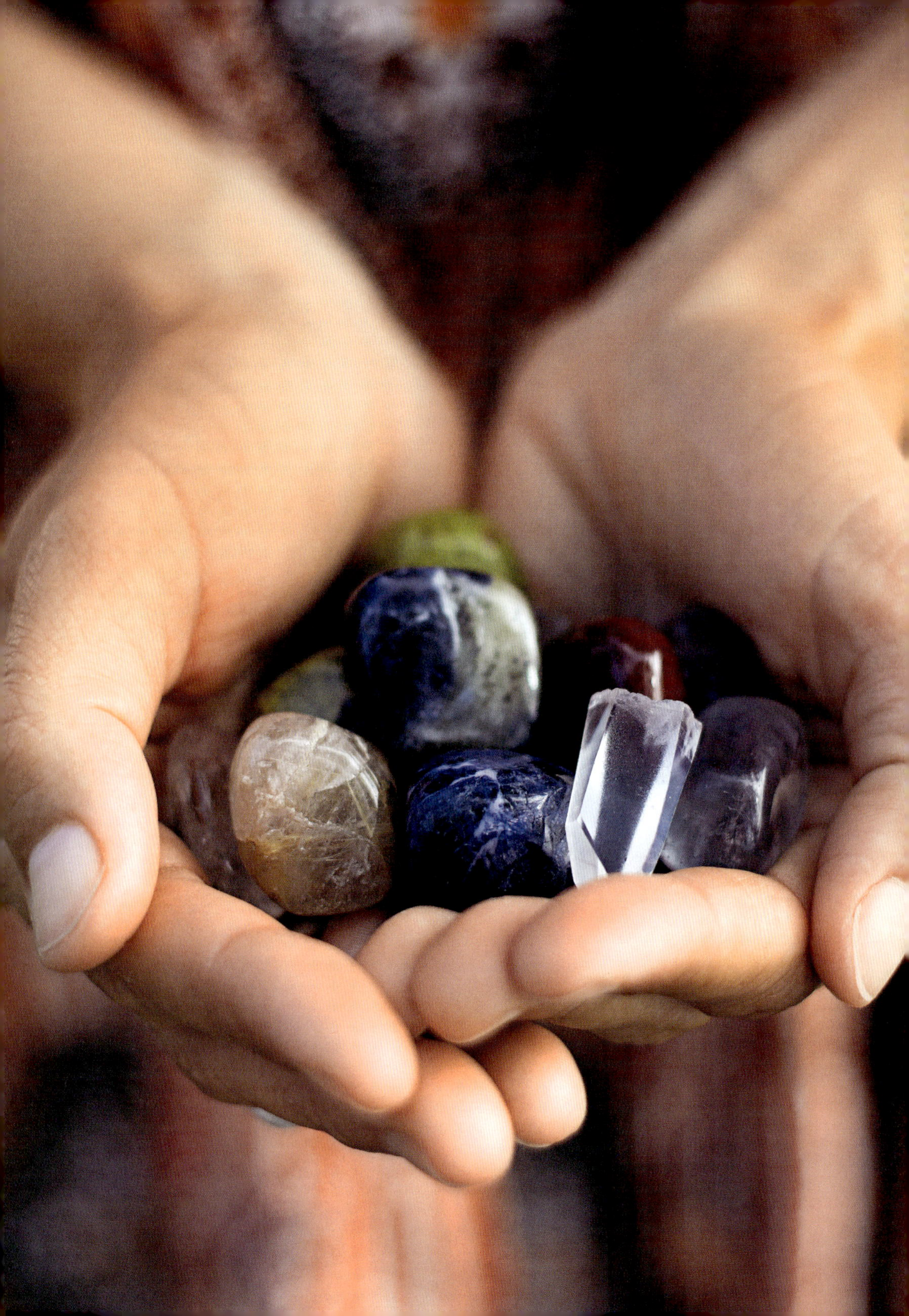

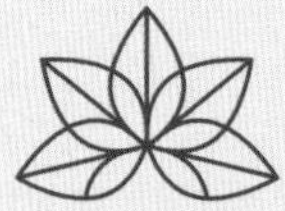

Die Heilkraft der Steine

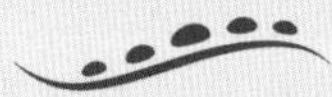

Wie für uns das Arbeiten mit Computern, so selbstverständlich war für unsere Vorfahren der Umgang mit Heilsteinen und -pflanzen. Sie wurden gegen alle möglichen Beschwerden eingesetzt. Uns mag dies auf den ersten Blick »esoterisch« erscheinen, genauso wie unsere technologischen Errungenschaften zu anderen Zeiten sicher für Hexenwerk gehalten worden wären. Die Naturheilkunde ist aber nicht weniger »wahr« als die moderne Medizin, wurde sie doch über viele Jahrhunderte in allen Teilen der Welt von Gelehrten intensiv betrieben und dokumentiert. Daher stellt beispielsweise die Anwendung von Heilsteinen und -metallen eine sinnvolle Ergänzung zu klassisch-medizinischen Therapien dar. Zumal sie unsere Sehnsucht nach einer ganzheitlichen, sanften Heilkunde, die auch vorbeugend wirksam ist, erfüllt.

Wie Heilsteine wirken

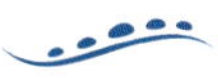

Edle Steine und Metalle, ob in natürlichem oder bearbeitetem Zustand, erfreuen Menschen aller Kulturkreise seit jeher mit ihrem Anblick: Ihre schillernden Farben und ihr Funkeln verleihen Kirchenaltären genauso wie Kaiserkronen, Wandvertäfelungen in Schlössern oder wertvollen Ziergefäßen einzigartige Pracht. Und als Schmuck schmeicheln Edelsteine, Silber, Gold und Platin unserer Haut. Darüber hinaus verbanden die Menschen mit Edelsteinen und Metallen schon früh heilende und sogar magische Kräfte. Bei vielen Völkern wurden bereits vor Jahrtausenden Edelsteine bzw. Amulette aus Stein oder Metall zum Schutz vor Krankheiten und bösen Mächten getragen.

Mythos oder Wahrheit?

Überliefert sind beispielsweise die Schriften der heiligen Hildegard von Bingen (1098–1179). Die Benediktinerin gründete zwischen 1147 und 1150 das Kloster Rupertsberg bei Bingen. Sie hatte schon als Kind Visionen, die sie später niederschrieb und der Nachwelt zugänglich machte. Aber nicht nur auf dem Feld der Religion war sie eine Visionärin: Außergewöhnlich für eine Frau zu ihrer Zeit war sie getrieben von naturwissenschaftlichem Interesse und verfasste naturkundliche Bücher über Pflanzen, Tiere und Mineralien, in denen sie das Wissen ihrer Zeit sowie ihre eigenen Erfahrungen in der Heilung Kranker hinterließ. Der heiligen Hildegard wird eine erhebliche Anzahl von »Wunderheilungen« mithilfe edler Steine nachgesagt.

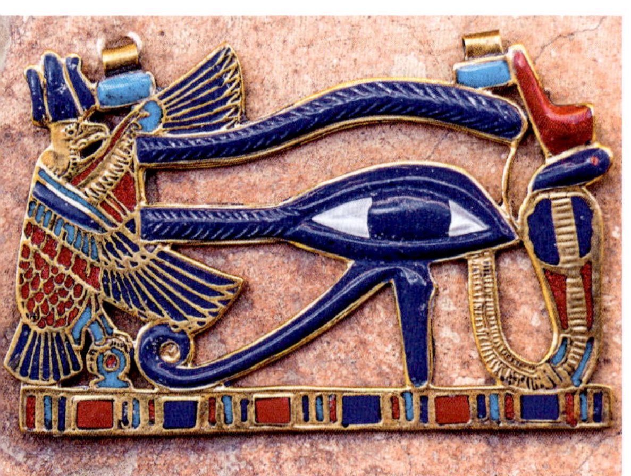

Schützt vor dem bösen Blick: Horusauge-Schmuck nach altem ägyptischem Vorbild mit viel Lapislazuli.

Aber können bestimmte Edelsteine bzw. ihre Farben wirklich heilen? Gesund bleiben oder gar werden, indem man die sogenannten Heilsteine (auch Energiesteine genannt) auflegt, mit ihrer Hilfe meditiert oder sie einfach nur als Schmuck trägt – das klingt für den kritischen Menschen von heute fast schon zu wunderbar. Tatsächlich aber können das physikalische Gesetz der Schwingungsresonanz und die Homöopathie gute Erklärungsansätze liefern. Homöopathie, Akupunktur und Akupressur sowie die ayurvedische Chakrenlehre sind mittlerweile gut erforscht, in der modernen Komplementärmedizin hoch angesehen und dem Verdacht der Scharlatanerie enthoben.

Im Folgenden werden wir sehen, dass es das physikalische Gesetz der Schwingungsresonanz ist, das all diese seit Jahrhunderten bis Jahrtausenden erprobten Heilmethoden verbindet und wirksam macht.

Energie und Schwingungen

Im physikalischen Sinn besteht alle Materie aus Energie und ihren Schwingungen. Menschen, Tiere, Pflanzen und auch Metalle, Steine oder Farben schwingen jeweils auf ihre individuelle Art und beeinflussen dadurch wiederum die Schwingungen in der Umgebung. Jede Schwingung, die auf eine andere trifft, bewirkt also eine Resonanz, eine Veränderung in den Dingen und Wesen, auf die sie trifft. Harmonische Schwingungen von außen, das heißt Schwingungen, die unseren gesunden eigenen ähnlich sind, wirken positiv, unterstützen unsere energetische Balance oder helfen, sie wieder herzustellen. Disharmonische Schwingungen, die von außen auf uns treffen, wirken negativ. Sie können unsere eigene Schwingung in Unordnung bringen und uns krank machen. Das gilt übrigens auch für (die Macht der) Gedanken!
Hier setzt beispielsweise auch die Homöopathie an. Homöopathische Heilmittel basieren auf pflanzlichen, tierischen oder auch mineralischen Auszügen. Diese werden in einem speziellen Verfahren immer weiter verdünnt und »geschüttelt«. Zuletzt ist der pflanzliche, tierische oder mineralische Ausgangsstoff im Heilmittel gar nicht mehr nachweisbar. Nur seine Schwingungen haben sich auf das Heilmittel übertragen. Nimmt der erkrankte Patient es ein, rufen diese Schwingungen bei ihm eine Resonanz hervor. Diese besteht im besten Fall in der Wiederherstellung der normalen körpereigenen Schwingung und damit in der Gesundung.

Energieschwingungen, die von bestimmten Steinen und ihren Farben ausgehen, bilden dementsprechend auch die »Basis« der Edelstein-Heilkunde. Die Schwingung der Steine erreicht uns je nach Beschwerden- und Mineralienart durch Positionieren eines Steines in unserem Umfeld, direktes Tragen oder Auflegen auf die Haut bzw. auch in Form von Edelsteinwasser (→ S. 56). Beim Auflegen auf die Haut bzw. auf die Energiezentren (Chakren) des Körpers z. B. geben die Steine heilsame Energie ab und diese wird dann im Körper weitergeleitet (→ S. 16).

Und wie es in der Homöopathie fast immer mehrere Mittel gibt, die sich alternativ für die Behandlung einer bestimmten Krankheit eignen, so hält auch die Edelstein-Heilkunde in der Regel mehrere »Rezepte« zur Behandlung ein und derselben Krankheit bereit. Selbst ohne gleich Heilkundiger sein zu müssen, kann jeder die Heilkraft bestimmter Steine – sowie einiger Metalle – für sich entdecken und nutzen: natürlich nicht als Ersatz, sondern als sinnvolle Ergänzung einer ärztlichen Behandlung. Wobei es auch Ärztinnen und Ärzte gibt (allerdings nur wenige), die die Kraft von bestimmten Steinen in ihre Heilversuche einbinden.

Edelsteine – und auch Metalle – bestehen aus Energieschwingungen. Und ihre Schwingungsenergie beeinflusst wiederum unseren Körper und Geist. Dabei wirken die edlen Steine vor

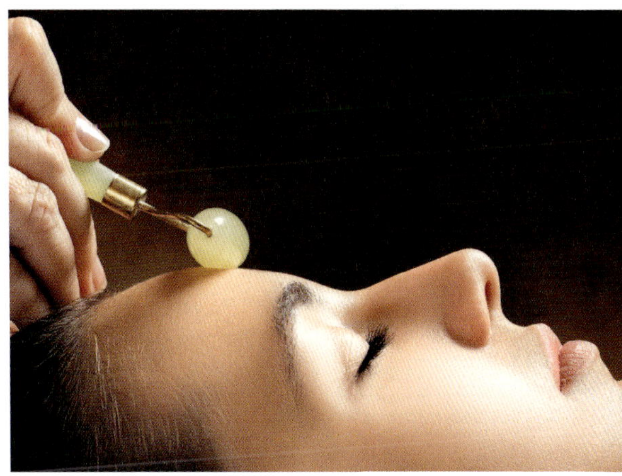

Gesichtsmassagen, hier mit einem Jaderoller, verschönern den Teint und regen Körper und Geist an.

allem über ihre speziellen Strukturen sowie über ihre Inhaltsstoffe und Farben.

Kristallformen

Die meisten Mineralien weisen bestimmte Kristallformen auf, das heißt die Atome, Moleküle bzw. Ionen sind nach einem festen System im Kristall angeordnet, das auch sein Aussehen und seine Beschaffenheit (wie beispielsweise die Härte) ausmacht. Ein Kristall ist ein dreidimensionaler Körper – begrenzt von mehreren Flächen. Die gegenseitigen Positionen dieser Flächen lassen sich mithilfe eines dreiachsigen Koordinatensystems ausdrücken. Das Achsenkreuz im Koordinatensystem ist typisch für das jeweilige Kristallsystem und unterscheidet sich von dem anderer durch die Länge der Achsen und die Achsenschnittwinkel. Man kennt 7 Kristallsysteme, denen jeweils bestimmte Mineralien zugeordnet sind (siehe Tabelle unten).

Mineralien, die ohne gesetzmäßige Anordnung sind und deshalb in kein Kristallsystem eingeordnet werden können, bezeichnet man als amorph. Amorphe Mineralien sind beispielsweise Bernstein, Chrysokoll, Obsidian und Opal. Und diese insgesamt 8 Kristallformen (7 gesetzmäßig angeordnete und 1 amorphe) stehen wiederum in Resonanz zu den unterschiedlichen Charakterzügen der Menschen. So soll das wohlgeordnete Kristallsystem kubischer Mineralien mehr dem wohlgeordneten Lebensstil des planenden Menschen entsprechen und diesen daher auch eher ansprechen, während das amorphe, also unstrukturierte Mineral eher den spontanen, kreativen bis chaotischen Typ anziehen soll. Doch nicht nur die jeweilige Struktur, auch die jeweiligen Inhaltsstoffe und vor allem die Farbe verursachen bestimmte Schwingungsenergien, die innerhalb der ganzheitlichen Kraft des betreffenden Steins eigene Wirkungen auf uns Menschen entfalten. Daher wird uns ein Stein nie allein aufgrund seiner Struktur »in seinen Bann ziehen«.

Inhaltsstoffe

Zu den Inhaltsstoffen gehören je nach Mineral bestimmte Mineralstoffe und Spurenelemente,

Die sieben Kristallsysteme

Kubisches Kristallsystem	Diamant, Fluorit, Granat, Lapislazuli, Magnetit, Pyrit, Sodalith, Spinell u.a.
Tetragonales Kristallsystem	Apophyllit, Vesuvianit, Zirkon u.a.
Hexagonales Kristallsystem	Apatit, Aquamarin, Smaragd, Sugilith u.a.
Trigonales Kristallsystem	Calcit, Dioptas, Hämatit, Holzstein, Koralle, Korund (Rubin, Saphir), Magnesit, Quarz (Achat, Amethyst, Aventurin, Bergkristall, Chalcedon, Chrysopras, Citrin, Falkenauge, Heliotrop, Jaspis, Karneol, Milchquarz, Moosachat, Morion, Onyx, Rauchquarz, Rosenquarz, Sarder, Tigerauge), Rhodochrosit, Turmalin u.a.
Orthorhombisches Kristallsystem	Chrysoberyll, Peridot, Perle, Topas u.a.
Monoklines Kristallsystem	Azurit, Brasilianit, Jade (Jadeit und Nephrit), Malachit, Mondstein, Orthoklas, Spodumen (Hiddenit und Kunzit), Staurolith u.a.
Triklines Kristallsystem	Labradorit, Rhodonit, Sonnenstein, Türkis u.a.

die – in kleinen Mengen bis winzigen Spuren – in der Regel auch für den menschlichen Körper wichtige oder sogar lebensnotwendige »Bausteine« darstellen. Und Heilsteine geben sie in Form von Schwingungsenergie an uns ab – eine ideale Ergänzung also zur Aufnahme von Mineralstoffen und Spurenelementen über die Nahrung. Denn die Aufnahme bzw. die Verwertung der aufgenommenen Nährstoffe im Körper werden auf diese Weise angeregt bzw. deutlich verbessert! Zu den in Mineralien enthaltenen Mineralstoffen und Spurenelementen gehören u.a.: Aluminium, Beryllium, Bor, Calcium, Chrom, Eisen, Fluor, Gold, Kalium, Kupfer, Magnesium, Mangan, Natrium, Nickel, Phosphor, Schwefel, Silber, Silicium, Titan, Vanadium und Zink. (Obwohl Nickel häufig Allergien auslöst, kann es in kleinsten Mengen – also als Spurenelement – durchaus gesundheitsfördernd sein.)

Die Farben der Heilsteine

Einige der genannten Mineralstoffe und Spurenelemente verursachen ihrerseits die Farben der edlen Heilsteine. So bewirkt z.B.

- **Chrom** die rote Farbe des Rubins und des roten Spinells, aber auch das Grün von Fuchsit, Hiddenit, Grossular, Uwarowit und Verdelith sowie (gemeinsam mit Vanadium) das besondere Grün des Smaragds.
- **Eisen** die blaue Farbe des Aquamarins und des blauen Spinells sowie (gemeinsam mit Titan) das Blau des Saphirs, das Grün des Peridots, das Gelbgrün des Chrysoberylls und die gelbliche Farbe des Citrins.
- **Kupfer** das Blau von Azurit, Chrysokoll und Türkis sowie das Grün von Dioptas und Malachit und das Blaugrün des Amazonits.
- **Mangan** das Rosa von Kunzit, Rhodochrosit und Rhodonit sowie das Orange von Spessartin.
- **Nickel** das Apfelgrün von Chrysopras.
- **Titan** das Schwarz vom Schörl.

Inhaltsstoffe und Farben der edlen Steine stehen also in engem Zusammenhang. Äußerlich kommt die spezielle Schwingung eines Heilsteins über die jeweilige Form inklusive Härte und Dichte sowie am deutlichsten über die jeweilige Farbe zum Ausdruck. Und gemäß der wissenschaftlich bestätigten Farbenlehre beeinflussen die Farben wiederum die Psyche und das körperliche Wohlbefinden der Menschen. Interessant ist, dass man bei der Heilsteintherapie – analog zu den extrem verdünnten homöopathischen Mitteln – gerade mit besonders kleinen Farbresonanzen große Wirkungen erzielen kann.

Die Wirkung von Farben

Farben allgemein und insbesondere auch die der edlen Steine können u.a. die nachstehend beschriebenen Wirkungen haben:

- **Rot** wirkt stark anregend, durchblutungsfördernd und blutdrucksteigernd und gilt daher auch als aktivierend und erotisierend. In Experimenten wurde gezeigt, dass bei Menschen, die sich – mit verbundenen Augen – in einem rot gestrichenen Raum aufhielten, die Körpertemperatur stieg. Im blau gestrichenen Raum fiel sie … Deshalb: Wer zur Trägheit neigt, dem können beispielsweise rote Heilsteine zu mehr Energie verhelfen. Jedoch kann Rot sowohl die Liebe als auch die Abneigung gegenüber Menschen fördern.

Negative Gefühle vertragen sich also in der Regel nicht mit roten Steinen! Und in der Nacht sollten diese Steine zugunsten eines gesunden Schlafes ebenfalls nicht getragen werden. (Das gilt bis auf wenige Ausnahmen übrigens auch für

Steine in anderen Farben. Grüne, blaue oder violette Steine eignen sich zwar besser zur Unterstützung des gesunden Schlafs, wirken jedoch individuell verschieden. Gegebenenfalls müssen Sie also ausprobieren, ob Ihnen Steine bei Ein- oder Durchschlafstörungen helfen.) Wer schon »unter Strom steht« und/oder hohen Blutdruck hat, meidet außerdem rote (vor allem feuerrote) Steine am besten auch tagsüber.

Rosa dagegen steht für Frieden, Sanftmut, Feinfühligkeit, Liebe und Harmonie und wirkt – wie Grün – positiv auf den Herzbereich. Es hilft allgemein dabei, positive Gefühle zuzulassen bzw. sie intensiver zu empfinden.

Orange (Mischung aus Rot und Gelb) wirkt nervenstärkend sowie allgemein kräftigend. Damit spendet diese Farbe Energie, Optimismus und Lebensfreude. Sie regt Drüsentätigkeit und Stoffwechsel an (u.a. Einfluss auf Nieren, Blase, Dünndarm und Geschlechtsorgane). Orangefarbene Heilsteine können wie eine Bestrahlung mit orangefarbenem Licht sogar dabei helfen, Depressionen zu lindern. Deshalb sind sie auch Melancholikern zu empfehlen.

Gelb oder **Gold** stärkt ebenfalls die Nerven, regt die Drüsentätigkeit an und fördert Appetit und Verdauung (Einfluss auf Bauchspeicheldrüse, Magen, Leber, Gallenblase, Nieren). Wie Orange stärkt es die Lebensenergie und Lebensfreude.

Grün (Mischung aus Gelb und Blau) sorgt für den Ausgleich von warmer und kühler Energie und für Mut, Entspannung, Erholung und Harmonie. Helles Grün stärkt dabei die jugendliche Frische. Sattes Grün beruhigt die Nerven und das Herz und fördert die Durchblutung und die Regeneration. Dafür stehen auch grüne Heilsteine. Zudem kann diese Farbe bei Augen- und Bronchialerkrankungen sowie Geschwüren helfen.

Blau ist zwar als »kühle« Farbe bekannt, wirkt aber noch entspannender als Grün und kann auch den gesunden Schlaf fördern (vgl. Hinweis unter »Rot«). Blaue Heilsteine können

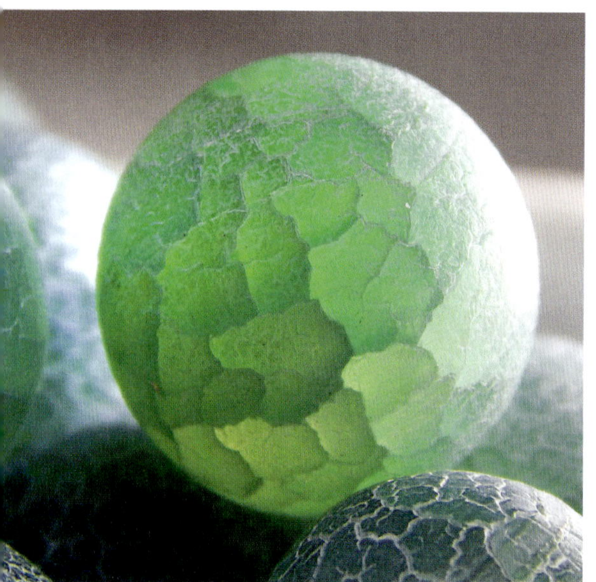

Lieben Sie Waldspaziergänge? Grüne Steine wirken wie Bäume: entspannend auf Augen, Herz und Geist.

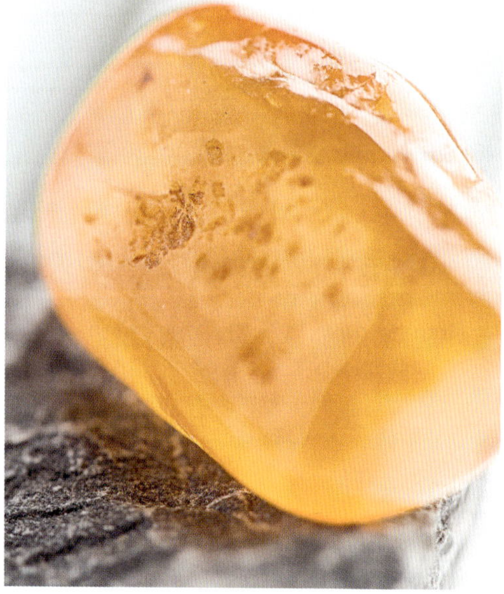

Vertreiben trübe Gedanken und symbolisieren Lebensfreude pur: orangefarbene Heilsteine.

Kopfschmerzen, Unruhe, Angst und nervöse Herzbeschwerden sowie Atemwegserkrankungen lindern und sollen gegen Hauterkrankungen helfen. Sie sind für nervöse Menschen ein gutes »Gegenmittel« – sie tragen die Steine am besten tagsüber bei sich. Außerdem öffnen uns intensive Blautöne für das Wesentliche und für tiefe Erkenntnisse, intensivieren also Ideale.

- **Violett** (Mischung aus Blau und Rot) beruhigt noch stärker als Blau. Es stärkt Gehirn und Nerven, fördert Gelassenheit, Weisheit, Inspiration und Meditation, sollte jedoch nur ganz bewusst eingesetzt werden. Schließlich kann es im Übermaß fast hypnotisierend wirken.

Eigentlich keine Farben im engeren Sinne, sondern neutral, sind Schwarz, Weiß und (daraus gemischtes) Grau. Trotzdem wirken sie:

- **Schwarz** stärkt Konzentration, Zielbewusstsein und (positive) Perfektion sowie Bodenständigkeit; **Grau** steht für Stabilität.
- **Weiße** (oder **silbrige** bis **farblose**) Steine fördern das klare Bewusstsein, Erkenntnisfähigkeit und Entscheidungsfindung.

Chakren und zugeordnete Heilsteine

Neben der Analogie zur Homöopathie lassen sich viele Elemente der Edelstein-Heilkunde durch ihre Verwandtschaft zur Akupunktur und zur Chakrenlehre gut vermitteln: Die Traditionelle Chinesische Medizin geht davon aus, dass jedes Organ über das vegetative Nervensystem mit bestimmten Punkten auf der Haut verbunden ist, und nutzt diese Erkenntnis bei der Heilung durch Akupunktur. Bei der Edelstein-Heilkunde wird analog zur Akupunktur das zu heilende Organ durch Auflegen von Steinen auf das »zuständige«, also das dem Organ am nächsten liegende Chakra (Energiezentrum) behandelt.
Nach altindischer bzw. ayurvedischer Lehre verfügt der Mensch über 7 Hauptchakren (= Haupt-

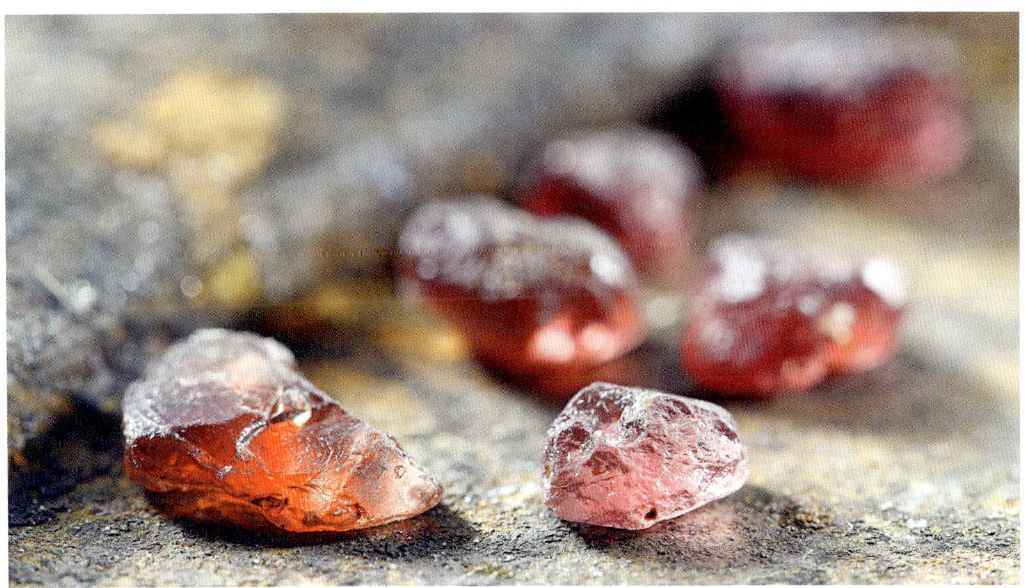

Rot ist die Liebe … und rote Heilsteine stehen für tiefe Gefühle und Liebesglück! Sie wirken energetisierend, indem sie den Kreislauf und auch geistige Verarbeitungsprozesse anregen

energiezentren), die in der nebenstehenden Tabelle genannt werden, sowie über zahlreiche Nebenchakren, die wichtigsten davon in den Handinnenflächen und Fußsohlen. Die Hauptchakren entsprechen den 7 Hauptdrüsen des endokrinen Systems. Sie geben Energie ab und empfangen Schwingungsenergie (z. B. die der aufgelegten Heilsteine). Diese Schwingungsenergie leiten sie im Körper weiter.

Chakren, die feinstofflichen Energiezentren des Körpers, wirken dabei insbesondere auf die jeweils umgebenden Körperbereiche mit ihren Organen, aber über Umwege auch auf andere Körperbereiche ein. Ob seelische oder körperliche Probleme, sie sind immer mit entsprechenden Veränderungen im Chakrasystem verbunden. Ein gesundes Organ schwingt in einer normalen Frequenz. Bei Erkrankung ändert sich diese Frequenz. Ähnlich störende Wirkungen haben seelische Verletzungen. Und jede solche Störung kann den gesamten Energiefluss der Chakren und der mit ihnen in Verbindung stehenden Organe sowie auch die Psyche negativ

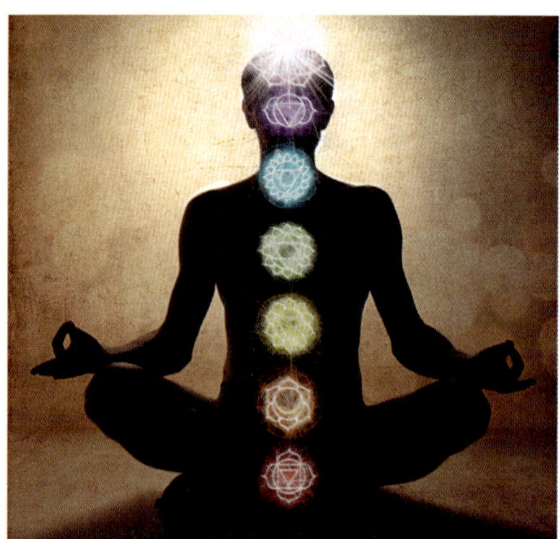

Die Bedeutung der 7 Hauptchakren und zugeordnete Heilsteine finden Sie in der Tabelle auf S. 17.

beeinflussen. Der »richtige« Heilstein auf dem betreffenden Chakra kann nun durch seine Schwingung Blockaden lösen, die normale Frequenz des Organs erneut herstellen und damit den Energiefluss im Körper positiv beeinflussen. Durch die Resonanz zwischen dem »richtigen« Heilstein und dem menschlichen Körper und Geist kann sich beim Menschen also wieder die gesunde »Urschwingung« einstellen.

Entsprechend ihrer möglichen Einflüsse werden den Chakren daher bestimmte Heilsteine zugeordnet, die bei Erkrankungen beispielsweise auf das »zuständige« Chakra und eventuell zusätzlich auf den Bereich direkt über dem betroffenen Organ aufgelegt werden und so den Energiefluss wieder optimieren sollen. (Siehe ebenfalls nebenstehende Tabelle zu den Hauptchakren.)

Dem Handchakra sind z. B. Bergkristall, Diamant, Moosachat und Rauchquarz, dem Fußchakra Magnetit, Onyx, Schneeflockenobsidian und schwarzer Turmalin zugeordnet.

Zusätzlich zum Handchakra werden der Diamant dem Scheitelchakra und der Bergkristall dem Scheitel- und dem Stirnchakra zugeschrieben, wobei der Bergkristall darüber hinaus sogar noch auf alle anderen Chakren positiven Einfluss nimmt. Eine Eigenschaft, über die in geringerem Maße auch grüne oder blaue Steine verfügen.

Leicht ist zu erkennen, dass zu jedem Chakra eine Farbe des Regenbogens gehört und damit auch die Heilsteine in der entsprechenden Farbe – von Violett bis Rot. Lediglich die farblosen, rosafarbenen und schwarzen Heilsteine fallen aus der Farbfolge des Regenbogens heraus und werden den Chakren nur aufgrund ihrer sonstigen Beschaffenheit und Eigenschaften zugeteilt.

Die Hauptchakren (-energiezentren) und die ihnen zugeordneten Heilsteine

Chakra (Energiezentrum)	Körperregion und Drüse	Wirkung auf Körper und Geist	Zugeordnete Heilsteine/ Mineralien
Scheitelchakra (Kopfzentrum)	Auf dem Scheitel (Kopfmitte oben). Zirbeldrüse	Beeinflusst vor allem Schädel, Großhirn und Geist.	Violette und farblose Edelsteine, z. B. Amethyst, Bergkristall, Diamant, Fluorit, Herkimer Diamant, Mondstein, heller Opal, Sugilith, zudem Azurit, Lapislazuli.
Stirnchakra (drittes Auge/ Stirnzentrum)	Oberhalb der Nasenwurzel zwischen den Augenbrauen. Hirnanhangdrüse	Beeinflusst insbesondere das ganze Gesicht (Augen, Nase …), Ohren, Kleinhirn und zentrales Nervensystem.	Dunkelblaue bis violette Edelsteine, z. B. Augenachat, Azurit, blauer Coelestin, Cordierit, Dumortierit, Falkenauge, blauer Fluorit, Lapislazuli, Lazulith, blauer Saphir, Sodalith, Sugilith, Tansanit, aber auch Bergkristall und Zirkon.
Halschakra (Kehlkopf-zentrum)	Hals unterhalb des Kehlkopfes. Schilddrüse	Beeinflusst die 5 Sinnes-organe, Stoffwechsel, Nacken, Halswirbel, Atemwege (oberer Lungenbereich/ Bronchien), Speiseröhre, Arme, aber auch Ober- und Unterkiefer.	Hellblaue bis türkisfarbene Edelsteine, z. B. blaugrauer Achat, Apatit, Aquamarin, Blauquarz, Chalcedon, Chrysokoll, blauer Coelestin, Fluorit mit Blauanteilen, Kyanit, Larimar, Mondstein, Opal, Tansanit, blauer Topas, Türkis, blauer Turmalin.
Herzchakra (Herzzentrum)	Herzbereich (Brustmitte). Thymusdrüse	Beeinflusst insbesondere Herz, Kreislauf, unteren Lungenbereich, Immunsystem, oberen Rückenbereich.	Grüne und rosafarbene Edelsteine, z. B. Amazonit, grüner Apophyllit, Aventurin, grüner Calcit, Chrysoberyll, Chrysokoll (mit Grünanteil), Chrysopras, grüner Diopsid, Dioptas, grüner Euklas, Fluorit, Heliotrop, Jade, rosa Koralle, Malachit, Moosachat, Morganit, Peridot, Prasem, Rhodochrosit, Rhodonit, Rosenquarz, Smaragd, Spodumen, Turmalin, Vesuvianit, grüner Zoisit.
Solarplexuschakra (Sonnengeflecht-zentrum/ Nabelzentrum)	Bauchbereich/ Verdauungsorgane (ca. 2 Finger breit über dem Nabel) Bauchspeichel-drüse	Beeinflusst vor allem Magen, Leber, Gallen-blase, Milz, Nieren, unteren Rückenbereich, vegetatives Nerven-system.	Gelbe bis goldgelbe Edelsteine, z. B. gelblicher Achat/Bandachat, Andalusit, Bernstein, Brasilianit, Citrin, gelber Fluorit, Kanarienturmalin/gelber Turmalin, Orangencalcit, Orthoklas, Perle, Pyrit, Schwefel, Tigerauge/-eisen, gelber Topas.
Sakralchakra (Kreuz-/ Vitalitätszentrum)	Unterleib (Beckenraum oberhalb der Genitalien). Keimdrüsen	Beeinflusst insbesondere Geschlechtsorgane, Blase, Nieren, Sexual-hormone, Lymphe und überhaupt alle Körperflüssigkeiten.	Orangefarbene Edelsteine, z. B. Achat/ Bandachat mit orangefarbenen Anteilen, Feueropal, Karneol, Rutilquarz, Sonnenstein, aber auch Anhydrit, orangefarbener bis roter Granat, Mondstein, Pyrit und Selenit.
Wurzelchakra (Basiszentrum)	Genitalbereich (genau zwischen Anus und Genitalien). Nebennieren	Beeinflusst vor allem Darm, Geschlechts-organe, Blutbildung, Zellaufbau, Wirbelsäule und Beine.	Rote und z. T. graue bis schwarze Edelsteine, z. B. Achat/Feuerachat, Feuerstein, Gagat, tiefroter Granat, Hämatit, roter Jaspis, Karneol, rote Koralle, Obsidian, Onyx, dunkler Pietersit, Rauchquarz, Rubin, aber auch Selenit

Heilsteine richtig auswählen

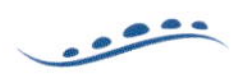

Welcher Heilstein kann mir helfen?

Wie aber findet man den Heilstein, der die ersehnte Hilfe bringt? Da helfen fachkundiger Rat, Intuition, Experimentierfreude – und Geduld. Nicht jeder Stein, der z.B. gegen Rheuma wirken soll, hilft auch jedem Rheumatiker. Stein und Mensch bzw. ihre Schwingungen müssen miteinander harmonieren, um einen Genesungsprozess in Gang zu bringen. Bei dem einen Rheumatiker wirkt vielleicht blauer Saphir heilsam, andere werden mit Bernstein, Chrysopras oder Türkis mehr Erfolg haben.

Manchmal muss man eben mehrere Heilsteine ausprobieren, bevor man sein Ziel erreicht.

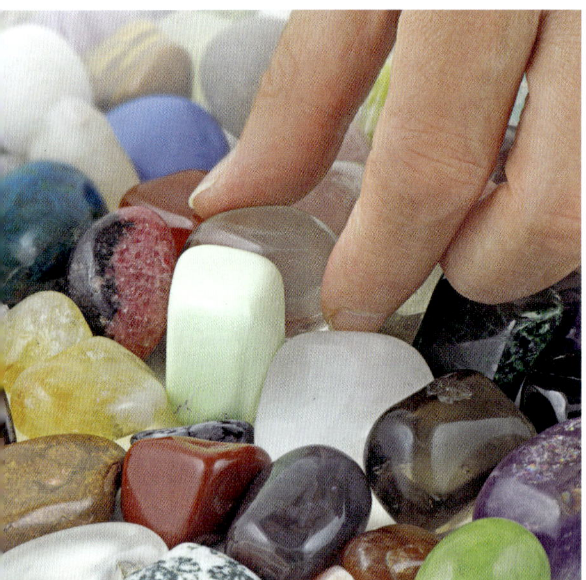

Lassen Sie sich ruhig mal magisch anziehen und wählen Sie Ihren steinernen Begleiter intuitiv.

Doch das lohnt sich. Denn während klassische Medikamente oft universell zur Behandlung von Krankheiten eingesetzt werden, d.h. ohne Rücksicht auf Geschlecht, Alter sowie bestimmte körperliche und seelische Voraussetzungen des Patienten, und damit unerwünschte Nebenwirkungen vorprogrammiert sind, finden Sie in der Edelstein-Heilkunde – wenn auch zuweilen erst nach kurzem Experimentieren – den »individuell auf Sie abgestimmten« Helferstein.

Der Intuition vertrauen

Kaum jemand kann sich der Faszination von Steinen entziehen. Haben Sie mal Kinder beobachtet, die auf einem Flohmarkt einen Stand mit Mineralien entdecken? Die bekommen Sie da nicht mehr weg. Oder denken Sie an Ihre eigene Kindheit: Haben Sie nicht auch irgendwann selbst mit Euphorie Steine, Muschelschalen oder Schneckenhäuser gesammelt? Auch wenn sich das bei Erwachsenen manchmal verliert, unsere Beziehung zu Mineralien ist einfach naturgegeben.

Deshalb geht die Edelstein-Heilkunde davon aus, dass man den »richtigen« Heilstein intuitiv finden kann: indem man ihn wie ein Kind nach »Bauchgefühl« auswählt. Stehen Sie vor einer Auslage von edlen Steinen, können und sollten Sie das Exemplar auswählen, von dem Sie sich besonders angezogen fühlen. Auch bei der bewussten Auswahl eines Steins – etwa zu bestimmten Heilzwecken – sollten Sie sich noch gefühlsmäßig leiten lassen und sich dem mit der schönsten Farbe und Form zuwenden. Liegt der Stein gut in der Hand und nimmt dazu noch sehr schnell Ihre Körperwärme auf, dann ist er schon mit großer Wahrscheinlichkeit der richtige persönliche Begleiter für Sie!

Steine für bestimmte Situationen und gute ständige Begleiter

Dieser Ratgeber macht Sie mit den wichtigsten Heilsteinen sowie Metallen und ihren möglichen Heilwirkungen bekannt. So können Sie eine Vorauswahl treffen und dann gezielt die Wirkung dieser schönen Steine und Metalle testen. Außerdem erfahren Sie alles Wichtige über die verschiedenen Möglichkeiten der Edelstein-Heilanwendung und die richtige Pflege Ihrer Heilsteine.

Daneben wurden ausgewählte Heil- bzw. Edelsteine schon seit alters bestimmten Tierkreiszeichen und Monaten zugeordnet. Sie sollten und sollen den unter dem jeweiligen Tierkreiszeichen bzw. im betreffenden Monat geborenen Trägern Glück und Wohlbefinden bescheren. Entsprechende Informationen dürfen daher in diesem Buch ebenfalls nicht fehlen. Die Übersichten ab S. 20 zeigen Ihnen eine Auswahl der am häufigsten genannten Glückssteine: Denn im Laufe der Jahrhunderte haben sich viele Varianten der Zuordnung von Steinen zu Geburtsmonaten bzw. Tierkreiszeichen entwickelt …

Wo kaufe ich hochwertige Heilsteine?

Besonders hochwertigen Platin- und Goldschmuck sowie kostbare Edelsteinketten, -armbänder und -ringe können Sie in guten Juweliergeschäften erwerben. Echten Schmuck in mittleren Preislagen gibt es zudem in den Spezialabteilungen großer Kaufhäuser sowie in diversen Schmuckläden. Dort werden zum Teil auch unbearbeitete bzw. rundpolierte Schmuck- und Edelsteine (Schmeichelsteine oder Handschmeichler) angeboten, die Sie zu Heilzwecken einsetzen können. Vorwiegend findet man diese Steine jedoch bei Mineralienhändlern: in Spezialgeschäften oder auf Märkten bzw. Börsen. Und mit viel Glück stößt man vielleicht sogar bei Wanderungen auf interessante Steine: etwa im Gebirge auf schöne Quarze oder am Ostseestrand auf Feuerstein oder Bernstein.

Unabhängig von vergänglichen Modetrends bieten Schmuck- und Mineralienhändler vielfach auch die sogenannten **Powerbeads (»Kraftbänder«)** an. Als Powerbeads werden vor allen Dingen Armbänder bezeichnet, bei denen kleine, in der Regel kugelförmig geschliffene Schmucksteine oder auch kleine Kristalle auf ein Gummiband aufgezogen wurden. So liegen die Steine rund um das Handgelenk direkt auf der Haut. Die Powerbeads stammen aus der buddhistischen Tradition. Und ihnen werden, wie Mineralien im Allgemeinen, positive Wirkungen auf Seele, Geist und Körper zugeschrieben. Zudem gibt es kleine Powerbeads für die Finger.

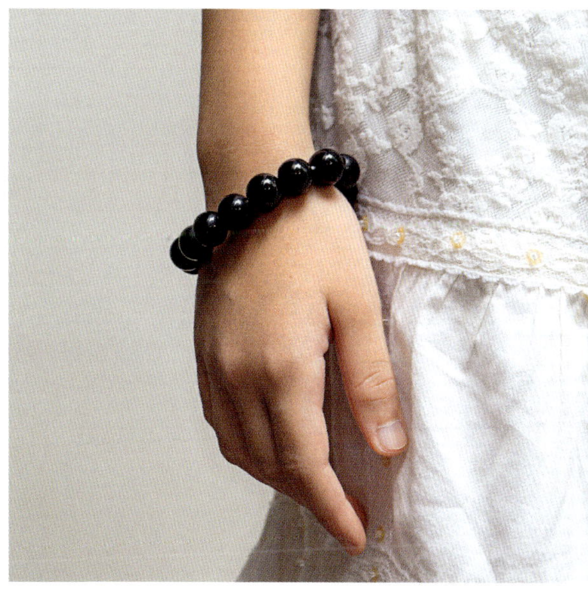

Kraftspender beziehungsweise heilsamer Schmuck: Powerbeads aus den zu Ihnen passenden Heilsteinen.

Den Tierkreiszeichen und Monaten zugeordnete Steine

Edelsteine waren schon immer eng mit der Astrologie verbunden. Bereits die alten Babylonier und Ägypter ordneten jedem der 12 Tierkreiszeichen jeweils 1 Edelstein zu. Er sollte den im betreffenden Tierkreiszeichen Geborenen Glück und Gesundheit bescheren. Daneben wurde auch die Verbindung zwischen Geburtsmonat und Edelsteinen hergestellt. Bezüglich der Zuordnungen, die im europäischen Raum entstanden, lassen sich dabei Parallelen zur Natur und ihrer Entwicklung im Jahresverlauf entdecken. Denn beispielsweise der Mai steht ja für intensives Grün, der Oktober für eine bunte Farbenvielfalt: Entsprechende Steine finden sich bei diesen Monaten. Und Rot symbolisiert sommerliche Hitze (Juli), aber auch den Wunsch nach einem wärmenden Feuer im Winter (Januar). Darüber hinaus verbanden die Menschen mit Steinen in bestimmten Farben seit jeher besondere Kräfte. So wusste man früher schon, dass feuriges Rot – wie beim Rubin – Lebensfreude und Lebenskraft stärken kann. Die Wirkung von Farben ist also keine Entdeckung unserer Tage.

Die folgenden Übersichten zeigen Ihnen eine Auswahl an Glückssteinen:

Den Geburtsmonaten zugeordnete Edelsteine

Monat	Vorzugsweise	Heilsteine
Januar	… tiefrote Steine	Granat, aber z. B. auch Rosenquarz
Februar	… violette Steine	Amethyst, aber z. B. auch Onyx
März	… hellblaue Steine	Aquamarin, aber z. B. auch Heliotrop
April	… farblose bis weiße Steine	Bergkristall, Diamant, aber z. B. auch weißer Saphir
Mai	… funkelnd grüne Steine	Chrysopras, Smaragd, aber z. B. auch Achat
Juni	… braune Steine	Alexandrit, gelbbrauner Mondstein, Perle, aber z. B. auch blauer Chalcedon
Juli	… rote Steine	Karneol, Rubin, aber z. B. auch Onyx
August	… hellgrüne Steine	Achat, Aventurin, Peridot, aber z. B. auch Onyx, Sardonyx
September	… dunkelblaue Steine	Lapislazuli, blauer Saphir, aber z. B. auch Karneol, Peridot
Oktober	… vielfarbig schimmernde Steine	Opal, Turmalin
November	… gelbe Steine	Bernstein, Citrin, Tigerauge, Topas (Goldtopas)
Dezember	… wasserblaue Steine	Türkis, Tansanit, bläulicher Topas, Zirkon, aber z. B. auch Hämatit, Rubin

Den Tierkreiszeichen zugeordnete Edelsteine

Zeichen	Edelsteine	Zeichen	Edelsteine
Widder 21.03.–20.04.	Amethyst, Chalcedon, Diamant, Dolomit, Feueropal, Granat, Hämatit, Heliotrop, roter Jaspis, roter Karneol, Magnetit, Rubin, Tigereisen, rosaroter Turmalin	Waage 21.09.–23.10.	Amazonit, Ametrin, Apophyllit, Aquamarin, Chrysoberyll, Chrysokoll, Citrin, Epidot, Heliotrop, Jade, Jaspis, rosafarbene Koralle, Kunzit, Magnesit, Malachit, Peridot, Perle, Rauchquarz, Rosenquarz, blauer Saphir, Schneeflockenobsidian, Smaragd, Sonnenstein, Sternsaphir, Sugilith, Topas, grüner Turmalin, Unakit
Stier 21.04.–20.05.	Achat, Amazonit, Aventurin, Chrysokoll, Citrin, Coelestin, orangefarbener Karneol, rotbraune Koralle, Malachit, Moosachat, Rauchquarz, Rhodochrosit, Rhodonit, Rosenquarz, blauer Saphir, Smaragd, Tigerauge, grüner Turmalin, orangefarbener Zirkon	Skorpion 24.10.–22.11.	Achat, Amethyst, Anhydrit, Aquamarin, Chrysopras, Epidot, Feuerstein, Fluorit, Granat, Hämatit, Heliotrop, roter Jaspis, roter Karneol, rote Koralle, Magnetit, Malachit, schwarzer Obsidian, schwarzer Opal, Rubin, roter Spinell, rosaroter/schwarzer Turmalin, Unakit, Variscit, Vesuvianit
Zwillinge 21.05.–21.06.	Achat, Apophyllit, Aquamarin, Bergkristall, Bernstein, blauer Chalcedon, Citrin, Coelestin, Epidot, gelber Jaspis, gelber Karneol, Magnetit, Mondstein, Moosachat, Onyx, gelber Opal, Rutilquarz, gelber Saphir, Smaragd, Tigerauge, gelber Topas, gelber Turmalin, Unakit, Zoisit	Schütze 23.11.–21.12.	Amazonit, Amethyst, Apatit, Aventurin, Chalcedon, Chrysokoll, Dolomit, Dumortierit, Herkimer Diamant, Lapislazuli, Mondstein, Obsidian, Opal, Peridot, dunkelblauer Saphir, Smaragd, Sodalith, blauer Spinell, Tansanit, blauer Topas, Türkis, blauer Turmalin, Zirkon
Krebs 22.06.–22.07.	Amazonit, Anhydrit, Aventurin, Bernstein, Calcit, weißgrauer Chalcedon, Chrysokoll, Chrysopras, Diamant, Jade, gelber Jaspis, roter Karneol, Koralle, Mondstein, Opal, Orthoklas, Peridot, Perle, Rhodochrosit, Rutilquarz, Smaragd, Sodalith	Steinbock 22.12.–20.01.	Achat, Amethyst, Aragonit, Azurit, Bergkristall, Coelestin, schwarzer Diamant, Dumortierit, Gagat, Granat, Herkimer Diamant, Jaspis, Kunzit, Labradorit, Malachit, Mondstein, schwarzer Obsidian, Onyx, schwarze Perle, Rauchquarz, Saphir, Sardonyx, Sonnenstein, Tansanit, schwarzer Turmalin, Vesuvianit
Löwe 23.07.–23.08.	Bergkristall, Bernstein, Bronzit, Chrysoberyll, Citrin, Diamant, Dumortierit, Goldorthoklas, Granat, Herkimer Diamant, Kunzit, Markasit, Opal, Peridot, Rubin, Rutilquarz, Sonnenstein, Tigerauge, gelber Topas, gelber Turmalin, weißer Zirkon	Wassermann 21.01.–19.02.	Amazonit, Apophyllit, Aquamarin, Aragonit, Baryt, Chrysokoll, Coelestin, Edelopal, Falkenauge, blauer Fluorit, Jaspis, Labradorit, Magnesit, Malachit, Mondstein, Obsidian, hellblauer Saphir, Tansanit, blauer Topas, Türkis, farbloser Zirkon
Jungfrau 24.08.–23.09.	Gelber Achat, Amethyst/Ametrin, Andalusit, Bernstein, Beryll, Chrysoberyll, Chrysopras, Citrin, Diopsid, Hämatit, Heliotrop, gelbe Jade, roter Karneol, Lapislazuli, Mookait, Onyx, Peridot, Pinkopal, Rutilquarz, blauer Saphir, Smaragd, Sodalith, Tigerauge, gelber Topas, rosaroter Turmalin	Fische 20.02.–20.03.	Achat, Amazonit, Amethyst, Amethystquarz, Anhydrit, Aquamarin, violetter Fluorit, Hiddenit, Jade, Koralle, rosa Kunzit, Labradorit, Mondstein, Opal, Peridot, Perle, Rosenquarz, Rutilquarz, blauer Saphir, Sugilith, Türkis

Welcher Stein oder welches Metall hilft wann?

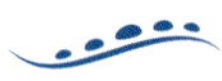

Heilsteine üben ihre heilsame Wirkung auf das farblich zugeordnete Chakra mit den umliegenden Organen aus. Zusätzlich können sie jedoch weitere Organe bzw. Körperbereiche günstig beeinflussen. Daher gibt die folgende Indikationsliste einen Überblick über spezielle Erkrankungen und Problembereiche und die anzuwendenden Heilsteine oder Metalle. Detaillierte Informationen entnehmen Sie bitte dem jeweils entsprechenden Heilstein-/Metall-Porträt. (Informationen zu den *kursiv* gedruckten Heilsteinen finden Sie im Kapitel »52 weitere Heilsteine im Überblick« ab S. 216.)
Sollte dem betreffenden Stein oder Metall kein eigenes Porträt gewidmet sein, hilft das Stichwortverzeichnis bei der Suche.

Wichtiger Hinweis: Die folgenden Gesundheitstipps ersetzen nicht den ärztlichen Rat! Sie können aber eine gute Ergänzung zu anderen alternativen und zu schulmedizinischen Behandlungsmethoden sein.

Körperliche Beschwerden von A bis Z und zugeordnete Heilsteine sowie Metalle

Zu behandelnde Beschwerden bzw. Körperbereiche	Hilfreiche Heilsteine und Metalle
Akne	Achat, Amethyst, Aquamarin, Aventurin, Baryt, Bronzit, *Eldarit*, Perle, Platin, *Prasiolith*, Rhodochrosit, *Speckstein*
Alkoholsucht (vorbeugend)	Achat, Amethyst, Sugilith
Allergien	Apophyllit, Aquamarin, Aventurin, Bernstein, Chalcedon (blau), Dolomit, Epidot, Fluorit, *Ozeanjaspis*, Perlen, *Prasiolith, Speckstein*, Zirkon
Alterung (vorzeitige)	Herkimer Diamant, Goldorthoklas, Jaspis, Prehnit, Rubin, Rutilquarz, Sugilith
Alzheimer Erkrankung	Andalusit, *Mawsitsit*
Anämie (Blutarmut)	Edelopal, Glimmer
Ansteckung (Schutz vor)	Rubin
Arteriosklerose (Arterienverkalkung; siehe auch »Durchblutungsstörung«)	Apophyllit, Aventurin, Calcit, Chrysopras, Diamant, Dolomit, Gold, Hiddenit, Jaspis, Kupfer, Magnesit, Rhodochrosit
Asthma (siehe auch »Atemwege« und »Bronchien«)	Apophyllit, Aquamarin (zusammen mit grüner Jade, Smaragd oder grünem Turmalin), Bergkristall, Bernstein, Falkenauge, Malachit, Phantomquarz, Rhodonit, Rutilquarz, Salzkristall, Saphir, Sodalith, Sonnenstein, Tigerauge, Türkis, Turmalin, Variscit, Zirkon

Zu behandelnde Beschwerden bzw. Körperbereiche	Hilfreiche Heilsteine und Metalle
Atemwege (allgemein; siehe auch »Asthma«, »Bronchien« und »Halsschmerzen«)	Apophyllit, Aquamarin, Bergkristall, *Blauquarz*, Falkenauge, Feuerstein, Fluorit, Gagat, Lapislazuli, Magnesit, Milchquarz, *Moldavit*, Phantomquarz, Pyrit, Rhodonit, Salzkristall, Smaragd, Türkis
Augen (siehe auch »Sehkraft«)	Achat (und Augenachat), Aquamarin, Aventurin, Bergkristall, Bernstein, Chrysoberyll, Falkenauge, Hämatit, Heliotrop, Hyazinth (Zirkon), Lapislazuli, Onyx, Opal, Phantomquarz, *Petalit*, Platin, *Prasem*, Rubin, Saphir, Smaragd, Sodalith, Topas, Türkis, *Ulexit*
Autoimmunerkrankung	Rhodonit
Bauchspeicheldrüse (siehe auch »Diabetes«)	Alexandrit, Amethyst, Citrin, Chrysokoll, Diamant, *Girasol*, Jaspis, Magnetit, Onyx, Saphir (gelb), Smaragd, Sodalith
Beine	Onyx
Bindegewebsschwäche	Andalusit, *Covellin*, Kupfer, Magnetit, Rauchquarz
Bindehautentzündung (siehe auch »Augen«)	Achat, Topas (blau oder gelb)
Blase(nleiden)	Achat (auch Bandachat), *Chloromelanit*, Citrin, Diamant, Diopsid, Heliotrop, Jade, Koralle, Leopardenjaspis, *Prehnit*, Regenwaldjaspis
Blut (einschließlich Blutbildung/-reinigung usw.)	Amethyst, *Ammolith*, Aragonit, *Cuprit*, Diopsid, Edelopal, Eisen, Glimmer, Granat, Hämatit, Heliotrop, Jaspis, Karneol, Koralle, Kunzit, Kupfer, Lapislazuli, Magnetit, *Meteorit*, *Moldavit*, *Moqui Marbles*, Onyx, Opal, Rubin, Staurolith, *Tektit*, Tigereisen, Vivianit
Blutdruck (senkend)	Amethyst, Chrysokoll, Chrysopras, Cordierit, Labradorit, Lapislazuli, Saphir, Sarder, Sodalith, Turmalin (grün)
Blutdruck (steigernd)	Hämatit, Rhodochrosit
Blutdruck (tendenziell normalisierend)	Calcit, Smaragd
Blutgerinnung	*Alunit*, Diopsid, Heliotrop
Bronchien/Bronchitis (siehe auch »Atemwege« und »Asthma«)	Bernstein, *Blauquarz*, Dumortierit, Epidot, Gagat, Pyrit, Rhodonit, Rutilquarz, Tigerauge/-eisen
Cholera	Malachit
Cholesterinspiegel (senkend)	Aventurin, Kupfer, *Prehnit*, Zoisit
Cluster(-Kopfschmerz)	Coelestin
Darm (siehe auch »Verdauung«)	Amethystquarz, Ametrin, Andalusit, Aventurin, Bandachat, Bernstein, Calcit, Chiastolith, Chrysoberyll, *Chyta*, Citrin, Cordierit, Dolomit, Epidot, Feuerstein, *Girasol*, Glimmer, Heliotrop, *Howlit*, helle Jade, *Kupferkies*, Magnesit, Opal, Rosenquarz, Saphir (gelb), Serpentin, Smaragd, Spinell, Turmalin

Zu behandelnde Beschwerden bzw. Körperbereiche	Hilfreiche Heilsteine und Metalle
Diabetes (Altersdiabetes)	Aquamarin, Chrysokoll, Citrin, Diamant, Glimmer, Kupfer, Magnetit, Rhodochrosit, Smaragd
Diphtherie	Aquamarin (mit grüner Jade, Smaragd oder grünem Turmalin)
Durchblutungsstörung (siehe auch »Arteriosklerose«)	Gold, Granat, Heliotrop, Karneol, Kunzit, *Moqui Marbles*, Morganit, Obsidian, Onyx, *Prasem*, Schneeflocken-Obisidian (»gegen kalte Füße«), Rhodochrosit, Rubin, Sonnenstein, Tigereisen
Durchfall	Amethyst, Bergkristall, Dumortierit, Gagat, Phantomquarz, Smaragd, Turmalin
Eierstock	Jaspis, Mondstein, Turmalin
Entschlackung/»Entgiftung«	Amethyst, Andalusit, Azurit, *Bornit*, Chiastolith, Chrysoberyll, Chrysopras, *Covellin*, *Danburit*, Dendritenachat, Dolomit, Feuerstein, Glimmer, Herkimer Diamant, Heliotrop, Holzstein, Jade, Koralle, Leopardenjaspis, Markasit, *Ozeanjaspis*, Peridot, Perle, Rhodochrosit, Saphir (gelb), *Schwefel*, Türkis, Uwarowit, Zirkon
Entzündungen (allgemein)	*Alunit*, Aquamarin (gemeinsam mit Jaspis oder Rauchquarz), Bandachat, Brasilianit, Chrysoberyll, Granat, Heliotrop, *Hornblende*, Lapislazuli, *Larimar*, Malachit, Peridot, (Edel-)Schungit, Smaragd, Spinell, Turmalin, Uwarowit
Epilepsie (Fallsucht)	Achat, Chrysopras, Diamant, Jaspis, Smaragd, Staurolith, Sugilith, Topas, Turmalin
Erkältung (allgemein; siehe auch »Immunsystem« und »Infektion« sowie »Bronchien« und »Halsschmerzen«)	Bergkristall, *Blauquarz*, Dumortierit, *Erdbeerquarz*, Heliotrop, *Ozeanjaspis*, Phantomquarz, Rutilquarz, Turmalin, Vivianit
Erschöpfung/Schwächegefühl (siehe auch »Müdigkeit«)	Amethystquarz, Bergkristall, *Boji-Steine*, Eudialyt, Granat, Hämatit (nicht bei hohem Blutdruck!), Herkimer Diamant, Holzstein, Jaspis, Kieselstein, *Kyanit*, *Lazulith*, *Moqui Marbles*, Opal, Orthoklas, *Ozeanjaspis*, Phantomquarz, Silber, Sonnenstein, *Tektit*, Thulit, Tigereisen, *Tugtupit*, Turmalin, Variscit, Vesuvianit, Vivianit, Zoisit
Fallsucht (siehe »Epilepsie«)	
Fettsucht (Adipositas; siehe auch »Übergewicht«)	Aventurin, Jaspis, Perlen, *Prehnit*, Türkis
Fieber	Achat, Bernstein, *Blauquarz*, Chalcedon (blau), Chrysokoll, Diamant, Dumortierit, Granat, Karneol, Lapislazuli, Peridot, Perle, *Prasem*, Saphir, Sarder, Vivianit
Frauenleiden (typische Frauenkrankheiten allgemein)	Feuerstein, Kiesel

Zu behandelnde Beschwerden bzw. Körperbereiche	Hilfreiche Heilsteine und Metalle
Fruchtbarkeit/Sexualität	Achat, Feueropal, Jade, Jaspis, Karneol, Koralle, Mondstein, Rosenquarz, Rubellit, Saphir, Serpentin, Topas (gelb), Zoisit
Galle/Gallenblase (siehe auch »Leber«; denn die Gallenflüssigkeit wird von der Leber produziert und von der Gallenblase gespeichert)	Bernstein, *Chyta*, *Danburit*, Epidot, *Girasol*, Heliotrop, (Leoparden-)Jaspis, Peridot, *Pyrolusit*, Smaragd, Sugilith, Turmalin
Gebärmutter	Bandachat, Jaspis, Malachit (»Hebammenstein«), Shivalingam
»Geburtshilfe«	Amazonit, Chrysokoll, Jade (grün), Malachit, Mondstein
Gehirn (allgemein)	Ametrin, Baryt, Jaspis, Milchquarz, Saphir, Staurolith
Gehör (siehe auch »Tinnitus/Hörsturz«)	Heliotrop, Jaspis, *Kyanit*, Sarder, Sardonyx
Gelbsucht	Diamant, Jade, Lapislazuli, Sarder
Gelenke (einschließlich Arthritis, Arthrose)	Amazonit, Andalusit, Apatit, Aragonit, Calcit, Chiastolith, Doppelspat, Fluorit, Gagat, Gipskristall, Gold, Granat/Grossular, Hiddenit, Holzstein, *Howlit*, Labradorit, *Larimar*, *Lavendelquarz*, Malachit, Orthoklas, Peridot, Rauchquarz, Sarder, Sonnenstein, Spinell, Tigerauge, Turmalin, Zoisit
Geruchssinn (Nase)	Jaspis, Sodalith
Geschlechtskrankheiten	Amethyst
Geschlechtsorgane (siehe auch »Fruchtbarkeit«)	Achat, Granat, Jaspis, Piemontit(-quarz), Unakit
Geschwür	Chrysokoll, Saphir, Turmalin
Gicht	Andalusit, Bernstein, Calcit, Chiastolith, Chrysopras, Diamant, Granat, Holzstein, Jaspis, Labradorit, Lapislazuli, Orthoklas, Peridot, Smaragd, Sonnenstein, Variscit
Glaukom (grüner Star; siehe auch »Augen«)	Augenachat, Heliotrop, *Prasem*
Grauer Star (Katarakt; vorbeugend)	*Prasem*, Saphir, Topas (blau)
Grippe	Heliotrop, Jade, Smaragd, Turmalin
Gürtelrose	Hiddenit, Jade
Haar (Haarausfall, Schuppen)	Aventurin, Mondstein, Perlmutt
Halluzination	Amethyst
Halsschmerzen	Baryt, Chalcedon, Chrysokoll, Perlmutt, Rutilquarz, Sodalith, Topas, Turmalin
Hämorrhoiden	Augenachat, Heliotrop, helle Jade, Topas
Haut (allgemein)	*Alunit*, Amethyst, Amethystquarz, Andalusit, Aquamarin, Aventurin, Bergkristall, Bernstein, Bronzit, Calcit, Dolomit, Dumortierit, *Eldarit*, Fluorit, Gagat, Granat, Hämatit, *Howlit*, Kupfer, Lapislazuli, Onyx, *Ozeanjaspis*, Perle, Perlmutt, Peridot, Phantomquarz, *Prasiolith*, Rubin, Saphir, *Schwefel*, *Speckstein*, Spinell, Stibnit

Zu behandelnde Beschwerden bzw. Körperbereiche	Hilfreiche Heilsteine und Metalle
Herpes	Chrysopras, Jade, Obsidian
Herz (Beruhigung, Kräftigung, Heilung)	Achat, Amazonit, *Ammolith*, Apophyllit, Aragonit, Aventurin, Bergkristall, Bernstein, Calcit, Chrysokoll, Chrysopras, Diamant, *Dioptas*, Fluorit (grün), Hämatit (nicht bei hohem Blutdruck!), Heliotrop, Hiddenit, Hyazinth, Jade, Koralle, Kunzit, *Lavendelquarz*, Magnesit, Malachit, Morganit, Onyx, Opal, Orthoklas, Peridot, Phantomquarz, *Pietersit*, *Pyrolusit*, Regenwaldjaspis, Rhodochrosit, Rhodonit, Rosenquarz, Rubin, Serpentin, Smaragd, Sonnenstein, Spinell, Topas, *Tugtupit*, Turmalin (grün/blau)
Herzinfarkt (vorbeugen/Risiko mindern)	Diamant, Kunzit (rosa), Magnesit, Turmalin (grün)
Heuschnupfen	Aquamarin
Hexenschuss	*Larimar*, Magnetit, Pyrit, Turmalin
Hirnhautentzündung	Achat
Hormonsystem	Diopsid, Falkenauge, Feuerstein, Kunzit (violett), *Lavendelquarz*, *Lazulith*, Mondstein, *Paraibaturmalin*, *Prasiolith*, Sandrose, Selenit, *Verdit*
Hörsturz	Sardonyx
Immunsystem (Abwehrkraft stärken)	*Amulettstein*, Apatit, Aragonit, Bergkristall, Bernstein, *Blauquarz*, Chrysokoll, *Cuprit*, *Eldarit*, *Erdbeerquarz*, Heliotrop, Holzstein, Landschaftsjaspis, Malachit, Markasit, *Moldavit*, *Moqui Marbles*, Onyx, *Ozeanjaspis*, Phantomquarz, *Prasem*, Pyritsonne, Rauchquarz, Rhodonit, Rubin, Staurolith, *Tektit*, Tigereisen, *Tugtupit*, Türkis
Impotenz	Karneol, Morganit
Infektion (siehe auch »Virusinfektion«)	Bernstein, Chrysokoll, Citrin, *Erdbeerquarz*, Granat, Karneol, Kupfer, Rauchquarz, Rubin, (Edel-)Schungit, Staurolith, Tigerauge, Topas (blau)
Insektenstich	Achat, Heliotrop, Rhodonit
Ischias (Schmerzen wie beim »Hexenschuss«, aber bis ins Bein)	Bernstein, Hiddenit, Kunzit, *Larimar*
Karies	Calcit, Kupfer, Vivianit
Kehlkopf	Chalcedon, Turmalin
Keuchhusten	Aquamarin
Knochen	Apatit, Aragonit, *Bornit*, Calcit, *Chrysanthemenstein*, Chrysokoll, Diamant, Fluorit, Herkimer Diamant, *Howlit*, Koralle, Labradorit, *Larimar*, Malachit, Onyx, Perlmutt, Rauchquarz, Rhodonit, Smaragd, Sonnenstein, Spinell, Tigerauge, Vivianit

Zu behandelnde Beschwerden bzw. Körperbereiche	Hilfreiche Heilsteine und Metalle
Kolik/starke Krämpfe	Bronzit, Cordierit, Dumortierit, *Euklas*, Leopardenjaspis, Malachit, *Meteorit*, Serpentin, Shivalingam
Kopfschmerzen (siehe auch »Migräne« und »Cluster«)	Amazonit, Amethyst, *Blauquarz*, Dumortierit, Falkenauge, Gagat, Gipskristall, Lapislazuli, *Lavendelquarz*, Perle, *Pietersit*, Rubin, Smaragd, Staurolith, Tansanit, Tigerauge, Topas, Turmalin
Kraft (Lebenskraft/-energie)	Chrysokoll, Diopsid, Eudialyt, Holzstein
Krampfadern	Cordierit, helle Jade, Karneol, Hämatit, Topas
Krankheiten allgemein (vorbeugen/schützen vor)	Feuerstein, Herkimer Diamant, Rubin (Schutz vor Ansteckung), Türkis
Krebs allgemein (vorbeugend)	Feuerstein, *Petalit*, Rauchquarz, Turmalin (grün), Smaragd, Sugilith
Kreislaufstörung	Achat, Bergkristall, Cordierit, *Erdbeerquarz*, Feuerstein, Granat, Hämatit, Hiddenit, Karneol, Koralle, Labradorit, Orthoklas, Phantomquarz, *Pietersit*, Rauchquarz, Rhodochrosit, Rhodonit, Rubin, Turmalin (blau)
Lähmungserscheinungen (reversible)	Andalusit, Bergkristall, Chiastolith, Diamant, Phantomquarz
Leber (siehe auch »Galle/Gallenblase«)	Alexandrit, Aquamarin, Azurit, Bernstein, Chrysokoll, *Chyta*, *Creedit*, *Danburit*, Epidot, *Girasol*, Glimmer, Heliotrop, Karneol, Labradorit, Leopardenjaspis, Magnetit, Markasit, *Paraibaturmalin*, Peridot, Piemontit, Platin, Pyrit, Smaragd, Sugilith, Tigerauge, Tigereisen, Topas, Vivianit, Zirkon
Leukämie (vorbeugend)	Edelopal, Glimmer
Lunge	Amethystquarz, Aquamarin, Bergkristall, *Blauquarz*, Epidot, Feuerstein, Kunzit (rosa), Labradorit, Magnetit, Phantomquarz, Peridot, Pyrit, Rhodonit, Rubin, Rutilquarz, Tigerauge/-eisen, Türkis, Zirkon
Lymphdrüsen	Aquamarin, Chalcedon, Mondstein, Morion, Edelopal, Sugilith, Turmalin
Magen	Achat (auch Bandachat), Alexandrit, Andalusit, Aquamarin, Bergkristall, Bernstein, Chiastolith, Chrysoberyll, Citrin, Copal, Cordierit, *Diaspor*, Dolomit, Dumortierit, Fluorit (gelb), *Girasol*, Glimmer, Heliotrop, *Hypersthen*, Jade, Jaspis, Magnesit, Malachit, Onyx, Opal, Orthoklas, Phantomquarz, *Pietersit*, Pyrit, Saphir (gelb), Serpentin, Silber, Smaragd, Spinell, Stibnit, Turmalin, Variscit
Magersucht (einschl. Bulimie)	Kieselstein, Perlen, Topas, Türkis

Zu behandelnde Beschwerden bzw. Körperbereiche	Hilfreiche Heilsteine und Metalle
Malaria	Smaragd
Mandelentzündung	Amethyst, Baryt, Bernstein, Chalcedon (blau), Perlmutt, Smaragd
Masern	Obsidian, Topas
Menstruationsbeschwerden	Amazonit, Coelestin, Chrysokoll, *Cuprit*, Karneol, Kieselstein, Koralle, Lapislazuli, Malachit, Mondstein, Pyrit, Rubin, Serpentin
Migräne (siehe auch »Kopfschmerzen«/»Cluster«)	Amethyst, *Blauquarz*, Falkenauge, Jade, Magnesit, Rhodochrosit, Rosenquarz, Serpentin, Turmalin (grün)
Milz	Alexandrit, Azurit (gemeinsam mit einem orangefarbenen Stein), Bernstein, *Chyta*, Citrin, Hämatit, Heliotrop, Jade, Magnesit, Malachit, Mookait, Onyx, Saphir (gelb), Topas
Mittelohrentzündung	Heliotrop, *Hornblende*
Mondsucht/Mondsüchtigkeit	Achat, Aragonit, Jaspis
Motorische Störungen	Sugilith
Müdigkeit	Feueropal, Rhodochrosit
Multiple Sklerose	Brasilianit, Gold + Lapislazuli, Gold + Rosenquarz, Malachit
Mumps	Topas
Mund (einschließlich Zahnfleisch; siehe auch »Zähne«)	Calcit, Fluorit, Holzstein, Kupfer, Magnesit, Perlmutt, Vivianit
Muskel(-aufbau/-kater/-verspannung)	Apatit, Amazonit, Bronzit, Coelestin, Hiddenit, Perlmutt, Seeopal, Spinell
Muttermilch (bilden)	Chalcedon, Mondstein
Myom	Turmalin
Nackenschmerzen/-verspannung (inklusive Schultern)	Amazonit, Amethyst, Aquamarin, Bernstein, Chrysokoll, Dumortierit, Gipskristall, Hämatit, *Lavendelquarz*, Magnesit, Magnetit, *Meteorit*, Peridot, Rauchquarz, Spodumen, Topas, Turmalin
Narbe(npflege)	Rosenquarz
Nasenbluten	Heliotrop, Karneol, Rhodonit
Nasen-/Stirnhöhlenerkrankungen	Magnesit, Rosenquarz, Sodalith
Nervensystem (allgemein)/ Nervenentzündung/-schmerzen (Neuralgien)	Alexandrit, Ametrin, Aquamarin, Aragonit, Brasilianit, Bronzit, Calcit, Feuerstein, Herkimer Diamant, Hiddenit, Jade, Karneol, Kunzit, *Kyanit*, Lapislazuli, Lavendeljade, *Lavendelquarz*, *Lazulith*, Magnetit, Morion, *Paraibaturmalin*, Regenwaldjaspis, Rubellit, Silber, Sonnenstein, Spinell, Staurolith, Sugilith, Tansanit, Tigerauge, Topas, Turmalin

Zu behandelnde Beschwerden bzw. Körperbereiche	Hilfreiche Heilsteine und Metalle
Netzhauterkrankung (siehe auch »Augen«)	Augenachat
Neurodermitis	Stibnit
Nieren	Anhydrit, Bernstein, *Chloromelanit*, *Chyta*, Citrin, Diamant, Diopsid, Feuerstein, Heliotrop, Hiddenit, Jade, Koralle, Labradorit, Leopardenjaspis, *Prehnit*, Rhodochrosit, Serpentin, Sonnenstein, Tigereisen, *Tugtupit*, Turmalin
Ödem/Wassereinlagerungen im Gewebe/ Wassersucht/Hydropsie	Achat, Amethyst, Anhydrit, Chalcedon, *Euklas*, Jade, Lapislazuli, Mondstein, Leopardenjaspis
Offene Beine	Amethyst
Ohr (siehe auch »Gehör« und »Tinnitus/Hörsturz«)	Bernstein, Saphir
Osteoporose	Apatit, Calcit, Fluorit, Kupfer, Mondstein, Rhodonit
Parkinson'sche Krankheit	Malachit
Pigmentierung	Amethyst, Chrysokoll
Pilzinfektion	Baryt, Chrysopras + Rauchquarz, Dolomit, Staurolith
Psychosomatische Erkrankungen	Grossular (grün), *Hornblende*, Magnetit, Rosenquarz
Rachitis	Koralle
Radioaktivität (Belastung des Körpers mit Radioaktivität)/schädliche Strahlung allgemein	Baryt, Bergkristall, Jaspis, Magnesit, *Meteorit*, Phantomquarz, Rosenquarz, Rutilquarz, (Edel-)Schungit, Turmalin (schwarz)
Regeneration	Achat, Ametrin, Azurit, Epidot, Herkimer Diamant, Jaspis, Rutilquarz
Rheuma	Andalusit, Bernstein, Chiastolith, Chrysopras, Gagat, Granat, Hiddenit, Karneol, Kupfer, Labradorit, Magnetit, Malachit, Peridot, Perlmutt, Saphir, Seeopal, Smaragd, Türkis, Variscit
Rückenschmerzen	Amazonit, Aragonit, *Augit*, Hämatit, Magnetit, Perlmutt, Rubin, Seeopal
Schilddrüse	Ametrin, Aquamarin, Azurit, Bergkristall, Bernstein, Calcit, Chalcedon, Chrysokoll, Kunzit (violett), Lapislazuli, Magnesit, Mondstein, Phantomquarz, Rutilquarz, Türkis
Schlaganfall	Diamant, Lapislazuli, Turmalin (grün)
Schmerzen (allgemein)	Bergkristall, Bernstein, Brasilianit, *Euklas*, Fluorit, *Hypersthen*, Malachit, Obsidian, Phantomquarz, *Prasem*, Pyrit, Rauchquarz, Rhodonit, Rutilquarz, Spodumen, Turmalin (grün/schwarz)
Schock	Obsidian
Schuppenflechte	Stibnit

Zu behandelnde Beschwerden bzw. Körperbereiche	Hilfreiche Heilsteine und Metalle
Schweißdrüsen	*Eldarit*
Schwindelanfall (allgemein)	Bergkristall, Bernstein, Diamant, Phantomquarz, Saphir, Spinell
Sehkraft/Sehschärfe (siehe auch »Augen«)	Achat, Aquamarin, Falkenauge, Hyazinth (Zirkon), Jaspis, *Kyanit*, Lapislazuli, Malachit, Obsidian, Onyx, Orthoklas, Platin, Rhodochrosit, Rubin, Saphir, Smaragd, Tigerauge, Topas
Selbstheilungskräfte (anregen)	Rutilquarz
Sinnesorgane (allgemein)	*Kyanit*, Sardonyx
Sodbrennen (Reflux)	Andalusit, Chiastolith, *Diaspor*, *Howlit*, *Hypersthen*, Magnesit, Pyrit, Spinell, Stibnit, Türkis, Variscit
Steinbildung (Gallen-/Nierensteinen vorbeugen)	Diamant
Stoffwechsel	Aktinolith, Amazonit, *Ammolith*, *Amulettstein*, Aragonit, *Astrophyllit*, *Chyta*, Citrin, Dolomit, Feueropal, *Girasol*, Holzstein, *Howlit*, Kupfer, Magnesit, Platin, Perle, *Pyrolusit*, Rhodochrosit, Sodalith, Turmalin (blau)
Stottern	Apatit, Chalcedon, Chrysoberyll, Saphir, Türkis
Strahlung (schädliche; siehe »Radioaktivität«)	
Thrombose (allgemein vorbeugend)	Mookait
Thymusdrüse	Diamant, Peridot, Turmalin (grün)
Tinnitus/Hörsturz	Heliotrop, Sardonyx
Tod (Schutz vor unnatürlichem Tod)	Türkis
Tuberkulose	Bergkristall, Phantomquarz, Rutilquarz
Tumor (Geschwulst)	Amethyst, Kupfer, *Ozeanjaspis*, Saphir, *Septarie*
Übergewicht (siehe auch »Fettsucht«)	Bergkristall, *Howlit*, Magnesit, Phantomquarz, *Prehnit*, Rauchquarz
Übersäuerung (mindern)/Säure-Basen-Haushalt (ausgleichen)	Alexandrit, Aventurin (grün), *Bornit*, *Diaspor*, Dolomit, *Howlit*, Jaspis (grün), Magnesit, *Septarie*, Serpentin, Silber, Smaragd, Variscit, Vivianit
Verbrennung (leichte)	Chrysokoll, Rhodonit
Verdauung (siehe auch »Magen« und »Darm«)	Amethystquarz, Apachenträne, *Astrophyllit*, *Augit*, Aventurin, Bergkristall, Citrin, *Covellin*, Feuerachat, Feueropal, Jade, Karneol, *Kupferkies*, Magnesit, Markasit, *Ozeanjaspis*, Peridot, Phantomquarz, Pyritsonne, Rhodochrosit, *Schwefel*, Stibnit, Topas, Zirkon
Vergiftung	Brasilianit (Umweltgifte), Chrysopras, Magnesit (Umweltgifte), Malachit, Smaragd (Lebensmittelvergiftung), Turmalin (Schwermetalle), Vesuvianit (Umweltgifte)

Zu behandelnde Beschwerden bzw. Körperbereiche	Hilfreiche Heilsteine und Metalle
Verspannung (siehe »Nackenschmerzen/-verspannung«)	
Virusinfektion (vgl. auch »Infektion«)	Granat, Rubin, (Edel-)Schungit, Staurolith, Tigerauge
Vorbeugung (vor Krankheiten allgemein; siehe »Krankheiten allgemein«)	
Wachstum	Mondstein
Warzen	Peridot, Smaragd
Wechseljahresbeschwerden	Mondstein
Wetterfühligkeit	Labradorit, Peridot
Windpocken	Obsidian
Wirbelsäule	Aventurin, Calcit, Gagat, Labradorit, *Lavendelquarz*, Malachit, Rauchquarz, Topas
Wundheilung	Coelestin, Herkimer Diamant, Obsidian, Rhodonit
Zähne (siehe auch »Mund«)	Apatit, Calcit, Fluorit, Holzstein, *Howlit*, Kupfer, Magnesit, Sugilith, Vivianit
Zellwachstum/-aufbau/-erneuerung	Apatit, Azurit, *Covellin*, *Creedit*, Hämatit, Magnetit
Zyste	Turmalin

Mentale Ziele von A bis Z und zugeordnete Heilsteine sowie Metalle

Mentales Ziel	Hilfreiche Heilsteine und Metalle
Abenteuerlust	Vivianit
Abnabelung	Andalusit, Chiastolith
Aggressionsabbau	Aquamarin, Chalcedon (blau), Heliotrop, Holzstein, *Howlit*, Labradorit, Peridot, Platin, Serpentin, Zoisit
Alltagsprobleme (überwinden)	Magnesit, Rhodonit
Alptraum (verarbeiten) (siehe »Schlaflosigkeit und Alpträume (überwinden)«)	
Anerkennung (erhalten)	Topas (blau)
Angst/Ängste (abbauen)	Andalusit, Apatit, Apophyllit, Azurit, Brasilianit, Chiastolith, *Chrysanthemenstein*, Chrysokoll, Citrin, Coelestin, Cordierit, Diamant, Feuerstein, Halitit, Heliotrop, Hiddenit, Jaspis, Magnesit, *Moldavit*, Mondstein, Obsidian, Opal (schwarzer), Pyrit, Rhodonit, Silber, Sonnenstein, Spessartin, Sugilith, *Tektit*, Turmalin (gelb/braun), Vesuvianit
Angst vor dem Älterwerden (abbauen)	Goldorthoklas
Angst vor Veränderung (ablegen)	Topas (gelb), Thulit

Mentales Ziel	Hilfreiche Heilsteine und Metalle
Antriebsschwäche/-losigkeit (mindern)	Ametrin, Heliotrop
Auffassungsgabe (verbessern)	Azurit, Fluorit, Kunzit (violett)
Aufmerksamkeit (aufmerksam sein)	Rhodochrosit
Ausdauer (geistige)	Gagat
Ausgeglichenheit (emotionales Gleichgewicht)	Achat, Alexandrit, Ametrin, Bronzit, *Chrysanthemenstein*, Chrysokoll, Coelestin, *Dioptas*, Glimmer, Heliotrop, Jade, Jaspis, Mondstein, Serpentin, Shivalingam
Aussprache (deutliche; klar strukturierte Sätze; siehe »Rhetorik«)	
Ausstrahlung	Mondstein
Begeisterungsfähigkeit	Amethyst, Aventurin, Rubin
Belastbarkeit (psychische)	Anhydrit, Bernstein, Copal, Selenit
Belebende Wirkung	Ametrin, Bronzit, Variscit
Beruhigende Wirkung (siehe »Nervosität/innere Unruhe (lindern)«)	
Beständigkeit	Koralle
Beziehungen (festigen)	Lapislazuli, Mondstein, Rhodochrosit, Rosenquarz, Sardonyx, Serpentin
Blockaden (lösen)	Azurit, Kunzit, Rauchquarz, Obsidian, Rhodochrosit, Sandrose, Selenit
Bodenständigkeit/-haftung/Erdung	Anhydrit, *Boji-Steine*, Feuerachat (Achat), Holzstein, Magnetit, *Moqui Marbles*, Staurolith
Bösartigkeit (ablegen)	Platin
Demenz (vorbeugen, lindern)	Ametrin, Kunzit (violett), Sugilith
Depression (unterstützende Behandlungshilfe)	Amazonit, Apophyllit, *Blauquarz*, Citrin, Diamant, Gold, Goldorthoklas, Koralle, Kunzit (rosa), Lapislazuli, Opal (schwarzer), Pyrit, Rauchquarz, Sonnenstein, Staurolith, Thulit, Topas (gelb), Turmalin (gelb/braun)
Disziplin	Chrysoberyll
Durchblick	Tigerauge
Durchhaltevermögen	Aragonit, Eudialyt, Granat, Tigereisen
Durchsetzungskraft	Citrin, Cordierit, Eudialyt, Jaspis, Onyx, Vivianit
Dynamik/Elan (siehe auch »Energie«, »Tatendrang/Tatkraft/Aktivität« und »Vitalität«)	Ametrin, Bernstein, Bronzit, Goldorthoklas, Jaspis, Tigereisen, Türkis, Zirkon
Egoismus (gesunder)	Granat
Ehrlichkeit (siehe auch »Wahrheitsliebe«)	Rhodochrosit, Smaragd, Topas (blau)
Eifersucht (überwinden)	Sonnenstein, Sugilith
Einfühlungsvermögen	Kunzit (rosa), Mondstein

Mentales Ziel	Hilfreiche Heilsteine und Metalle
Einsicht (eigene Fehler erkennen)	Alexandrit, Chrysokoll, Lapislazuli, *Lazulith*, Pyrit, Türkis
Energie (siehe auch »Dynamik/Elan«, »Tatendrang/Tatkraft/Aktivität« und »Vitalität«)	Apatit, *Boji-Steine*, Brasilianit, Citrin, Epidotquarz, Eudialyt, Granat, Heliotrop, Jaspis, Koralle, *Kyanit*, *Lazulith*, Rubin, Tigereisen, Topas (gelb), Turmalin, Vivianit
Entscheidungsfindung (unterstützen)	Alexandrit, Amethyst, Andalusit, Chiastolith, Herkimer Diamant, Malachit, Tigereisen
Entscheidungsfreude (-kraft)	Falkenauge, Halitit, Spodumen, Tigereisen
Entspannen/Entspannung/Abschalten	Ametrin, Aventurin, *Chrysanthemenstein*, Dumortierit, Magnesit, Magnetit, Rosenquarz, Saphir
Erfolg (beruflich/geschäftlich)	Ametrin, Aventurin, Bernstein, Chrysoberyll, *Girasol*, Granat, Rubin, Thulit
Erschöpfung (geistige) überwinden	Kieselstein, Silber, Variscit
Familienzusammenhalt	Jade, Karneol
Flexibilität	Mookait, Koralle, *Kyanit*
Freiheit (innere)	Aquamarin, Indigolith
Freude/Frohsinn/Heiterkeit	Alexandrit, Aquamarin, *Hypersthen*, Rutilquarz, Bernstein, Copal, Rhodochrosit
Freundschaft (vertiefen)	Rosenquarz, Sonnenstein
Frühjahrsmüdigkeit (überwinden)	Zirkon
Geborgenheit	Chrysopras
Gedächtnis (stärken)	Ametrin, Baryt, Calcit, Diamant, Holzstein, Kunzit (violett), Labradorit, Morganit, Smaragd, Vivianit
Gedanken (ordnen)	Bergkristall, Phantomquarz
Geduld	Holzstein, Jaspis
Gefühle (zulassen)	Labradorit, Mondstein, Perle, Rhodochrosit
Geist (klären)	Amethyst
Geistesblitz	Fluorit
Geisteskrankheit (vorbeugend)	Platin
Geistige Leistung(-sfähigkeit)	Diamant, Tigerauge, Tigereisen, Rhodochrosit
Geistige Reife	Ametrin, Chrysokoll, Diopsid
Geistige Überanstrengung (überwinden)	Mookait
Geistige Verbundenheit	Chrysopras
Gelassenheit	Aquamarin, Aragonit, Aventurin, Edelopal, *Hypersthen*, *Ozeanjaspis*, Perlmutt, *Pietersit*, Rhodochrosit, Shivalingam, Verdelith, *Verdit*
Geltungssucht (überwinden)	Staurolith

Mentales Ziel	Hilfreiche Heilsteine und Metalle
Genialität	Fluorit
Genuss (das Leben genießen)	Apophyllit, Edelopal, Hämatit, Thulit
Gerechtigkeitssinn	Azurit, Jade, Kupfer, Lapislazuli, Sardonyx, Smaragd
Gewohnheiten (schlechte) ablegen	Stibnit
Gottvertrauen	Achat, Chrysopras, Saphir
Größenwahn (überwinden)	Staurolith
Großzügigkeit	Rutilquarz, Topas (gelb)
Grübelei (einstellen)	Bernstein, Magnesit
Halluzination (stoppen)	Amethyst
Harmonie	Amethyst, Andalusit, Chiastolith, Bergkristall, Calcit, *Chrysanthemenstein*, Chrysokoll, Coelestin, Holzstein, Jade, Phantomquarz, Plasma, Regenwaldjaspis, Koralle, Lapislazuli, Rosenquarz, Rubin, Smaragd
Hass (überwinden)	Chrysokoll, *Tugtupit*
Hellsichtigkeit	Aquamarin, Indigolith, Labradorit, *Moldavit*, *Tektit*
Hemmung (übertriebene) überwinden	Vesuvianit
Herzenswärme	Sonnenstein
Hilfe (annehmen)	Chalcedon (blau)
Hilfsbereitschaft	*Lavendelquarz*
Hoffnung	Apophyllit, Citrin
Hyperaktivität (mindern)	Magnesit
Hysterie (histrionische Persönlichkeitsstörung) mindern	Amethyst
Idealismus (stärken)	Sodalith
Ideenreichtum	Amethyst, Aventurin, Brasilianit, Jade, Mookait, Sandrose, Selenit, Sodalith, Stibnit, Topas (gelb), Verdelith, Zirkon
Initiative	Gagat
Intelligenz/Verstand	Amethyst, Calcit, Diamant, Heliotrop, Markasit, *Meteorit*, Sardonyx, Schörl, Serpentin
Intrige (Schutz vor)	Rubin, Saphir
Intuition	Alexandrit, Amethyst, Apachenträne, Chrysokoll, *Dioptas*, Indigolith, Lapislazuli, Sodalith, Türkis, Zoisit
Intuitives Verstehen	Aquamarin
Konfliktfähigkeit	Sugilith

Mentales Ziel	Hilfreiche Heilsteine und Metalle
Konsequenz (konsequentes Handeln)	Sodalith, Tigereisen
Kontaktfreude	Amazonit, Apatit, *Girasol*, Koralle, Kunzit (rosa), Lapislazuli, Rhodochrosit
Konzentration	Achat, Amethyst, Ametrin, Aragonit, Azurit, Chrysoberyll, Dumortierit, Fluorit, Halitit, Heliotrop, Holzstein, Perlmutt, Sodalith, *Verdit*, Vivianit
Kreativität	Amethyst, Aventurin, Brasilianit, *Dioptas*, Jade, Mookait, Sandrose, Selenit, Sodalith, Stibnit, Topas (gelb), Verdelith, Vesuvianit
Kritikfähigkeit	Azurit, Lapislazuli
Kummer (mildern)	Epidot, Goldorthoklas, Kieselstein, Rubellit, Verdelith
Lampenfieber (mildern)	Calcit
Langeweile (abbauen)	Vivianit
Laune (schlechte) ablegen	Stibnit, Variscit
Lebensfreude/Lebenslust	Achat, Amazonit, Ametrin, Brasilianit, Diopsid, Edelopal, Granat, Halitit, Hämatit, Hiddenit, Karneol, Koralle, Landschaftsjaspis, *Lavendelquarz*, Mondstein, *Ozeanjaspis*, Padparadscha, Rauchquarz, Rubin, Seeopal, Smaragd, Stibnit, Topas (gelb), Turmalin, Variscit, Vesuvianit, Vivianit
Lebenskrise (überwinden)	Smaragd
Leichtsinn (bewahren vor)	Chrysokoll, Zoisit
Leistungsfähigkeit (geistige)	Diamant, Tigerauge, Tigereisen, Rhodochrosit
Lernen (erleichtern)	Fluorit
Lernwillen	Chrysoberyll
Liebe (selbstlose) fördern	Kunzit, Rhodochrosit
Liebesglück (finden/intensivieren)	Aquamarin, Granat, Mondstein, Rhodochrosit, Rosenquarz, Rubin
Liebeskummer (mildern)	Kieselstein, Rosenquarz
Logik/Logisches Denken	Achat, Kunzit (violett), *Kupferkies*
Loslassen	Magnesit, Rauchquarz, Shivalingam, Vesuvianit
Magische Angriffe (abwehren)	Bergkristall, Gagat, Onyx, Phantomquarz, Schörl, Türkis
Materialismus (ablegen)	Zirkon
Meditation	Amethyst, Bergkristall (Meditation → S. 47), Chiastolith, Holzstein, Kieselstein, *Paraibaturmalin*, Phantomquarz, Rosenquarz, Shivalingam
Melancholie (mindern)	Calcit, Onyx, Peridot
Mitgefühl	Granat, Heliotrop, *Lavendelquarz*

Mentales Ziel	Hilfreiche Heilsteine und Metalle
Mondsucht/Mondsüchtigkeit	Mondstein
Mut	*Danburit*, Epidotquarz, Hämatit, Karneol, Lapislazuli, Sodalith, Spinell, Thulit
Naturverbundenheit	Holzstein, Leopardenjaspis, *Meteorit*, *Moosachat*, Smaragd
Neid (besiegen/vor dem Neid anderer bewahren)	Chrysokoll, Peridot, Saphir, Sugilith, *Tugtupit*
Nervosität/innere Unruhe (lindern)	Amazonit, Amethyst, Ametrin, Aventurin, Bronzit, Chalcedon (blau), *Chloromelanit*, Chrysoberyll, Chrysokoll, *Chrysanthemenstein*, Chrysopras, Coelestin, Dumortierit, Falkenauge, Glimmer, Goldorthoklas, Halitit (blau), Heliotrop, Hiddenit, Holzstein, Indigolith, Jade (grün), Jaspis (grün), *Kyanit*, *Lavendelquarz*, *Lazulith*, *Moosachat*, Peridot, Perlmutt, Plasma, Platin, Prasiolith, Regenwaldjaspis, Rosaquarz/ Rosenquarz, Saphir (blau), Shivalingam, Tansanit, Tigerauge, Türkis, Turmalin (grün), Variscit, Verdelith
Neugier (positiv)	Herkimer Diamant, *Kupferkies*
Neuorientierung	*Danburit*, Eudialyt, *Girasol*, Markasit, Pyrit, Rauchquarz, Rubellit, Spinell, Staurolith, Sugilith, Vesuvianit, Zirkon, Zoisit
Neurosen (diverse psychische Störungen, derer man sich bewusst ist) stoppen/lindern	Amethyst, Schörl
Offenheit	Azurit, Chalcedon (blau), Edelopal, Kunzit (rosa), Kupfer, Mookait, Pyrit, Topas (blau), Vesuvianit
Optimismus/Positiv denken/Positive Grundeinstellung	Ametrin, Brasilianit, Goldorthoklas, Hämatit, Indigolith, Saphir, Stibnit
Perfektion (positiv)	Bernstein
Pflichtbewusstsein/Pflicht erfüllen	Spodumen
Phobie (ablegen)	Silber, Sugilith
Planen (erfolgreiches)	Achat, Aquamarin, Citrin, Hämatit
Problemlösung/schwierige Aufgaben lösen	Achat, Bergkristall, Chrysopras, Diopsid, Herkimer Diamant, Indigolith, Karneol, Kunzit (violett), Landschaftsjaspis, Obsidian, *Petalit*, Phantomquarz, Rhodochrosit, Spodumen, Türkis, Vivianit
Prüfungsangst (abbauen)	Azurit, Chalcedon (blau), Fluorit, Rhodonit, Silber
Psyche (stärken)	Mondstein
Psychosomatische Erkrankungen (Schutz vor)	Granat, Magnetit
Rachegefühl (abbauen)	Serpentin
Raumenergie/-klima (verbessern)	Amethyst, Aragonit, Halitit (Salz), Holzstein, Labradorit, Shivalingam

Mentales Ziel	Hilfreiche Heilsteine und Metalle
Realitätssinn	Andalusit, Aventurin, Chiastolith, Malachit, Staurolith, Zirkon, Zoisit
Rechthaberei (abstellen)	Rutilquarz, Serpentin
Reinheit (von Seele und Geist)	Topas (blau), Türkis
Resignation (überwinden)	Aquamarin
Respekt	Leopardenjaspis
Rhetorik	Achat, Apatit, Chalcedon (blau), *Kyanit*, Tansanit
Romantik	Rosenquarz
Rückgrat	Cordierit
Rückschläge (verkraften)	Lavendeljade
Rücksicht (nehmen)	Kupfer
Schicksalsschlag (überwinden)	*Chrysanthemenstein*, Coelestin, Epidot, Sugilith
Schlaflosigkeit und Alpträume (überwinden)	Achat, Amazonit, Amethyst, Aragonit, Aventurin (grün), Bergkristall, Brasilianit, Chalcedon (blau), Chrysoberyll, Chrysopras, Heliotrop, Jade, Magnesit, *Ozeanjaspis*, Phantomquarz, Saphir, Spessartin, Sugilith, Topas (blau), Türkis
Schock (lindern)	Goldobsidian, Obsidian, Rhodonit, Türkis
Schreckhaftigkeit (abbauen)	Malachit
Schüchternheit (überwinden)	Onyx, Tansanit
Schuldgefühle (abbauen)	Peridot
Schutzstein	Achat, Amethyst, Bergkristall, Diamant, *Eldarit* (vor Verwünschungen), Feuerstein (für Mensch und Tier – vor allem für Rinder und Schafe; vor bösen Geistern und Krankheiten sowie vor Donner und Blitz), Granat, Lepidolith, Mondstein (für Mutter und Kind), Onyx, Phantomquarz, Schörl, Rhodochrosit, Rhodonit (für Reisende), Rubin (vor ansteckenden Krankheiten und vor Intrigen), Serpentin, Türkis (vor schwarzmagischen Angriffen), Zoisit (für Schwangere)
Seelische Beschwerden in der Schwangerschaft/den Wechseljahren (lindern)	Mondstein
Selbstbewusstsein/-sicherheit/-vertrauen/-wertgefühl	Amazonit, Andalusit, Anhydrit, Apatit, Aragonit, Aventurin, *Boji-Steine*, Chiastolith, Diamant, Feuerstein, Jaspis, Kunzit (rosa), Lapislazuli, *Moqui Marbles*, Onyx, Rubellit, Rubin, Sonnenstein, Spinell, Sugilith, Topas (gelb), *Tugtupit*, Türkis, Vesuvianit
Selbsterkenntnis	Andalusit, Chiastolith, Diamant, Eudialyt, Jade, Labradorit, Malachit, Pyrit, Türkis
Selbstfindung	Topas

Mentales Ziel	Hilfreiche Heilsteine und Metalle
Selbstkontrolle	Sugilith
Selbstmitleid (überwinden)	*Tugtupit*
Selbstständigkeit	Andalusit, Chiastolith
Selbstüberschätzung (ablegen)	Anhydrit
Selbstüberwindung	Citrin
Selbstverwirklichung	Andalusit, Chiastolith, Granat, Jade, Rosenquarz, Topas
Selbstzufriedenheit	Chrysokoll, Sugilith
Sensibilität (stärken)	Dolomit, Leopardenjaspis
Sinn des Lebens (finden)	Zirkon
Sinn für Schönheit	Kupfer
Spontaneität	Hämatit
Sprunghaftigkeit (ablegen)	Aragonit
Stabilität (psychische)/innere Stärke	Achat, Anhydrit, Selenit, *Verdit*
Stimmungsschwankung (Stimmung aufhellen)	Aquamarin, Dumortierit, Sonnenstein, Variscit
Streit (beilegen)	Sugilith
Stressabbau	Aquamarin, Aventurin, Chrysoberyll, Cordierit, Dumortierit, Falkenauge, Heliotrop, Kieselstein, Peridot, *Pietersit*, Saphir, Sonnenstein, Sugilith
Stressbedingte Beschwerden (bewahren vor)	Anhydrit, Heliotrop, Rauchquarz, Selenit
Suchtprobleme (bewältigen)	Achat, Amethyst, Sugilith
Talent (verborgenes) aktivieren	Chrysoberyll
Tatendrang/Tatkraft/Aktivität (siehe auch »Dynamik/Elan«, »Energie« und »Vitalität«)	Ametrin, *Chrysanthemenstein*, Coelestin, Feueropal, Magnetit, Onyx, Spinell, Thulit, Türkis, Vesuvianit
Toleranz	Alexandrit, Azurit, Chrysoberyll, *Chloromelanit*, *Covellin*, Dumortierit, Jade, Kunzit (rosa)
Trauerbewältigung	*Chrysanthemenstein*, Coelestin, Gagat, Peridot, Rauchquarz, Rhodonit, Variscit
Traumata (überwinden)	Bronzit, Diopsid, Obsidian, Perle, Rauchquarz, Shivalingam
Traurigkeit (überwinden)	Onyx, Padparadscha
Trennungsschmerz (lindern)	Gagat
Treue	Rosenquarz
Überblick (behalten)	Falkenauge
Überforderung (überwinden)	Aragonit
Übertreibungen (mindern)	Staurolith
Umsichtigkeit	Calcit, Tigerauge

Mentales Ziel	Hilfreiche Heilsteine und Metalle
Unbeschwertheit	Brasilianit
Unheil (unbegründete Angst vor)	Apatit
Unheil/Unglück/negative Energie (davor bewahren)	*Augit*, Calcit, *Chyta*, *Eldarit*, Perle, Schneeflockenobsidian, Schörl, Serpentin, Türkis
Unternehmungsgeist	Magnetit, Vivianit
Verantwortungsbewusstsein	Aragonit, Chrysokoll, Fluorit, Granat, *Moosachat* (gegenüber der Natur), Spodumen, Sugilith
Vergesslichkeit (siehe »Gedächtnis (stärken)«)	
Verhaltensmuster (überkommene) ablegen	*Danburit*, Vesuvianit, Zirkon
Verlässlichkeit	Topas (blau)
Verletzung (seelische) abwenden	Tigereisen
Versagensangst (überwinden)	Sonnenstein
Verständnis (für andere)	Chrysoberyll, Epidot, Magnesit, Malachit, *Meteorit*, *Paraibaturmalin*
Vertrauen (in sich selbst und andere)	*Chloromelanit*, Chrysokoll
Verwirrung (vorbeugen/beheben)	Fluorit, Platin
Verzeihen	Rhodonit
Verzweiflung (beheben)	Gagat, Rauchquarz
Visionen	Rutilquarz
Vitalität (siehe auch »Dynamik/Elan«, »Energie« und »Tatendrang/Tatkraft/Aktivität«)	Citrin, Eudialyt, Hämatit, Jaspis, Karneol, Magnetit, Stibnit
Vorausschauendes Handeln	Saphir
Vorurteil (ablegen)	Sugilith
Wahrheit (erkennen)	Rutilquarz
Wahrheitsliebe (siehe auch »Ehrlichkeit«)	Saphir, Lapislazuli
Warmherzigkeit	Calcit
Weisheit	Saphir, Lapislazuli
Weitblick/-sicht	Smaragd, Topas (gelb)
Wetterfühligkeit (mindern)	Labradorit, Peridot
Willenskraft	Bergkristall, Eisen, Granat, Hämatit, Jaspis, Onyx, Phantomquarz, Sardonyx, Turmalin
Wohlstand	Bernstein, Smaragd
Zielstrebigkeit	Aquamarin, Bernstein, Granat, Jade (gelb), Jaspis
Zufriedenheit	Dolomit, Feuerachat, *Girasol*, Holzstein, Perle, Shivalingam, Sugilith
Zuversicht	Bergkristall, Bernstein, *Chrysanthemenstein*, Coelestin, Epidot, Phantomquarz

WICHTIG: Wählen Sie bitte der Umwelt und den Menschen zuliebe Ihre Heilsteine möglichst aus Fair-Trade-Projekten bzw. erwerben Sie diese beim Mineralienhändler Ihres Vertrauens.

Heilsteine richtig pflegen

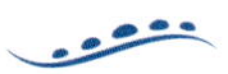

Heilsteine bewirken durch ihre Schwingungsenergie nicht nur in uns eine Resonanz. Auch sie sind beim Einsatz als Heilstein oder wohltuender Schmuck unseren Schwingungen ausgesetzt. Und neu gekaufte Steine sind mit brachialer Gewalt gefördert worden und durch viele Hände gegangen, bevor sie bei Ihnen gelandet sind. Damit sie etwaig aufgenommene negative Energien nicht in unerwünschter Weise an uns weiter- bzw. zurückgeben und ihre heilende Wirkung voll erhalten bleibt, müssen sie energetisch gepflegt, also gereinigt, entladen und ggf. aufgeladen werden.

Doch der Umgang mit Heilsteinen soll Ihnen in jedem Fall nur Freude bereiten und nicht in Stress (etwa durch komplizierte Reinigungsrituale) ausarten! Deshalb werden im Folgenden nur einfache und dabei wirkungsvolle Methoden vorgestellt.

Reinigen und Entladen

Neue oder bereits als vorbeugender bzw. heilsamer Schmuck getragene sowie für Meditationen verwendete Heilsteine sollten, sofern sie nicht wasserempfindlich sind, unter fließendem kaltem bis handwarmem Wasser gereinigt und »entladen« werden: im Normalfall (= vorbeugend getragener Schmuck) wöchentlich bis spätestens nach 4 Wochen mindestens für 2 Minuten; stärker beanspruchte Steine nach jedem Ablegen bzw. nach jeder intensiven Anwendung (= Auflegen oder Meditieren) für 2 bis 3 Minuten. (Nach 4 Wochen Daueranwendung sollte zudem jeweils eine Tragepause von etwa 3 Wochen eingehalten werden.)

Bei der Reinigung mit Wasser werden z. B. Spuren von Hautfett und auch eine eventuell während der Heilanwendung erfolgte statische Ladung des Heilsteins beseitigt. Zusätzlich können Sie das eigentliche Entladen anregen und unterstützen, indem Sie sich bildlich vorstellen, wie sich störende Fremdenergie aus dem Stein löst und mit dem Wasser weggespült wird: ein meditatives Ritual.

Alternativ kann der Heilstein zum Entladen auch für 2 bis 3 Minuten in einer Klangschale (in der Zeit häufiger anschlagen) oder über Nacht in einer Schüssel mit Hämatitsteinchen liegen. Das bietet sich vor allem bei eisen- oder kupferhaltigen und porösen Steinen an, die Wasser nicht so gut »vertragen«: wie z. B. Dioptas, Hämatit, Lapislazuli, Magnetit, Malachit, Markasit, Pyrit, Türkis, Vesuvianit sowie Vivianit.

Noch einfacher ist es jedoch, den ggf. nur kurz im Wasser gereinigten und trocken getupften Stein über Nacht in eine Amethystdruse zu legen. (Es genügt auch ein kleineres, nach innen gewölbtes Drusenstück.) Hier werden etwaige im Stein gespeicherte Fremdinformationen ganz wie von selbst neutralisiert und der betreffende Heilstein wird sogar noch energetisch »aufgeladen« (nicht für Bernstein geeignet).

Aufladen

Verwendet man keine Amethystdruse, die zugleich ent- und auflädt (→ vorheriger Absatz »Entladen«) kann man die Steine nach einem anderweitigen Reinigen/Entladen ggf. durch Sonne oder Mond und Sterne zusätzlich energetisch aufladen lassen. Das ist sinnvoll, wenn Sie die Steine über längere Zeit zu Heilzwecken nutzen. So wird dem Stein frische Energie zugeführt, die ihn zusätzlich aktiviert und die er auch wieder an uns abgeben kann. Die Heilwirkung wird damit noch verstärkt.

Zu den »Sonnensteinen« gehören u.a. die folgenden in diesem Buch genannten Heilsteine: Achat, Amazonit, Apatit, Aquamarin, Aventurin, Bergkristall, Epidot, Granat, Holzstein, Karneol, Obsidian, Peridot, Prasem, Rhodonit, Rubin, Rutilquarz, Saphir, Serpentin, Smaragd, Sonnenstein, Spinell, Tigerauge/-eisen, Turmalin (außer rosa Turmalin) und Unakit. Sie können – wie der Name schon verrät – im Sonnenlicht energetisch aufgeladen werden. Legen Sie diese frühmorgens oder am späten Nachmittag für eine oder mehrere Stunden in die mild scheinende Sonne (nicht in die Mittagssonne!). Übrigens: Beim Aufladen von geschliffenen, durchsichtigen Kristallen (etwa Bergkristall) ist Vorsicht geboten, denn sie können bei starker Sonneneinstrahlung wie Linsen wirken und durch das gebündelte Licht andere Gegenstände entzünden!

Zu den »Nachtsteinen« gehören u.a. die folgenden in diesem Buch beschriebenen Heilsteine: Amethyst, Ametrin, Apophyllit, Azurit, Chalcedon, Chrysokoll, Chrysopras, Girasol, Hiddenit, Jade, Jaspis, Kunzit, Labradorit, Lapislazuli, Magnesit, Malachit, Markasit, Mondstein, Rhodochrosit, Rosenquarz, Staurolith, Sugilith, rosa Turmalin und Vesuvianit. Sie sollten sich zuweilen unterm Mond- und Sternenhimmel »erholen«. Legen Sie Steine, die Sie allgemein zur Stärkung einsetzen, auch gerne bei Vollmond bzw. schon 2 bis 3 Tage vorher nachts ans Fenster, Steine, die heilen sollen, jedoch eher bei abnehmendem Mond.

2 weitere einfache Alternativen eignen sich ebenfalls zum Aufladen: Heilsteine können über Nacht in ein Gefäß mit Bergkristallsplittern oder zwischen die Kristallspitzen eines großen Bergkristalls platziert werden. Oder Sie nehmen den gereinigten/entladenen Heilstein direkt vor der nächsten Anwendung einige Minuten in beide Hände. So erwärmen und aktivieren Sie ihn schnell.

Sonderfälle

Zirkon wird am besten über Nacht in naturreinem Salz ent- und aufgeladen (ca. alle 4 Wochen). Korallen und Meerwasserperlen benötigen ab und zu ein Bad in Salzwasser. Es gibt auch Steine, die gar nicht ent- bzw. aufgeladen werden müssen. Das trifft z.B. zu beim Baryt, bei Boji-Steinen und beim Diamanten. Und Sugilith wird in einer Glasschüssel mit kleinen Hämatitsteinchen ent- und ebenfalls nicht extra aufgeladen.

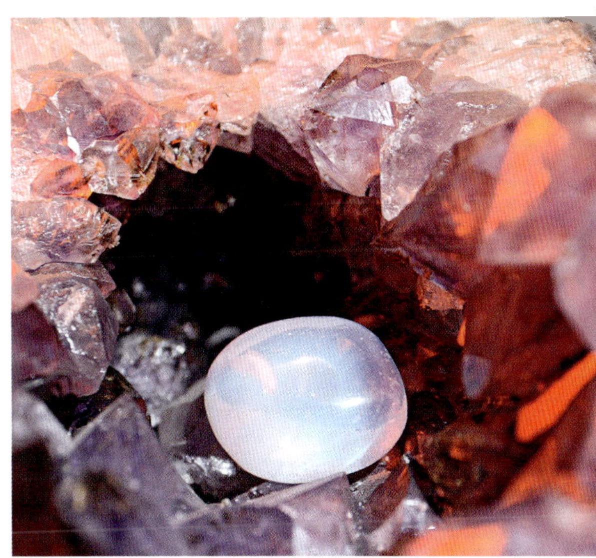

Perfekt zum Ent- und Aufladen benutzter Heilsteine: Amethystdruse (hier mit Mondstein).

Heilsteine in Wohnräumen – Harmonie und Wohlgefühl

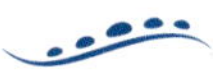

Die edlen Heilsteine gehören nicht in dunkle Kästchen oder Schubladen. Viel schöner ist es, sie einfach im Wohnzimmer offen an einen geeigneten Platz zu stellen oder zu legen und sich an ihren Farben und ihrem Funkeln zu erfreuen. Auf diese Weise können Sie auch ihre Kraftfelder und positiven Einflüsse besonders gut nutzen. Dazu legen Sie die Heilsteine am besten auf Holz, auf ein Tuch oder in eine Glasschale. Aber bitte platzieren Sie unterschiedliche Heilsteine möglichst nicht zu eng nebeneinander, weil sie sich gegenseitig ungünstig beeinflussen könnten.

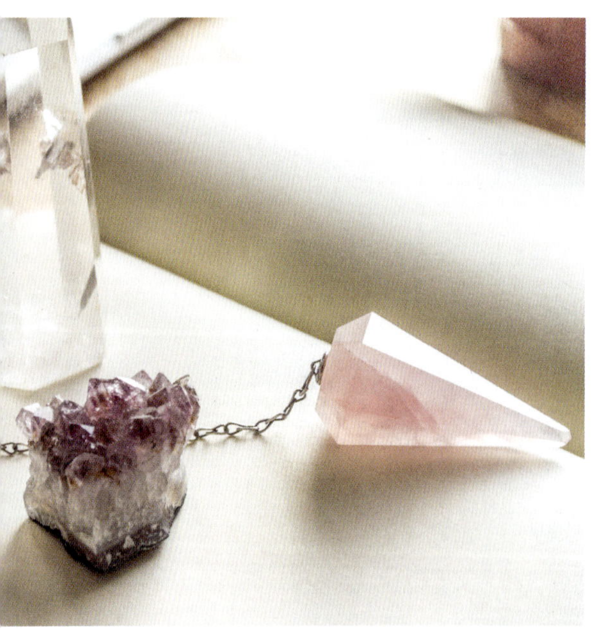

Heilsteine können offen im Raum liegen, aber mindestens ein paar Zentimeter voneinander entfernt.

Amethyst, Bergkristall und mehr

Rundherum positiv wirken in Wohnzimmern beispielsweise Amethyst oder Bergkristall. Jeweils eine große Amethystdruse in den 4 Ecken eines Wohnzimmers soll die Atmosphäre klären und die Menschen in diesem Raum zu einem harmonischen Miteinander beflügeln. Aber auch von der Raummitte aus kann eine einzelne Druse ihre harmonische Wirkung entfalten.

Ebenfalls im Wohnzimmer wirken auch 4 Bergkristalle klärend und harmonisierend. Sie sollten jeweils eine ausgeprägte Kristallspitze haben und mit dieser möglichst in die Raummitte weisen. Im Badezimmer kann dann wieder der Amethyst gute Dienste leisten: Legen Sie ihn beispielsweise über mehrere Stunden in eine Glasschüssel mit Wasser und geben dieses Amethystwasser dann in Ihr Badewasser. So wirken die beruhigenden Schwingungen des Amethysts auch während des Badens.

Außerdem ist Amethyst eine Wohltat für die Haut. Deshalb können Sie auch ein paar Tropfen Amethystwasser in Ihre Gesichtslotion oder Hautcreme mischen. Zur Herstellung von Heilsteinwasser → S. 56. Darüber hinaus gibt es sogar fertige Badesalze, die mit verschiedenen Heilsteinen feinster Mahlung angereichert sind. Bei unverletzter Haut kann so ein Heilbad mit Salz und edlem »Heilsteinstaub«, z. B. von Achat, Amethyst, Chalcedon, Chrysopras, Citrin, Karneol, Onyx und Saphir, sehr gut pflegen und Körper und Seele nachhaltig guttun.

Rosenquarz, Schungit, Baryt

Eine gewisse Berühmtheit hat bereits der große Rosenquarz (→ S. 178) erlangt. Er soll zerstrittene Paare wieder zu gegenseitiger Achtung und einsamen Menschen dazu verhelfen, sich selbst so anzunehmen, wie sie sind. Denn nur wer sich selbst liebt, wird auch geliebt. Dazu räumt man dem Stein am besten im Wohnzimmer seinen festen Platz ein. Unruhige Haustiere und kranke Pflanzen werden von einem Rosenquarz in ihrer Nähe ebenfalls positiv beeinflusst. Neben dem Computer oder Fernseher soll Rosenquarz zudem vor der schädlichen Strahlung dieser Geräte schützen (ggf. den Rosenquarz oft reinigen, entladen und wieder aufladen).

Als vielleicht noch bessere Schutzsteine in Bezug auf schädliche Strahlung bzw. negative Energien gelten Schörl (→ S. 206/207) und (Edel-)Schungit (dunkelgrau bis schwarz; hoher Kohlenstoffgehalt; soll auch antibakteriell/antiviral wirken) sowie vor allem Baryt (→ S. 80). Man kann sie ebenfalls neben die betreffenden Geräte legen oder als Anhänger an einem Textilband tragen.

Der große Azurit auf dem Schreibtisch schließlich fördert unsere Konzentration und hilft uns dabei, schwierige Aufgaben zu lösen.

Wirkung bei Nacht

Heilsteine gehören in der Regel nicht ins Schlafzimmer oder unter das Kopfkissen, denn in der Nacht wirken sie auf das Unterbewusstsein des Schlafenden und können sofort oder erst nach Tagen zu Unruhe bzw. Unwohlsein führen. Oder sie verschlimmern die Beschwerden, die sie eigentlich bekämpfen sollten. Es gibt allerdings auch Anwender, die bei Schlafstörungen von guten Erfahrungen z. B. mit einem Rosenquarz oder mit grünen bzw. blauen Steinen berichten. Im Zweifelsfall kann man die Wirkung nur auf eigene Gefahr austesten.

Ansonsten sollten Heilsteine, wenn sie schon im Schlafzimmer aufbewahrt werden und nicht bewusst gegen Schlaflosigkeit oder Alpträume angewendet werden sollen, mindestens 2 Meter vom Schlafenden entfernt sein.

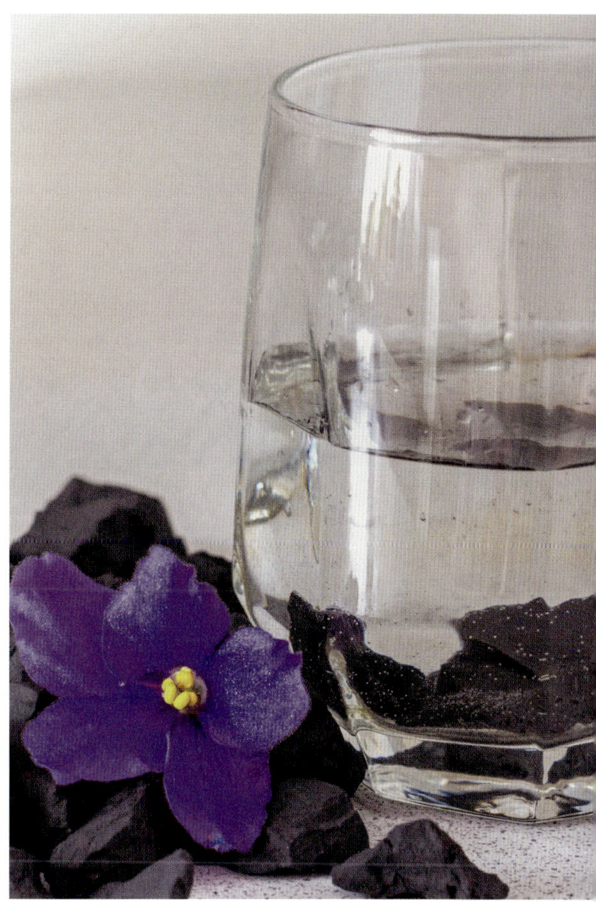

(Edel-)Schungit wirkt im offenen Raum und eignet sich auch zum Reinigen/Energetisieren von Wasser.

Heilsamer Schmuck

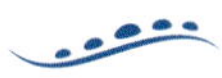

Bei vielen Erkrankungen empfiehlt es sich, den Heilstein der Wahl tagsüber als Schmuck zu tragen. Besser können Sie das Schöne nicht mit dem Nützlichen verbinden! Denn der richtige Stein kann die schulmedizinische Behandlung eines Leidens sehr sinnvoll ergänzen. Bei der Auswahl des für Sie passenden Steins helfen Ihnen die farbliche Zuordnung der Heilsteine zu den Chakren (Energiezentren) des Körpers (→ S. 16), die Beschwerdentabellen (→ ab S. 22) und das jeweilige Heilsteinporträt.

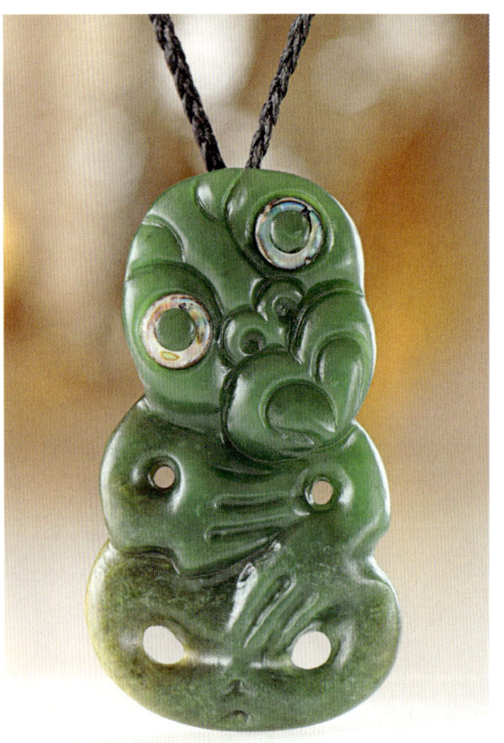

Anhänger trägt man am besten mit Textilband: hier ein Maori-Jadeschmuck mit Augen aus Abalone.

Schön und nützlich

Heilsteinschmuck, der den oberen Energiezentren zugeordnet ist, tragen Sie am besten an einer Kette. Der Handel führt Steine, die durchgebohrt sind und so an ein Band gehängt werden können (in der Länge regulierbar). Alternativ können Sie einen kleinen, aus Naturfasern gehäkelten Beutel an einer Kette befestigen und den Stein dort hineinlegen. Handelt es sich um Mineralien, die zu den unteren Chakren des Körpers gehören, bietet es sich an, sie als Ringstein (unten offen gearbeitet) oder als Armband zu tragen oder den jeweiligen Stein in die Hosentasche zu stecken und ihn möglichst oft in die Hand zu nehmen. Dabei gilt in der Regel, dass ungeschliffene und unpolierte Steine, also unbearbeitete Rohsteine, mehr positive Energie besitzen als bearbeitete. Andererseits liegen geschliffene und rundpolierte Heilsteine viel angenehmer auf der Haut oder in der Hand und sind schon allein aus diesem Grund oft die erste Wahl.

Hier einige Beispiele dafür, wie Heilsteinschmuck Schönheit und Wohlbefinden verbindet:
Eine kurze Amethystkette kann gegen Kopfschmerzen helfen und eine etwas längere Kette mit einem Anhänger aus Aquamarin, Bernstein, Rutilquarz, blauem Saphir oder Tigerauge bei Bronchial- und anderen Atemwegserkrankungen hilfreich sein. Bei Herzbeschwerden tragen Sie am besten einen Aventurin oder einen Kunzit als Anhänger in Herzhöhe. Auch ein Malachit, ein Peridot, ein Smaragd oder ein grüner Turmalin leisten gute Dienste. Zur positiven Beeinflussung der Bauchspeicheldrüse ist ein echter (!)

Citrin geeignet. Das Band mit dem Citrin sollte dabei fast bis zum Bauchnabel reichen. Alternativ können Sie den Citrin auch in die Hosentasche stecken und ihn häufig in die Hand nehmen, und zwar jeweils so lange, bis er Ihre Körperwärme aufgenommen hat. Wenn Sie Muße haben, sollten Sie Ihren Stein auch gerne mal in der Hand drehen und wenden und dabei intensiv betrachten. Da die Chakren des Körpers alle miteinander verbunden sind, werden die Schwingungen des Heilsteins selbst über Umwege dort ankommen, wo sie gebraucht werden.

Leiden Sie unter mehreren Krankheiten, können Sie sich aus den Beschwerdentabellen (→ ab S. 22) einen Stein aussuchen, der bei möglichst vielen Ihrer Beschwerden aufgelistet ist. Dieser eignet sich wunderbar als häufiger Begleiter. Haben Sie beispielsweise Asthma, Gallenbeschwerden und Gicht, so käme von den jeweils empfohlenen Steinen insbesondere der Bernstein in Betracht.

Die 4-Wochen-Regel

Tragen Sie den Stein so lange, bis Sie sich wirklich gut fühlen. Bei chronischen Erkrankungen können da relativ lange Zeiträume angemessen sein. Sollten Sie jedoch nach 4 Wochen noch keinerlei Besserung spüren, ist es angebracht, einen anderen Stein auszuprobieren. Aber auch wenn es Ihnen schon besser geht, sollten Sie Ihren Stein nach 4 Wochen erst einmal für ca. 3 Wochen ruhen lassen, bevor Sie ihn wieder tragen. Wichtig ist es in jedem Fall, den oft und intensiv verwendeten Stein regelmäßig dem Ritual des Ent- und ggf. auch des Aufladens (→ ab S. 40) zu unterziehen. Und nachts sollten Sie ihn in einen Raum außerhalb des Schlafzimmers offen hinlegen.

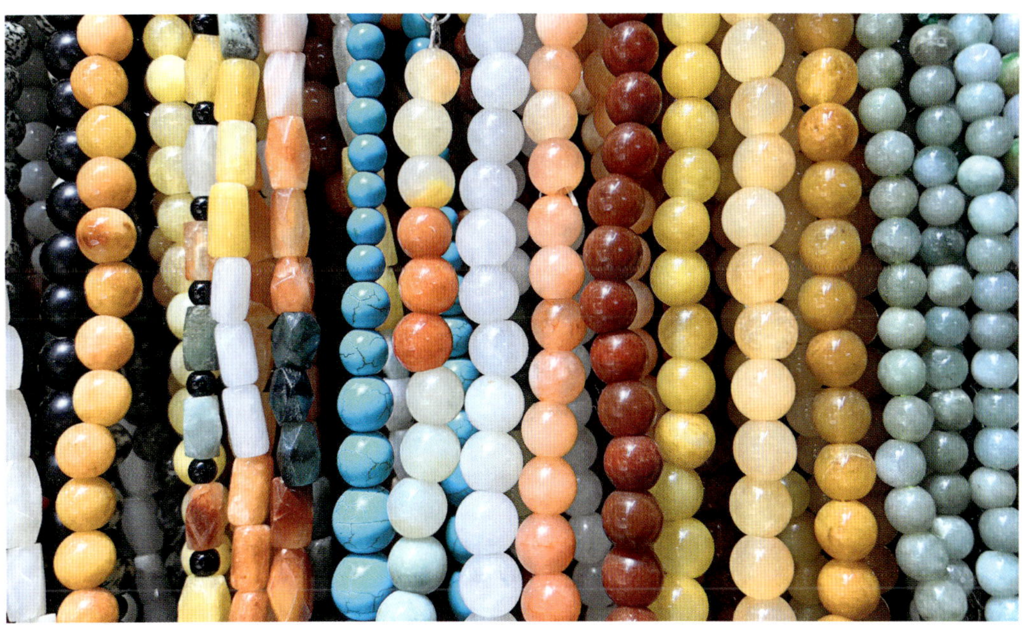

Ketten, deren Heilsteine rundum Hals, Nacken und Halswirbelsäulenbereich berühren, sind sehr wirkungsvoll; auch Steine auf Ringen sollten unten offen gearbeitet sein, damit sie auf der Haut liegen.

Meditieren und Heilen mit einzelnen Steinen

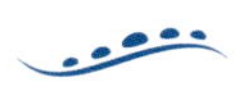

Zusätzlich zum Tragen von Heilsteinschmuck können Sie bei Erkrankungen, Stress oder einfach, wenn Sie die wohltuende und erweiternde Wirkung eines Steins intensiv und ganz gezielt nutzen möchten, auch einen Heilstein auflegen: direkt über dem betroffenen Organ oder auf das zuständige Chakra für etwa 15 bis 20 Minuten täglich. Diese Zeitempfehlung gilt übrigens für alle Heilsteine, bei denen in diesem Buch zum Auflegen geraten wird. Entspannen bzw. (neudeutsch) chillen Sie in dieser Zeit, sofern der Wunsch besteht, bei den ersten Versuchen auch gerne unterstützt durch leise Lieblingsmusik. Später werden Sie sich ganz von alleine nur auf Ihren Stein konzentrieren wollen. Dies ist der Einstieg zu heilsamen Wohlfühlritualen bzw. Meditationen. Dazu im Folgenden einige Tipps …

Kleine Anleitung zur Meditation

Suchen Sie sich ein ruhiges Zimmer mit ansprechender Atmosphäre. Es sollte nicht zu hell, aber auch nicht zu dunkel sein. Das heißt, bei starker Sonneneinstrahlung sollten Sie eventuell die Vorhänge zuziehen. Legen Sie sich in Rückenlage auf den Boden. Ein weicher Teppich oder eine Yogamatte bietet eine gute Unterlage. Die Beine sind leicht gespreizt, und die Arme liegen in kleinem Abstand, etwa eine Handbreit entfernt, parallel zum Körper. Legen Sie dann den Stein Ihrer Wahl auf. Sie können die Augen offen lassen oder schließen, entweder ganz oder nur so leicht, dass Ihnen noch ein kleiner »Sehschlitz« bleibt. Mit geschlossenen Augen können Sie wahrscheinlich am leichtesten abschalten.
Die Variante mit halb geschlossenen Augen andererseits schafft vielleicht die beste Balance zwischen Entspannung und Konzentration auf die Heilsteine. Fühlen Sie nun, wie zuerst Ihre Beine, dann Ihre Arme, Ihr Rumpf und Ihr Kopf nach und nach ganz leicht werden. (Sie sollten jedoch nicht einschlafen!) Lassen Sie den Heilstein einfach auf sich wirken. Spüren Sie, wie er Ihre Körperwärme aufnimmt und wieder an Sie zurückgibt. Stellen Sie sich vor, Ihr Atem hätte die Farbe Ihres Heilsteins. Inhalieren Sie diese Farbe. Lassen Sie die Farbe vor Ihrem geistigen Auge in Ihren erkrankten Körper, in das betreffende Organ oder Chakra fließen.

Geduld … und die richtige Atmung

Aber seien Sie geduldig. Die positive Wirkung einer Meditation werden Sie wahrscheinlich nicht sofort beim ersten Versuch wahrnehmen. Es dauert einige Zeit, bis Sie selbst in der Lage sein werden, sich völlig zu entspannen, störende Gedanken »auszuschalten«, Zugang zu Ihrem Kristall zu finden und aus ihm Kraft zu schöpfen. Es muss sich erst ein gewisses Ritual entwickeln.

Eine gute Hilfe für die Meditation ist die richtige Atmung: Atmen Sie durch die Nase ein und durch den Mund aus. Atmen Sie tief, langsam und gleichmäßig, zuerst in den Bauch, dann in die Brust. Atmen Sie aber nicht so tief, dass es unangenehm wird. Verbinden Sie das Ausatmen mit dem »Loslassen« von Alltagssorgen und denken Sie beim Einatmen an Ihren inneren Frieden. Wenn Sie die richtige Atmung mühelos beherrschen, fällt es Ihnen auch leichter, Ihren Kristall einfach auf sich wirken zu lassen.

Schauen Sie bei den ersten Meditationsversuchen auf die Uhr und brechen Sie nach 15 Minuten ab. Sie sollten sich dann darauf konzentrieren, das Gefühl für Ihr Gewicht wiederzuerlangen. Später werden Sie ohne Uhr ganz intuitiv spüren, wann Sie die Energie Ihres Heilsteins in sich aufgenommen haben und Sie ihn wieder ablegen können.

Meditationen mit ausgewählten Heilsteinen

Im Folgenden finden Sie verschiedene Beispielmeditationen mit besonders geeigneten Heilsteinen.

Meditation mit einem Bergkristall

Ein Stein, der bei einer sehr großen Breite von Erkrankungen und allgemein bei seelischen Belastungen und Schmerzen hilfreich sein kann, ist der Bergkristall. Auch hilft er dabei, die eigenen Gedanken zu ordnen. Er schenkt Zuversicht und Energie und führt bisher nicht bewusst gemachte Lebensziele klar vor Augen. Mit seiner Unterstützung findet man also seinen Lebensweg und erkennt, wie man die Herausforderungen auf diesem Weg spielend lösen kann. Für die Meditation eignen sich vor allem durchsichtige bis durchscheinende Kristalle.

Verwenden Sie einen nur leicht bearbeiteten Rohstein mit schöner Kristallspitze, der gut in Ihre beiden Hände passt und der Sie vor allem persönlich ganz besonders anspricht: durch seine Klarheit und Reinheit.

Für diese Meditation sollten Sie sich ungefähr 15 bis 20 Minuten pro Tag Zeit nehmen. Setzen Sie sich aufrecht im Schneidersitz – und doch so entspannt wie möglich – auf einen weichen Teppich o.Ä. Der Raum sollte von Außengeräuschen abgeschirmt sein und eine wohlige Atmosphäre haben.

Nehmen Sie nun den Bergkristall in beide Hände und konzentrieren Sie alle Sinne auf den Kristall: auf seine Klarheit, sein Funkeln, seine Wärme, die er allmählich von Ihren Händen aufnimmt und wieder an Sie zurückgibt. Stellen Sie sich vor, wie Sie das eisblaue Licht des Kristalls »einatmen«, wie seine Energie in Ihre Hände und durch Ihren Körper fließt. Und verschwenden Sie keine Gedanken auf bestehende Probleme, Erwartungen und Hoffnungen.

Eine weitere Möglichkeit der Meditation und Heilung mit einem Bergkristall ist die folgende: Nehmen Sie den Kristall in eine Hand und richten Sie die Kristallspitze auf den erkrankten Bereich Ihres Körpers, ohne die Haut zu berühren. Stellen Sie sich ein starkes und doch sanftes eisblaues Licht vor, das aus der Kristallspitze in

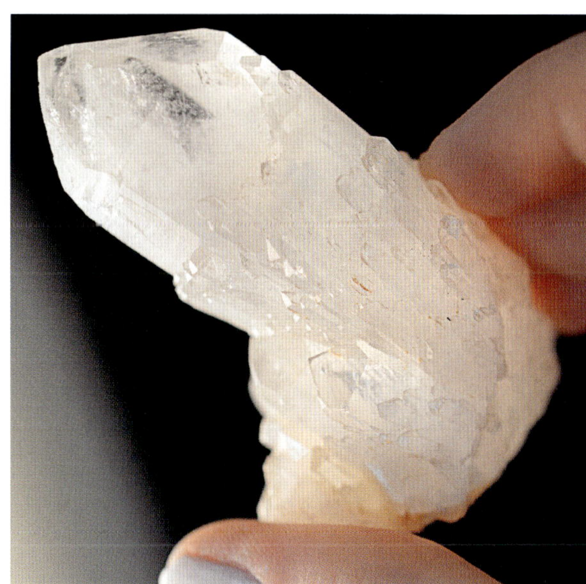

Bergkristall gilt beinahe als Universalheiler und eignet sich hervorragend für die Meditation.

Ihren Körper strömt. Bei dieser Übung wirkt der Bergkristall über die Hand und die Aura. Die Aura ist das Energiefeld, das unseren Körper umgibt, durchdringt und in das auch die Chakren unseres Körpers hineinstrahlen.

Meditation mit einem Amethyst

Neben dem Bergkristall eignet sich der Amethyst besonders für die Meditation und als Hilfe bei vielen Erkrankungen. Sie können ihn wie den Bergkristall einsetzen. Daneben kann er auch gegen stressbedingte Unruhe, Schlafstörungen und Alpträume wirksam sein. Legen Sie sich abends in Rückenlage in Ihr Bett und platzieren Sie für ca. 15 Minuten einen Amethystkristall auf Ihr Stirnchakra. Nach der Viertelstunde legen Sie ihn mindestens 2 Meter weit weg von Ihrem Bett. (Bei einigen Menschen hilft es auch, den Amethyst über Nacht unter das Kopfkissen zu legen. Das muss jedoch jeder individuell für sich ausprobieren.) Bei nächtlichen Angstzuständen sollten Sie alternativ einmal einen Sugilith ausprobieren.

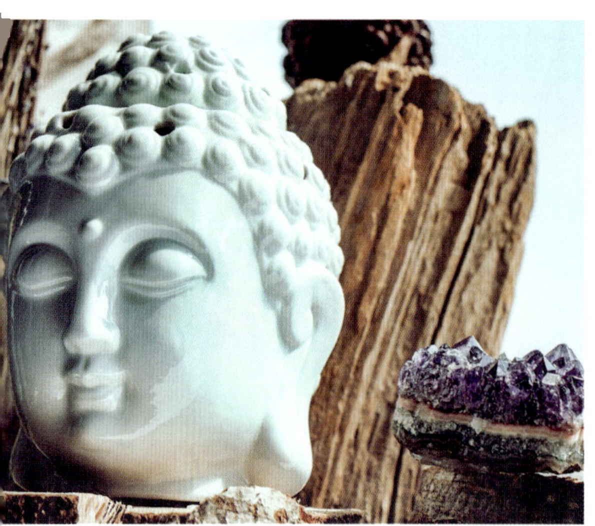

Ist dem Scheitelchakra zugeordnet, hilft aber auch auf dem Stirnchakra und über die Aura: Amethyst.

Meditation mit einem Rosenquarz

Und noch eine »Übung«, bei der Sie ebenfalls im warmen Bett liegen können: das Auflegen von Rosenquarz. Der Bauch ist der Sitz der Intuition. Die besten Entscheidungen fällen wir deshalb oft »aus dem Bauch heraus«. Beispielsweise soll man bei der Auswahl »seines« Heilsteins ja auch auf sein Gefühl hören. Blockaden im Bauch jedoch können die Gefühlsebene stören und zudem negative Wirkungen auf viele Organe haben. Um solche Blockaden zu lösen, können Sie einen großen – in ca. 40 Grad Celsius warmem Wasser erwärmten – Rosenquarz für ca. 20 Minuten auf Ihren Bauch, direkt unter dem Nabel, auflegen. Das ist Entspannung pur.

Sofern Sie an Bauchschmerzen bzw. -krämpfen oder Menstruationsbeschwerden leiden, gegen die von ärztlicher Seite Wärme empfohlen wird, können Sie Ihren erwärmten Rosenquarz auch als bessere Alternative zur Wärmflasche ansehen und benutzen.

Meditation mit Smaragd oder Morganit

Der grüne Smaragd gehört zum Herzchakra. Er wirkt beruhigend und durchblutungsfördernd und kann auch das Gedächtnis stärken: Nutzen Sie die Vielfachwirkung bei der Meditation (alle 3 bis 6 Tage). Nach ein paar Lockerungsübungen legen Sie sich für ca. 20 Minuten entspannt auf eine weiche Decke. Platzieren Sie einen Smaragd auf den Bereich über Ihrem Herzen und konzentrieren Sie sich auf seine Farbe.

Ein Tipp: Sie können durchaus einen preiswerten opaken Smaragd verwenden oder alternativ seinen Verwandten aus der Beryll-Familie: den rosafarbenen Morganit. Auch er gilt als Stein fürs Herz. Und auch ihn gibt es (wie den Smaragd) als kostbaren Kristall oder als preiswerten Trommelstein.

Ganzheitliches Vorbeugen und Heilen mit mehreren Steinen

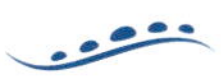

Um den Energiefluss im Körper zu optimieren und Krankheiten vorzubeugen, aber auch um einen Heilungsprozess zu beschleunigen, der mehrere Körperbereiche bzw. Organe betrifft, eignet sich das Auflegen von mehreren Heilsteinen. Dabei gilt stets, dass rundpolierte und unten abgeflachte Trommelsteine besonders gut auf dem Körper liegen. Doch Sie können auch Rohsteine verwenden.

Ganzheitliches Wohlbefinden durch die Stimulation aller Chakren

Sie brauchen dazu für jedes Chakra Ihres Körpers einen Bergkristall oder einen Stein in der dem Chakra zugeordneten Farbe.

Im letzteren Fall könnte Ihre Steinliste z. B. so aussehen:

- Wurzelchakra – roter Jaspis
- Sakralchakra – Karneol
- Solarplexuschakra – Citrin
- Herzchakra – Rosenquarz
- Halschakra – blauer Chalcedon
- Stirnchakra – Sodalith
- Scheitelchakra – Amethyst.

Legen Sie sich entspannt in Rückenlage in einen ruhigen Raum und platzieren Sie die Steine auf das jeweilige Chakra, wobei die Steine für das erste und das letzte Chakra in ungefähr 10 Zentimetern Abstand zum Körper auf dem Boden liegen können. (Zusätzlich können Sie in jede Hand einen Bergkristall nehmen.)

Atmen Sie ruhig und gleichmäßig: durch die Nase ein und durch den Mund aus. Entspannen Sie sich von Fuß bis Kopf. Lassen Sie die Steine 15 bis 20 Minuten auf sich wirken. Sie können diese Übung bei Bedarf täglich oder alle 2 bis 3 Tage wiederholen (→ Abb. S. 50 oben).

Farben zur Stärkung körperlicher und seelischer Abwehrkräfte

Alternativ zur ganzheitlichen allgemeinen Kräftigung Ihres Energiehaushaltes können Sie mit Heilsteinen in bestimmten Farben Ihre körperlichen bzw. mentalen Abwehrkräfte stärken:

Blaue Steine für das Immunsystem

Leiden Sie häufig an grippalen Infekten, Atemwegserkrankungen bzw. Allergien, bietet sich zur Abwehrstärkung und Entspannung das Auflegen von blauen Steinen an. Wählen Sie vorzugsweise Türkis, Aquamarin, Chrysokoll, blauen Chalcedon, Lapislazuli oder Sodalith. Sie können 9 gleiche Steine oder aber eine Mischung aus den genannten verwenden.
Legen Sie sich in Rückenlage auf einen Teppich oder eine Decke. Einen der blauen Steine platzieren Sie oberhalb Ihres Kopfes auf den Boden, jeweils einen in Höhe von Ellenbogen und Knie (auf beiden Seiten des Körpers), je einen unterhalb der Füße, einen auf das Halschakra und einen unter das Genick (→ Abb. S. 50 unten). Stellen Sie sich vor, in »blauer Farbe« zu atmen. Und lassen Sie die Steine bei Bedarf täglich 15 bis 20 Minuten auf sich wirken.

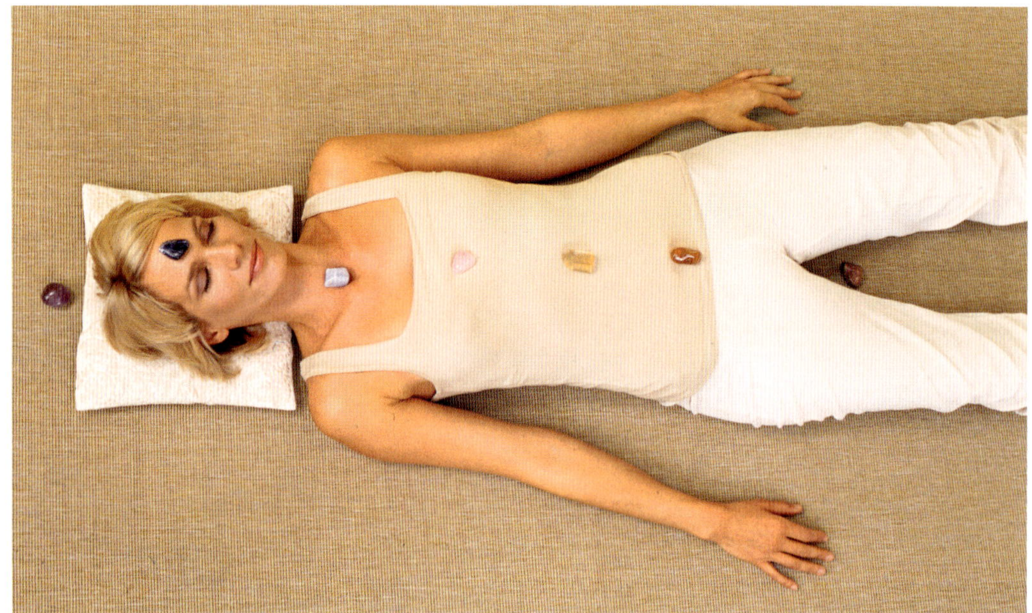

Optimieren den Energiefluss, stimmen positiv und beugen Krankheiten vor: Heilsteine in den Farben der Chakren – vom violetten Amethyst (Scheitelchakra) bis zum roten Jaspis (Wurzelchakra).

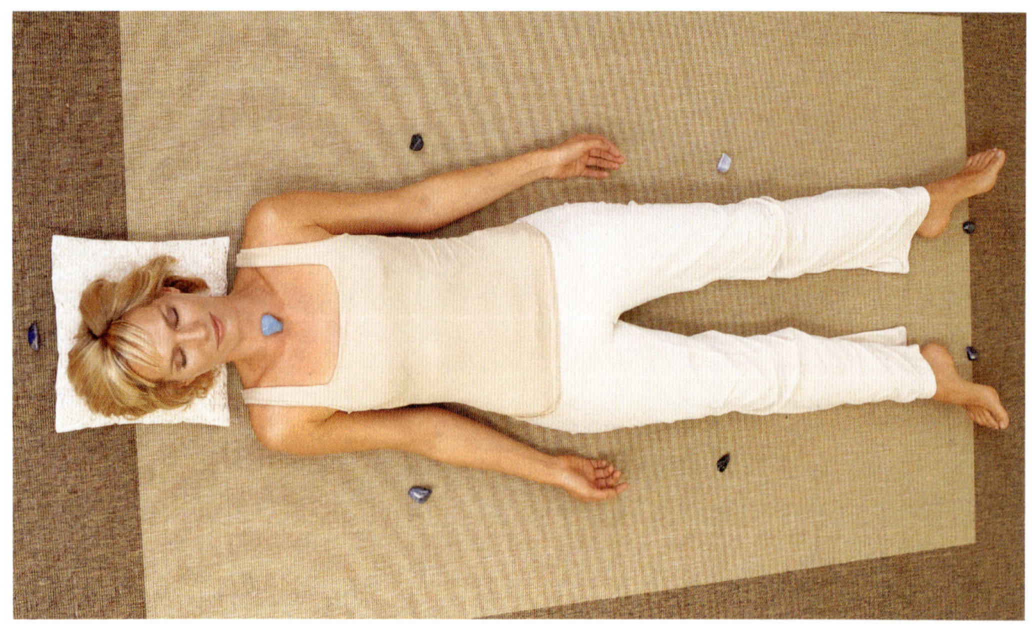

Aktivieren das Immunsystem, lindern Allergien, machen die Atemwege frei und wirken wunderbar entspannend: Heilsteine in intensiven Blautönen.

Grüne Steine für die Stressresistenz/Resilienz
Grün ist die Farbe des Herzchakras. Wenn Ihnen im wahrsten Sinne des Wortes etwas auf dem Herzen liegt, Sie unter emotionalem Stress leiden oder gar eine Krankheit wie eine Verengung der Herzkranzgefäße oder auch Lungenprobleme haben, können Ihnen grüne Heilsteine helfen. Natürlich, wie immer, nur als Ergänzung zur schulmedizinischen Versorgung und nicht als Ersatz dafür! Sie benötigen 6 grüne Steine. Besonders eignen sich Aventurin, Heliotrop, Malachit, grüne Jade oder Peridot. Sie legen sich wiederum in Rückenlage auf einen Teppich oder eine Decke. Je einen grünen Stein platzieren Sie unterhalb Ihrer Füße und oberhalb Ihres Kopfes. Einen weiteren legen Sie auf Ihr Herzchakra und je einen halten Sie in Ihren Händen.

Lassen Sie das warme Grün der Steine täglich ca. 15 bis 20 Minuten in einem ruhigen Raum auf sich wirken. Stellen Sie sich dabei vor, »grüne Luft« zu atmen (Abb. rechts).

Das Heildreieck

Neben dem Auflegen von Heilsteinen auf die Chakren bietet sich auch folgende Methode zum Auflegen von Steinkombinationen an: das Heildreieck aus Bergkristallen.

Sie liegen in entspannter Rückenlage. Nun platzieren Sie 3 Bergkristalle mit jeweils ausgeprägter Kristallspitze so um die erkrankte Körperzone, dass die Spitzen aufeinander zeigen und sich die Kristallenergie aller Steine in der Mitte des Dreiecks trifft. Bei Störungen im Bereich des Oberkörpers (z. B. bei Lungenerkrankungen) legen Sie je einen Bergkristall auf eine Schulter und einen oberhalb des Bauchnabels. Bei Störungen im unteren Körperbereich einen unterhalb des Bauchnabels und jeweils einen auf die Oberschenkel legen. Lassen Sie die Steine wiederum 15 bis 20 Minuten auf sich wirken.

Tipp: Bei komplexen Erkrankungen können Sie neben dem ärztlichen Rat auch die Hilfe eines Edelstein-Therapeuten in Anspruch nehmen. Er wird die richtigen Heilsteine und Legemuster aus einer großen Anzahl von Möglichkeiten für Sie auswählen. Und er wird diese entsprechend der Veränderungen, die Sie nach dem Auflegen zeigen, immer wieder neu variieren und anpassen.

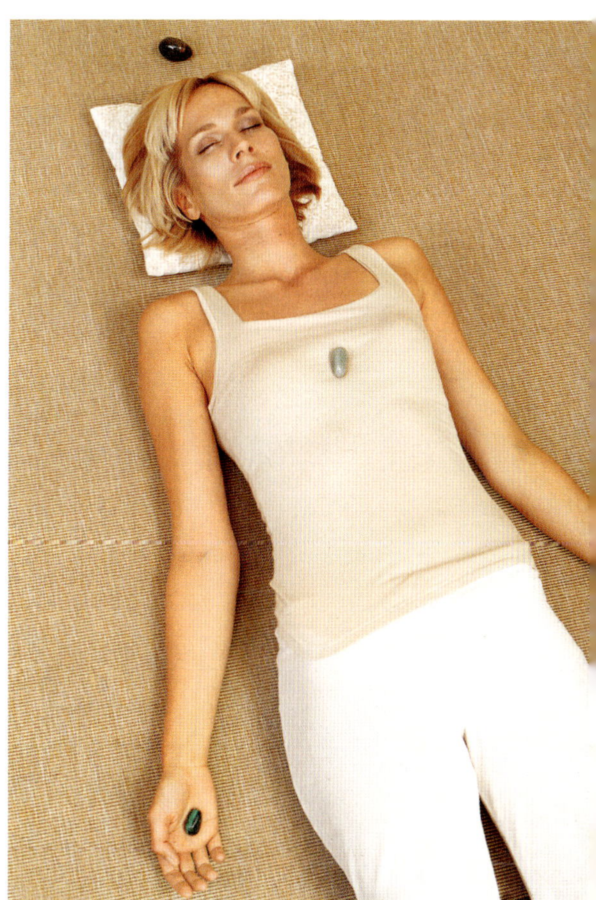

Stärken und beruhigen das Herz, befreien von emotionalem Stress: Heilsteine in Grüntönen.

Der Steinkreis – sanfte Kraft für Körper und Seele

Ein sanftes Mittel gegen Stress bzw. allgemeine Erschöpfung, zum Energieauftanken und außerdem zum Aufbau von mehr Selbstbewusstsein ist der Steinkreis, bei dem 8 Heilsteine zum Einsatz kommen.

Es sollte sich bei den 8 Steinen immer um die gleiche Steinart handeln. Zu empfehlen sind Bergkristalle, echte Citrine oder Rosenquarze. Da diese Steine, besonders die echten Citrine, in größerer Zahl aber recht teuer sind, können Sie alternativ auch auf normale Kieselsteine zurückgreifen. Diese einfachen Steine haben ebenfalls eine harmonisierende Wirkung. Das heißt, so einfach sollten die Kiesel auch wieder nicht sein, denn Sie sollten sie nach ihrer Schönheit selbst ausgewählt haben. Nur Steine, deren Farbe und Form Sie ansprechen, sind für den Steinkreis geeignet. Und vielleicht ist ja der Spaziergang zum Flussufer – oder wo immer Sie in Ihrer Nähe schöne Kieselsteine finden – schon eine Bereicherung. Nach seinen Lieblingsfarben und -formen zu suchen, verschiedene Steine in die Hand zu nehmen und zu erfahren, wie gut sich der eine oder andere anfühlt, wirkt nämlich auch sehr entspannend.

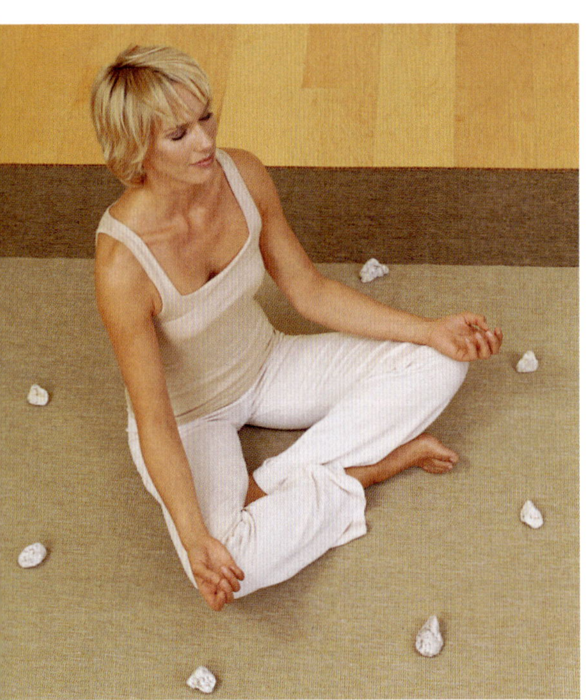

Bauen Sie Stress ab und tanken Sie Energie: im Zentrum des Steinkreises (hier aus Kieselsteinen).

In den Steinkreis können Sie sich ganz spontan zurückziehen, wenn Sie gerade zu Hause sind, sich erschöpft fühlen und/oder Sehnsucht nach Ruhe spüren. Oder Sie reservieren für den Steinkreis regelmäßig einen festen Tag pro Woche! Denn feste Rituale erweisen sich oft als guter Anker im stressigen Alltag und wirken somit besonders entspannend und zugleich energetisierend.

Und so funktioniert der Steinkreis: Begeben Sie sich für rund 15 bis 20 Minuten an einen nicht zu hellen und nicht zu dunklen, ruhigen Ort (Raum). Leise Hintergrundmusik kann allerdings sehr angenehm sein. Sitzen Sie aufrecht, aber entspannt im Schneidersitz auf einer weichen Unterlage am Boden. Nun legen Sie im Abstand von ca. 20 Zentimetern 8 Exemplare Ihres Lieblingssteins in Kreisform um Ihren Körper. Atmen Sie gleichmäßig ruhig und tief und lassen Sie die Steine intensiv auf sich wirken. Denken Sie im Schutz des Steinkreises an das Gute und Schöne, das Ihnen in Ihrem Leben begegnet. Negative Gedanken haben in diesem Raum nichts zu suchen. Nehmen Sie sozusagen ein Bad in der Aura der Steine und tanken Sie sich mit der Energie der Steine auf. Danach fühlen Sie sich deutlich gestärkt und Ihr Selbstbewusstsein hat sich vergrößert.

Massageformen mit Heilsteinen

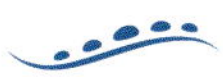

Massagen wirken an sich schon wohltuend. Keine Frage! Und mit der Hilfe von Steinen können Sie diese Wirkung noch verstärken. Denn beim sanften Berühren, Streichen, Kneten, Kreisen oder Ziehen des Steins auf und entlang der Haut werden Blockaden gelöst und Sie profitieren von den heilsamen Schwingungen des Steins.

Bei der Ganzkörper- oder Rückenmassage ist es daher oft sinnvoll, dass Sie sich spontan den Stein aussuchen, der Sie gerade anspricht, oder aber den Stein wählen, den Sie sich speziell gegen Beschwerden wie Nackenverspannungen oder Rückenschmerzen zugelegt haben.

Sehr angenehm sind natürlich rundpolierte, glatte Heilsteine, aber auch Edelsteinstäbe. Wird der Stein dann noch leicht vorgewärmt (auf der Heizung oder im Wasserbad bis 40 Grad Celsius), ist er besonders gut aktiviert. Nach der Massage sollte er gereinigt, ent- und aufgeladen werden. (→ auch S. 55, 2. Spalte)

Fußreflexzonenmassage

Für die Fußreflexzonenmassage eignet sich z. B. eine große Amethystkugel. Setzen Sie sich auf einen Stuhl und tasten Sie zunächst Ihre Fußsohlen von den Zehen bis zur Ferse mit den Fingern ab. Sind Ihre Füße an bestimmten Stellen besonders druckempfindlich oder schmerzen, dann liegt wahrscheinlich irgendwo in Ihrem Körper eine energetische Störung bzw. Erkrankung vor. Denn Ihre Füße bilden ein verkleinertes Abbild Ihres Körpers.

Jedem Organ oder Körperteil ist beim Fuß eine Reflexzone zugeordnet. Der große Zeh ist z. B. für den Kopf inklusive Hirnanhangdrüse (Hypophyse) »zuständig«. An seinem unteren Ende liegen die Reflexzonen für Hals (Mandeln und Schilddrüse) sowie Nacken (Wirbelsäule). Am 2. und 3. Zeh befinden sich die Reflexzonen für die Augen und am Fußballen die für das Herz. Die Reflexzonen für Bauchspeicheldrüse und Nieren sind im 2. Drittel der Fußsohle und die für Dünndarm und Harnblase im letzten Drittel zu finden. (Details → Grafik S. 54)

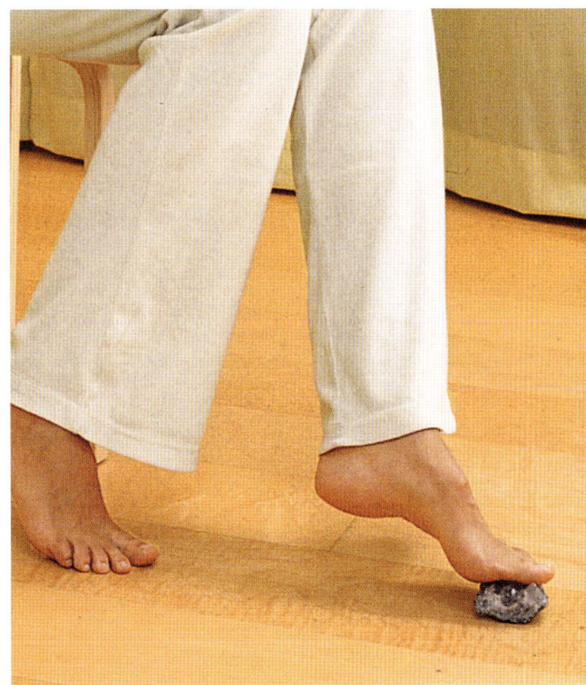

Beschwerden wirkungsvoll lindern: Fußreflexzonenmassage mit Hilfe einer kleinen Amethystdruse.

Durch intensives und doch sanftes Kneten der entsprechenden Reflexzone können Sie das dazugehörige Organ bzw. den dazugehörigen Körperteil, also z.B. die Augen oder die Nieren, positiv beeinflussen und den Energiefluss im Körper wieder normalisieren. Aber das Beste ist: Sie müssen die genaue Lage der Reflexzonen gar nicht kennen, um die Fußreflexzonenmassage erfolgreich durchzuführen. Kneten Sie einfach Ihre Fußsohlen nacheinander mit den Fingern und rollen Sie anschließend mit Ihren Füßen kräftig und doch sanft über die Amethystkugel. »Bearbeiten« Sie dabei die schmerzenden Stellen so lange, bis Sie eine Schmerzlinderung spüren. Schon haben Sie viel für Ihre Gesundheit getan! Und auf diese Weise verbinden Sie die Massagewirkung ganz automatisch mit der Heilwirkung des Amethysts. Noch besser als eine Kugel eignet sich ein Amethystdrusenstück für diese Fußreflexzonenmassage. Denn die kleinen Kristallspitzen wirken besonders aktivierend. So können Sie den Fuß auf dem am Boden liegenden Drüsenstück abrollen oder das Drusenstück in die Hand nehmen und damit gegen die Reflexzonen auf der Fußsohle drücken. Allerdings ist hier eine gewisse Vorsicht vor etwaigen scharfen Kanten oder gar Absplitterungen des Kristalls geboten, denn Verletzungen des Fußes sollen natürlich vermieden werden.

Die Fußreflexzonenmassage hilft übrigens nicht nur bei bestehenden Erkrankungen, sondern beugt diesen auch vor! Sie kann bei Bedarf täglich angewandt werden.

Übersicht der Reflexzonen auf den Fußsohlen

1 Wirbelsäule
2 Hypophyse
3 Schilddrüse
4 Gaumenmandeln
5 Augen
6 Ohren
7 Zähne
8 Nasennebenhöhlen
9 Lymphe im Kopfbereich
10 Schulterregion
11 Herz
12 Leber/Gallenblase
13 Milz
14 Magen
15 Pankreas (Bauchspeicheldrüse)
16 Solarplexus (Sonnengeflecht)
17 Nieren
18 Harnleiter
19 Harnblase
20 Dünndarm
21 aufsteigender Dickdarm
22 quer verlaufender Dickdarm
23 absteigender Dickdarm
24 Anus (After)
25 Beckenboden

Übrigens: Weitere Reflexzonen liegen an der Außenseite des Fußes und auf dem Fußrücken. Und einige Reflexzonen sind sowohl über den Fußrücken als auch parallel dazu über die Fußsohle erreichbar (z.B. die für die Lunge).

Ohrakupressur

Ein verwandtes Fachgebiet ist die Ohrakupressur mit einem Kristallstab. Denn das äußere Ohr spiegelt genauso wie die Fußsohle den ganzen Menschen wider. Deshalb können – wie über die Fußreflexzonen – auch über Akupressurpunkte am Ohr körperliche Beschwerden und vor allem Schmerzen und Ängste gemildert werden. Suchen Sie diese Punkte einfach durch Abtasten mit den Fingern: Behandlungsbedürftige Punkte sind druckempfindlich!

Wenn Sie fündig geworden sind, können Sie die Punkte kneten und zusätzlich die Kraft der Heilsteine einsetzen bzw. von einem Therapeuten einsetzen lassen. Es gibt sogar speziell zu diesem Zweck geschliffene Kristallstäbe. Das sind relativ dünne, längliche Kristalle mit Spitze – aus Rosenquarz, Rutilquarz oder anderen Edelsteinen. Mit ihnen kann heilsamer und präziser Druck auf die Akupressurpunkte ausgeübt werden. Dabei werden die Kristallstäbe entsprechend ihrer farblichen Zuordnung zu den betreffenden Energiezentren ausgewählt. Die Vorgehensweise sollten Sie sich von einem Therapeuten zeigen lassen. Die Ohrakupressur kann sowohl heilend als auch vorbeugend wirken. Ein konkretes Beispiel: Zur Vorbeugung oder zur Unterdrückung von Ängsten können Sie Ihr Ohrläppchen – ganz unten in Kopfnähe – drücken.

Und eine sehr einfache Möglichkeit zur allgemeinen Aktivierung Ihres Körpers über die Ohr-Akupressurpunkte ist folgende: Nehmen Sie einen großen Rosenquarz in Ihre Hand und drücken Sie ihn sanft, aber bestimmt auf Ihr Ohr: etwa 5 Minuten auf das linke und 5 Minuten auf das rechte. Dabei können Sie auch ganz entspannt im Bett liegen.

Ganzkörper- und Rückenmassage

Bei der Ganzkörper- oder Rückenmassage, die naturgemäß nur durch eine zweite Person durchgeführt werden kann, werden Steine ebenfalls immer beliebter.

Lassen Sie sich von Ihrem Partner mit den von Ihnen ausgesuchten glatten und eventuell leicht vorgewärmten Steinen intuitiv massieren oder vertrauen Sie sich einem Profi an. Er wird speziell geschliffene Steine, die zu Ihrem Gesamtbeschwerdebild passen, einsetzen. Zuweilen können das auch einfache vorgewärmte Kiesel- oder Basaltsteine sein. Wo Kälte guttut, wird der Masseur dabei eventuell im Wechsel mit gekühlten Marmorkugeln arbeiten. Durch diesen Warm-Kalt-Wechsel können Verspannungen besser gelöst sowie Durchblutung und Abwehrkräfte gefördert werden. Schon Pfarrer Sebastian Kneipp wandte dieses Prinzip an, allerdings in Form von wechselnden Wasserbehandlungen. Oder lassen Sie sich mit Edelsteinkämmen bzw. -griffeln sanft über den Körper streichen.

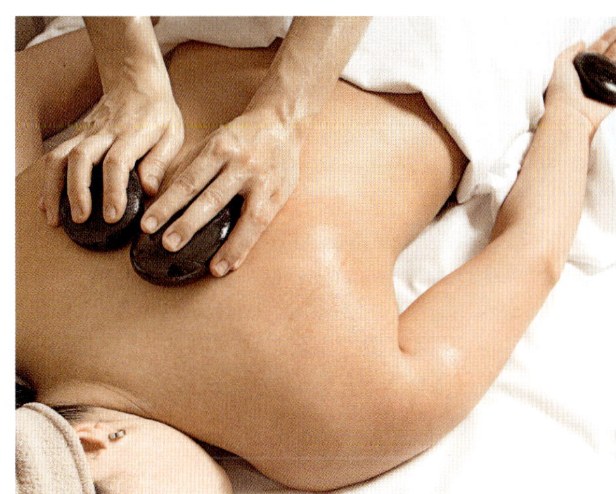

So gelingen Wohlfühlmassagen: vorgewärmte Heilsteine und warmes Massageöl.

Heilsteinelixiere und pulverisierte Edelsteine

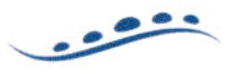

Als Alternative zum Auflegen und Tragen von Heilsteinen riet die hl. Hildegard (→ S. 10) auch häufiger zum Trinken oder Abreiben mit »Edelstein- bzw. Heilsteinwasser«. Dabei handelt es sich um Wasser, das mithilfe der Schwingungsenergie eines Heilsteins aufgeladen wurde und daher die gleichen oder sogar intensivere Heilwirkungen als der Heilstein selbst hat. Zur Herstellung legte die hl. Hildegard einen unbearbeiteten Heilstein beispielsweise für 1 Stunde, 1 Tag oder länger – je nach Mineral – in Wasser oder in (zum Teil erhitzten) Wein.

Heilsteinelixiere

Auch Paracelsus (1493–1541), legendärer Arzt und Reformator der Medizin, schwor auf die Kraft geheimnisvoller Heilsteinessenzen. Heute gibt es ähnliche Elixiere: vielfach verdünntes Heilsteinwasser, das durch Zusatz von Alkohol haltbar gemacht wurde (»Bachblüten«-Prinzip). Diese Elixiere können sehr wirksam sein und werden daher nur tröpfchenweise eingenommen.

Die richtige Anwendung

Heilsteinelixiere können bei Bedarf parallel zum Auflegen oder Tragen von Heilsteinen eingenommen werden. Bei eigener Elixierherstellung sollten jedoch die genaue Vorgehensweise und die Therapie vorher unbedingt mit einem Spezialisten (Arzt/Heilpraktiker) besprochen werden. Schließlich gibt es dabei viele Varianten – auch solche, die bei bestimmten Steinen nicht ausprobiert werden sollten!

Die durchschnittliche Dosis liegt bei 5 bis 10 Tropfen, die man dreimal täglich außerhalb der Mahlzeiten auf die Zunge träufelt und dort langsam zergehen lässt. In akuten Fällen kann die Dosis mehrfach eingenommen werden. Wie bei homöopathischen Gaben üblich, können sich dabei die Krankheitssymptome in den ersten Tagen der Einnahme sogar noch verschlimmern, sollten aber (sofern das richtige Mittel verordnet wurde) dann kontinuierlich abklingen. Ansonsten absetzen! Das Elixier nimmt man so lange ein, bis die Symptome verschwunden sind, und noch 2 Tage darüber hinaus.

Elixiere oder Heilsteinwasser selbst herstellen

Ein einfaches Heilsteinelixier, natürlich *nur aus ungiftigen* Mineralien wie dem universell helfenden Bergkristall, kann man auch selbst herstellen. Dazu legt man einen unbehandelten, gereinigten und aufgeladenen Trommelstein (ein Rohstein ist noch besser, kann aber auch absplittern!) in eine ebenfalls gut gereinigte Glasschale mit kohlensäurefreiem reinem Wasser (z. B. 200 ml oder ein Mehrfaches davon). Diese stellt man für ca. 2 bis 3 Stunden in die milde Morgensonne oder über Nacht an das Fenster. Danach gießt man das Wasser in eine Glasflasche und füllt es mit der halben Menge Branntwein (bei 200 ml Wasser also 100 ml) auf, um eine gewisse Haltbarkeit zu bewirken. (Sollte vom ungeschliffenen Wasserstein etwas absplittern können, filtern Sie das Heilsteinwasser vor der Vermengung mit Branntwein durch einen Kaffeefilter.) Das Elixier bitte dunkel und kühl aufbewahren. Von diesem medizinischen Trunk kann man dreimal täglich, außerhalb der Mahlzeiten, einen kleinen Schluck zu sich nehmen. Vorsicht jedoch wegen des relativ hohen Alkoholgehaltes! Wer auf den Alkohol verzichten will, muss das Wasser täglich neu ansetzen und trinkt dann ein Glas über den Tag verteilt. Alternativ kann man einfaches Heilsteinwasser auch per **Reagenzglasmethode** herstellen: Legen Sie dafür geeignete Heilsteinchen in ein trockenes, mit Korken verschließbares Reagenzglas o. Ä. und dieses wiederum in ein Glas oder eine Karaffe mit Wasser (über Nacht wirken lassen oder in die Morgensonne stellen). So wird die Steinenergie aufs Wasser übertragen, ohne dass die Steine damit in Berührung kommen. Sinnvoll bei nicht direkt als Wasserstein verwendbaren, faserigen, splitternden, »weichen«, wasserempfindlichen Steinen bzw. Steinen mit Muttergestein oder Heilsteinen, die (obwohl im trockenen Zustand unbedenklich) Schadstoffe ins Wasser abgeben können.

Übrigens: Im Handel erhältliche, in einem komplizierten Verfahren hergestellte Elixiere erzielen z.T. schnellere Ergebnisse oder haben ein breiteres Wirkungsspektrum als die Steine, die ihre Basis bilden. Das gilt auch für die folgenden Elixiere. Bernsteinelixier zur Steigerung der Abwehr, Chrysokollelixier (ohne Alkohol) zur Entgiftung nach Alkoholmissbrauch, Diamantelixier gegen Magenbeschwerden, Rhodochrositelixier bei Diabetes, Rubinelixier bei Bluterkrankungen, Saphirelixier bei Hautleiden, Smaragdelixier bei Ängsten, Herzbeschwerden sowie Migräne, Sugilithelixier unterstützend bei Krebs, Hepatitis und HIV. Bestimmte Elixiere, wie etwa von Amethyst oder Saphir, sind auch äußerlich anzuwenden. 2 Tropfen pro 10 g Salbe bilden z.B. die Grundlage für eine heilende Hautcreme. Oder Sie träufeln zur Hautpflege 10–20 Tropfen Elixier ins Badewasser.

Pulverisierte Heilsteine

Vor allem früher wurden auch gerne Arzneien aus pulverisierten Heilsteinen hergestellt, die man einnahm oder auf Wunden strich usw. Insbesondere die Einnahme solcher Pulver kann jedoch sehr negative Wirkungen zeigen, weshalb man aus Sicherheitsgründen generell darauf verzichten sollte. In bestimmten Fällen kann sie nämlich sogar zum Tod führen!

Äußerliche Anwendungsbeispiele: Gegen Akne soll eine Maske aus Achatpulver – gemischt mit Karottensaft – helfen. Leicht erwärmtes Achatpulver auf Biss- oder Stichwunden von Zecken oder Wespen gestrichen, soll entgiftend wirken. Pulverisierter Bernstein soll Gicht lindern. Aber bitte wenden Sie diese Heilsteinpulver auch äußerlich niemals ohne ärztlichen Rat an, da vor allem die Anwendung auf verwundeter Haut Risiken birgt!

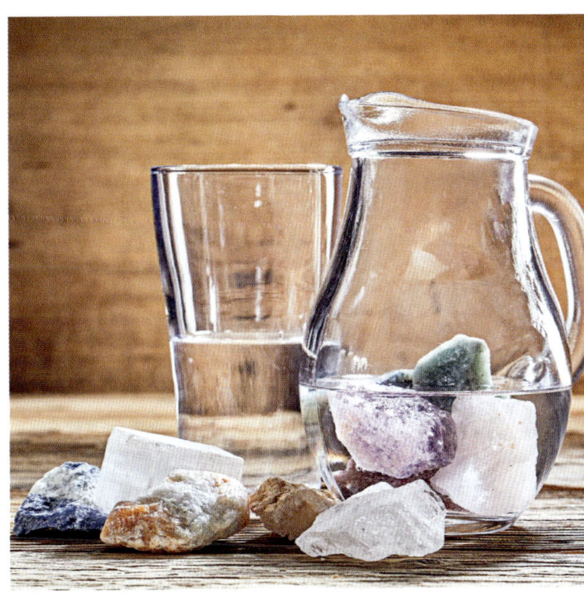

Für direkten Wasserkontakt geeignete Steine (z.B. die meisten Quarze) nennt man Wassersteine.

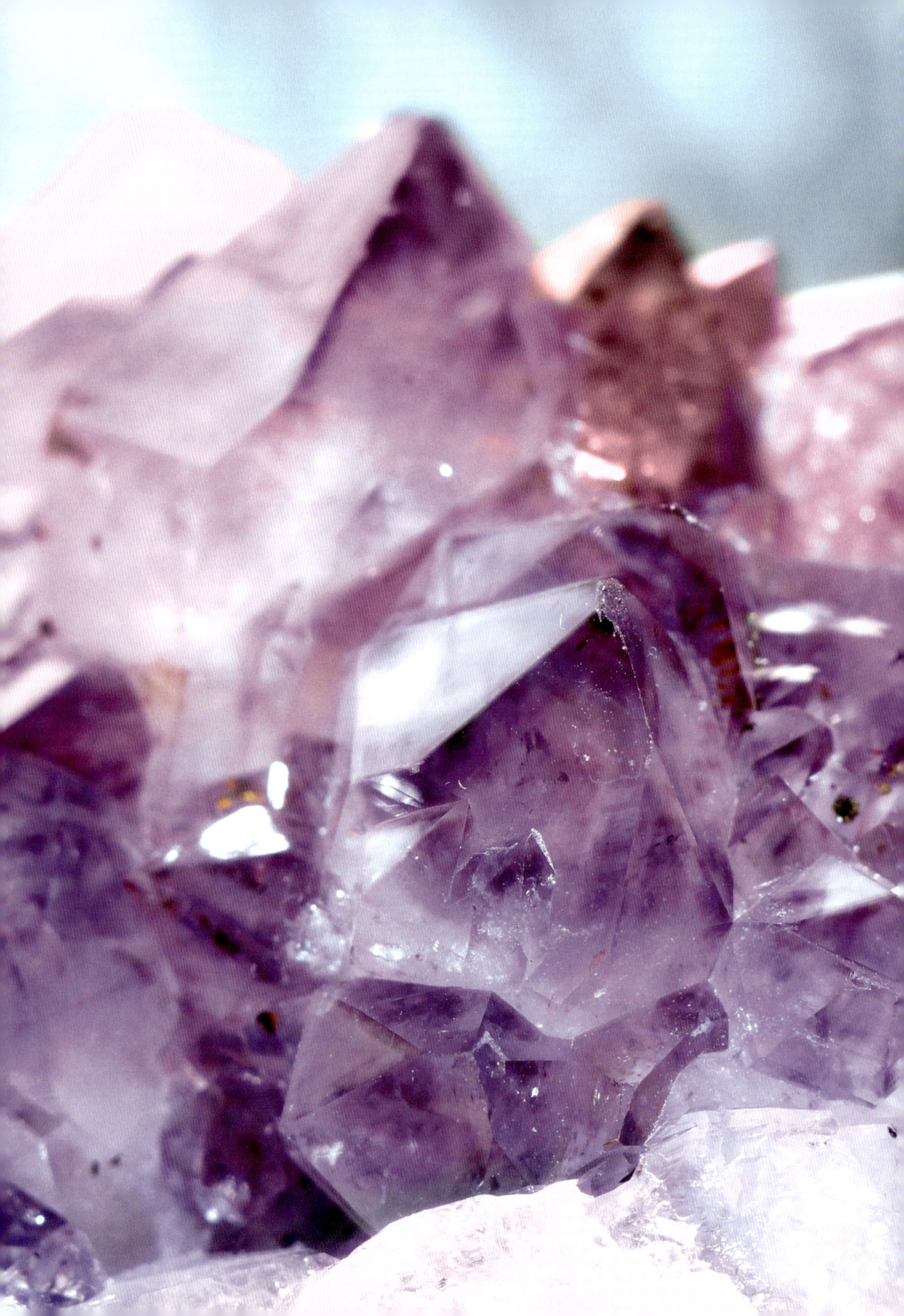

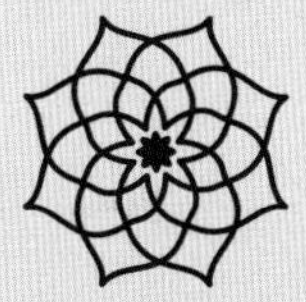

250 Heilsteine für Ihr Wohlbefinden

Die besondere Beziehung zwischen Mensch und Stein hat eine lange Geschichte: So bezeichneten die alten Araber den Aquamarin als »Stein der Freude«. Er soll die Empathiefähigkeit steigern. Der Diamant steht für die Unvergänglichkeit. Und weil der klare Stein auch Mut symbolisiert, war es lange Zeit das Privileg von männlichen Herrschern, ihn zu tragen. Opal hingegen leitet sich möglicherweise vom altgriechischen Wort für Auge ab. Denn schon die alten Griechen glaubten daran, dass er geschwächte Augen heilen und das Sehvermögen stärken kann.

In diesem Kapitel werden rund 200 wichtige Heilsteine inklusive ausgesuchter Varietäten mit ihren körperlichen, mentalen bzw. ganzheitlichen Wirkungen porträtiert. Im Anschluss daran finden Sie dann noch Informationen über 52 weitere – relativ seltene oder relativ selten eingesetzte – Heilsteine und ihre Wirkungen in kompakter Form.

Achat – Augen-/Band-/Dendriten-/Feuerachat

REGENERIEREN, FÖRDERN DIE KONZENTRATION UND GELTEN ALS SCHUTZSTEINE

Merkmale: Härte: 6,5–7,0; Dichte: 2,65; Formel: SiO_2. Dieses Quarzaggregat aus der Gruppe der Chalcedone kommt vor allem in weißgrauen bis leicht blaugrauen, grünlich grauen, beigefarbenen oder braunen bis rotbraunen Tönen und gebänderten Mustern vor. Sobald Achate Farben wie z. B. intensiv leuchtendes Blau, Grün oder gar Pink zeigen, sind sie gefärbt. Für Heilzwecke sollten Sie jedoch Naturachate bevorzugen.
Oft wird Achat in »Scheibenform« angeboten, z. B. als Anhänger. Diese Achatscheiben sind meist leicht durchscheinend und weisen kristalline Einschlüsse auf. Weiterhin werden Gemmen, Kameen, Kugeln, Schmuckdosen und sogar Laborgeräte aus Achat gefertigt.

Varietäten:
Zu den wichtigsten und schönsten Achatvarietäten gehören:

- **Augenachat:** Die Struktur mit ihren konzentrischen Ringen erinnert an ein Auge.
- **Band-** oder **Bänderachat:** mit gelblichen bis rötlichen bzw. grauen bis bläulichen Strukturen.
- **Dendritenachat:** mit eisen- und manganhaltigen Einschlüssen, die vorhandene Risse ausfüllten und aufgrund ihrer Formen und bräunlichen Farbe an Pflanzen beziehungsweise Bäume erinnern; auch Mokkastein oder Baumstein genannt.
- **Feuerachat:** mit Eisenoxidkristallen/-lagen, die den Stein schillernd leuchten lassen.
- **Landschaftsachat:** mit einer »Landschafts«-Struktur auf durchscheinendem Grund.
- **Uruguayachat:** mit parallelen Lagen im Innern einer konzentrischen Schale, die sich parallel zur Erdoberfläche gebildet haben und daher zeigen, wie der Achat im Gestein gelegen hat.

Körperliches Wohlbefinden: Achate sollen einen positiven Einfluss auf alle Fortpflanzungsorgane ausüben und die Regeneration nach Erkrankungen unterstützen. Zudem sollen sie Augenleiden wie ermüdete Augen und Bindehautentzündung lindern: Dazu legt man täglich für ca. 15 Minuten je eine Achatscheibe auf die geschlossenen Augen. Auch können Achate bei Blasenbeschwerden, Fieber, Magenbeschwerden und sogar Alkoholismus, Epilepsie, Hirnhautentzündungen, Mondsucht (Mondsüchtigkeit) und Wassersucht (Hydropsie/Ödeme) helfen. **Augenachat** kann die Behandlung von Netzhauterkrankungen und Glaukom unterstützen (täglich für 20 Minuten auf die geschlossenen Augen auflegen). Außerdem soll er das Abheilen von Hämorrhoiden fördern. Dazu befestigt man ihn am besten mit einem Pflaster oberhalb des Darmausgangs – und das über mehrere Wochen. **Bandachat** soll gegen Entzündungen der inneren Organe (Magen, Darm, Gebärmutter, Blase) helfen (z. B. in der Hosentasche tragen). **Dendritenachat** wirkt entschlackend und entgiftend auf den Körper (ebenfalls in der Hosentasche tragen). **Feuerachat** soll Verdauungsbeschwerden lindern (täglich für etwa 15 Minuten auf das Wurzelchakra auflegen).

Rechts *Bandachat, Augenachat … eine Vielfalt an Farben und Mustern.*

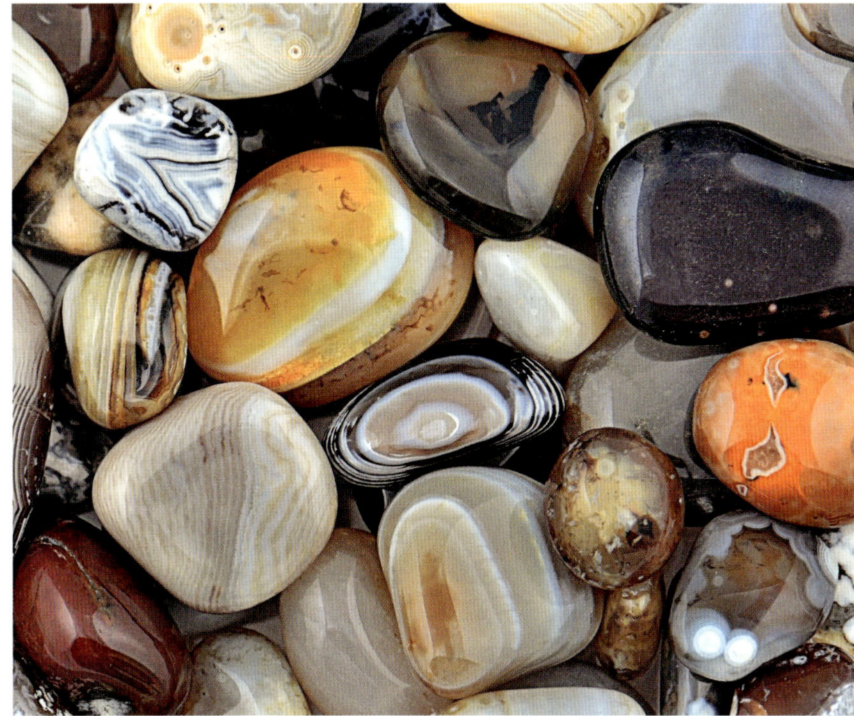

Unten *Typisch: Naturachat mit in der Mitte eingelagerten Kristallen.*

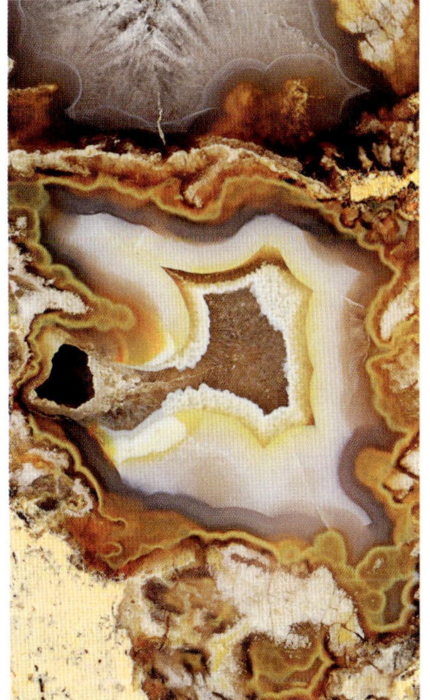

Unten *Nein, das ist keine Tropfsteinhöhle, sondern ein Achat mit fantastischer Zeichnung.*

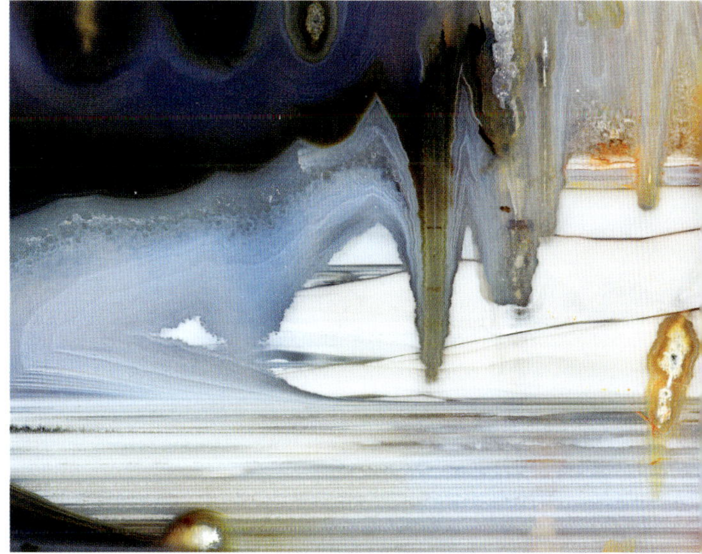

Die hl. Hildegard rät u.a. dazu, gegen Fallsucht (Epilepsie) oder Mondsucht immer einen Achat direkt auf der Haut zu tragen. Auch soll ein solcher Achat den Träger verständig und redegewandt machen. Allerdings wurde zu Lebzeiten der hl. Hildegard unter »Achat« möglicherweise eher unser heutiger Jaspis verstanden!

Mentale Kraft & ganzheitliches Wohlbefinden: **Achat** gilt als Schutzstein für die werdende Mutter und ihr ungeborenes Kind. Er soll für Ausgeglichenheit, Stabilität und logisches Denken sorgen. Mit seiner Hilfe lässt man sich nicht so leicht ablenken, arbeitet konzentriert und findet einfache Lösungen. Achat unterstützt das erfolgreiche Planen und die Umsetzung solcher Pläne. Ideal für Schüler, Studierende und alle, die schwierige Aufgaben lösen müssen. Gleichzeitig soll er seinem Träger Vertrauen in die Kraft Gottes schenken. Dazu trägt man ihn als Schmuck oder in der Hosentasche bei sich. Ob ein Achat unter dem Kopfkissen einen erholsamen Schlaf ohne Alpträume gewährleistet, ist individuell verschieden. Da hilft nur mehrfaches Ausprobieren. Aber Vorsicht: Denn auch das Gegenteil – also ein eher unruhiger Schlaf – könnte die Folge sein! **Feuerachat** kann uns erden und gleichzeitig unser Feuer – unsere Lebenslust – schüren. Er steigert also Zufriedenheit und Freude. Dazu legt man ihn bei Bedarf täglich ca. 20 Minuten lang auf das Wurzelchakra auf.

Energiezentren: Stirnchakra (Augenachat, weißgrauer Achat); Halschakra (blaugraue Achate); Solarplexus- oder Sakralchakra (Bandachat bzw. gelbliche Achate); Wurzelchakra (orange- bis rotbraune Achate, wie z. B. Feuerachat).
Tierkreiszeichen: Fische, Skorpion, Steinbock, Stier, Zwillinge, Jungfrau (gelblicher Achat).
Geburtsmonate: Mai, August.

Amazonit

Beruhigt und belebt zugleich

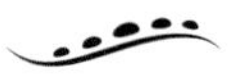

Merkmale: Härte: 6,0–6,5; Dichte: 2,56–2,58; Formel: $K[AlSi_3O_8]$. Diese auch als Amazonenstein bekannte grüne bis blaugrüne Feldspatvarietät ist durchscheinend bis opak. Oft zeigt sie typische helle Streifen. Amazonit wird hauptsächlich zu Cabochons für Ringe oder zu Kugeln für Ketten geschliffen. Auch Anhänger und Schmeichelsteine sind im Handel.

Körperliches Wohlbefinden: Auf das Herzchakra aufgelegt oder an einer Kette getragen, soll Amazonit gegen nervöse Herzbeschwerden helfen. Er soll den Stoffwechsel anregen sowie gegen Menstruationsbeschwerden (schmerzhafte Krämpfe) und Kopfschmerzen wirken und er gilt als »Geburtshelfer« (der werdenden Mutter in die Hand geben). Bei Verspannungen im Nacken bzw. Rücken, Gelenkproblemen oder Muskelkrämpfen legt man den Amazonit täglich für etwa 20 Minuten auf den betreffenden Körperbereich auf.

Mentale Kraft & ganzheitliches Wohlbefinden: Amazonit stärkt die Lebensfreude, indem er uns selbstbewusst macht und uns offen auf andere Menschen zugehen lässt. Er schenkt innere Ruhe, hilft bei nervös bedingten körperlichen Beschwerden, lässt uns besser schlafen und kann unterstützend bei der Behandlung von Depressionen angewendet werden.

Energiezentren: Herzchakra (grüner Amazonit); Halschakra (blaugrüner Amazonit).
Tierkreiszeichen: Krebs, Wassermann, aber auch Fische, Schütze, Stier und Waage.

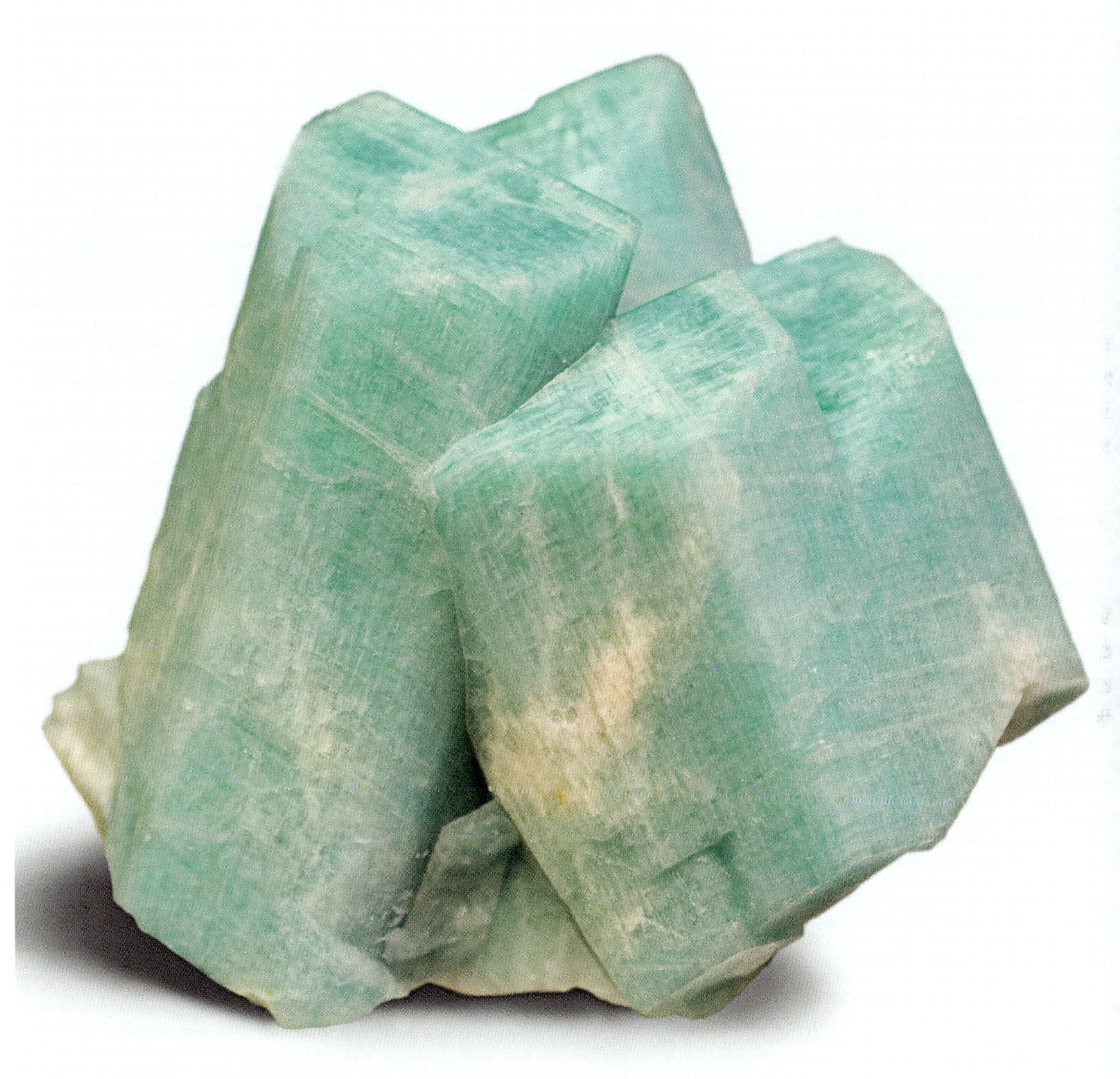

Oben *Hilft auch gegen Stimmungsschwankungen: blaugrüner Amazonit (hier aus Colorado/USA).*

Amethyst – Amethystquarz

GEGEN MIGRÄNE UND STRESSBEDINGTE BESCHWERDEN

Merkmale: Härte: 7; Dichte: 2,65; Formel: SiO_2. Violetter Amethyst ist ein durchsichtiger bis durchscheinender Quarz. Er schmückt aufgrund seiner Farbe (liturgische Farbe der katholischen Kirche) viele heilige Gefäße und Bischofsinsignien/Bischofsringe.
Er sollte keiner starken Sonneneinstrahlung ausgesetzt werden, weil er sonst verblasst. Minderwertiger Amethyst wird häufig gebrannt und dann aufgrund seiner bräunlichen Farbe fälschlicherweise als Citrin (→ S. 102) oder unter den ebenfalls verwirrenden Bezeichnungen »Goldtopas« (zugleich Bezeichnung für echten gelben Topas), »Madeiratopas«, »Quarztopas« oder gar direkt als »Topas« in den Handel gebracht. So wird ein größerer Wert vorgetäuscht.

Varietät:
❁ **Amethystquarz:** Verwachsungen von Amethyst mit milchigem Quarz. Sofern er einen erheblichen Amethystanteil aufweist, kann Amethystquarz wie der Amethyst selbst angewendet werden.

Körperliches Wohlbefinden: Amethyst soll Nackenverspannungen, Kopfschmerzen und sogar Migräne lindern. Dazu »fährt« man mehrmals mit dem Stein wie mit einem Kamm über den Kopf nach hinten (ggf. Nacken/Schultern), streicht über die Schläfen und legt ihn dann auf die Stirn auf. Meist tritt erst nach 1 bis 2 Stunden eine deutliche Linderung ein, aber diese Wartezeit lohnt sich. Das gilt besonders dann, wenn Migräneanfälle so schwer sind, dass Medikamente allein nicht mehr helfen. Dabei ist es wichtig – wie bei Migräne üblich –, den Raum zu verdunkeln und während des Steinauflegens so entspannt wie möglich auf dem Rücken zu liegen. Sollte der Amethyst keine Wirkung zeigen, kann man andere Anti-Migräne-Steine ausprobieren, wie Rosenquarz, Magnesit oder Rhodochrosit.
Um hohen Blutdruck zu senken, sollte man mit einem großen Amethystdrusenstück in geraden Linien sanft über Kopf, Nacken, Rücken, Beine und Arme zum Boden hin streichen. Ein regelmäßig getragener Amethystanhänger soll außerdem nervös bedingten Durchfall stoppen. Aufgrund seiner »entgiftenden« Wirkung wird Amethyst u.a. auch zur Heilung von Bluterkrankungen sowie Geschlechtskrankheiten empfohlen.
Das Trinken von Amethystwasser soll eine Stärkung der Bauchspeicheldrüse bewirken. Dazu legt man den Stein über Nacht in ein Glas Wasser, nimmt ihn morgens heraus und trinkt das Wasser schluckweise über den Tag verteilt.
Zur Herstellung von Amethystheilcreme (bei Akne und anderen Hautirritationen) gibt man den Stein einfach in den Cremetopf. Als Schmuck sollte der Amethyst stets nahe dem Herzen getragen werden. Indem man einen Amethyst mit Speichel benetzt und mit ihm über die Haut reibt (täglich), kann man Pigmentflecken oder Geschwülste abmildern.
Die hl. Hildegard empfahl gegen Hautkrankheiten ein Amethystbad: Den Stein über Wasserdampf erwärmen und ins Badewasser

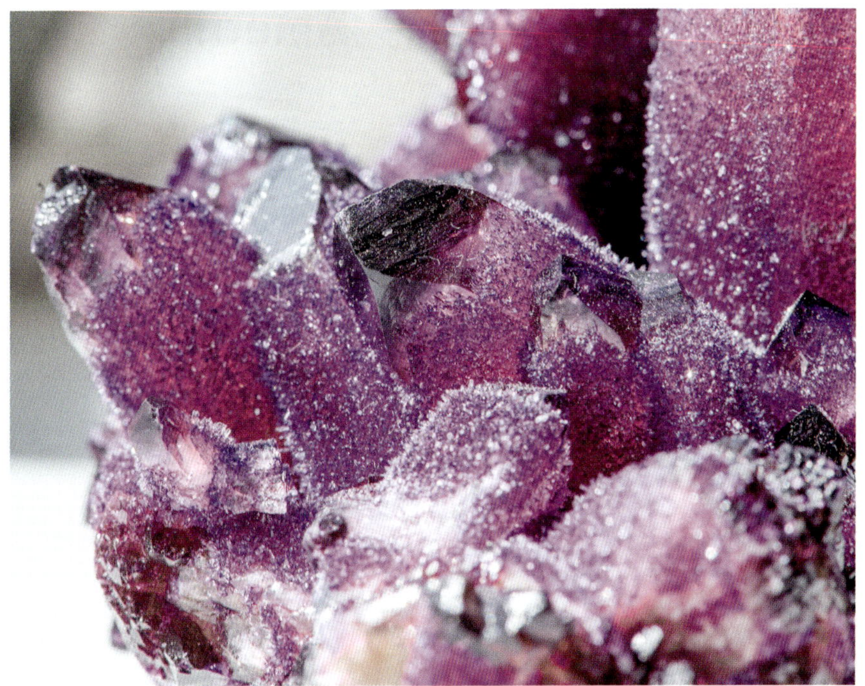

Links *Im schönsten Amethyst-violett: Ausschnitt aus einer Druse.*

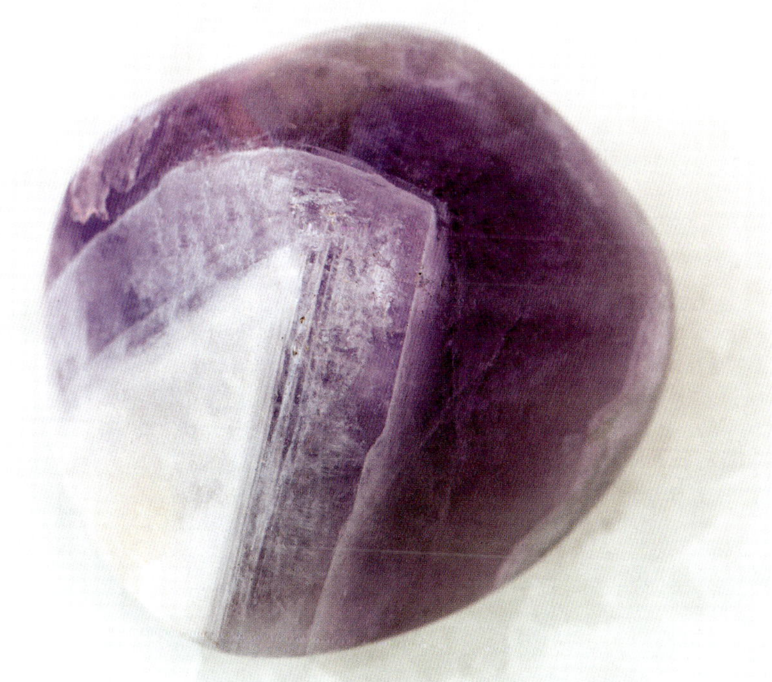

Rechts *Interessant gezeichneter Amethyst-quarz (Trommel-stein, Hand-schmeichler).*

geben. Oder ihn für ein paar Stunden in eine Wasserschale legen und dieses Amethystwasser dann für Gesichtswaschungen verwenden bzw. ins Badewasser schütten.
Zudem hilft Amethyst bei Mandelentzündungen, Ödemen, offenen Beinen und soll vor Alkoholsucht bewahren.
Amethystquarz kann auch bei Lungenbeschwerden, starker Erschöpfung, mangelnder Verdauung und juckender Haut hilfreich sein.

Mentale Kraft & ganzheitliches Wohlbefinden: Das Amethyst-Violett setzt sich aus Rot (körperliche Kraft, Begeisterungsfähigkeit) und Blau (geistige Kraft, innere Ruhe) zusammen, wobei die beruhigende Wirkung überwiegt. Bei Schlaflosigkeit und zur Vorbeugung vor Alpträumen kann man mit einem mittels Speichel angefeuchteten Amethyst über die Stirn streichen oder man legt ihn vor dem Einschlafen für 15 Minuten auf das Stirnchakra auf. Überhaupt wird der Amethyst gegen alle stressbedingten Beschwerden eingesetzt. Sogar bei Halluzinationen, hysterischen Zuständen sowie Neurosen im Allgemeinen soll er beruhigend wirken. Amethyst klärt den Geist und fördert Intuition und Intelligenz, sodass man unwichtige Gedanken beiseiteschiebt und zu sicheren Entscheidungen kommt. Zugleich stärkt er die Kreativität. Dazu trägt man den Amethyst bei sich, legt ihn bei Bedarf für etwa 20 Minuten auf das Scheitelchakra auf oder stellt im Arbeitszimmer eine Amethystdruse auf. Sie verbessert Raumenergie, Harmonie und Konzentration. Amethyst oder Amethystquarz eignen sich bestens zur Meditation (→ ab S. 46) und sind gute Schutzsteine.

Energiezentren: Stirnchakra; Scheitelchakra.
Tierkreiszeichen: Fische, Jungfrau, Widder, aber auch Schütze, Skorpion, Steinbock.
Geburtsmonat: Februar.

Ametrin

MACHT DYNAMISCH UND ENTSPANNT ZUGLEICH

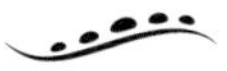

Merkmale: Härte: 7; Dichte: 2,65; Formel: SiO_2.
Ametrin ist eine Verwachsung von violettem Amethyst und gelblichem Citrin aus der Familie der Quarze. Er ist durchsichtig bis durchscheinend. Sowohl die gelben als auch die violetten Farbzonen verdankt der Ametrin dem in Spuren enthaltenen Eisen.

Körperliches Wohlbefinden: Ametrin soll die körperliche Regeneration im Alter oder nach Erkrankungen fördern. Zudem soll er Gehirn und Nerven stärken.
Auch wirkt er positiv auf Schilddrüsen- und Darmfunktion.

Mentale Kraft & ganzheitliches Wohlbefinden: Hier schlagen 2 Herzen in einer Brust: Denn im Ametrin verbindet sich die beruhigende Wirkung von Amethyst mit der belebenden von Citrin (→ S. 102). Wer also antriebsschwach und gleichzeitig nervös ist bzw. schlecht schläft, dem verleiht Ametrin die notwendige Dynamik, ohne sich dabei zu übernehmen. Oder anders gesagt: Ametrin ermöglicht es beispielsweise, schwierige berufliche Aufgaben mit Elan und Optimismus zu lösen und doch entspannt zu bleiben. Diese Tendenz wird auch durch seine das Gedächtnis und die Konzentration fördernden Eigenschaften unterstützt. So sorgt Ametrin für Lebensfreude, Tatkraft, geistige Reife sowie innere Ausgeglichenheit und kann Altersdemenz vorbeugen.

Energiezentren: Scheitelchakra; Wurzelchakra.
Tierkreiszeichen: Jungfrau, Waage.

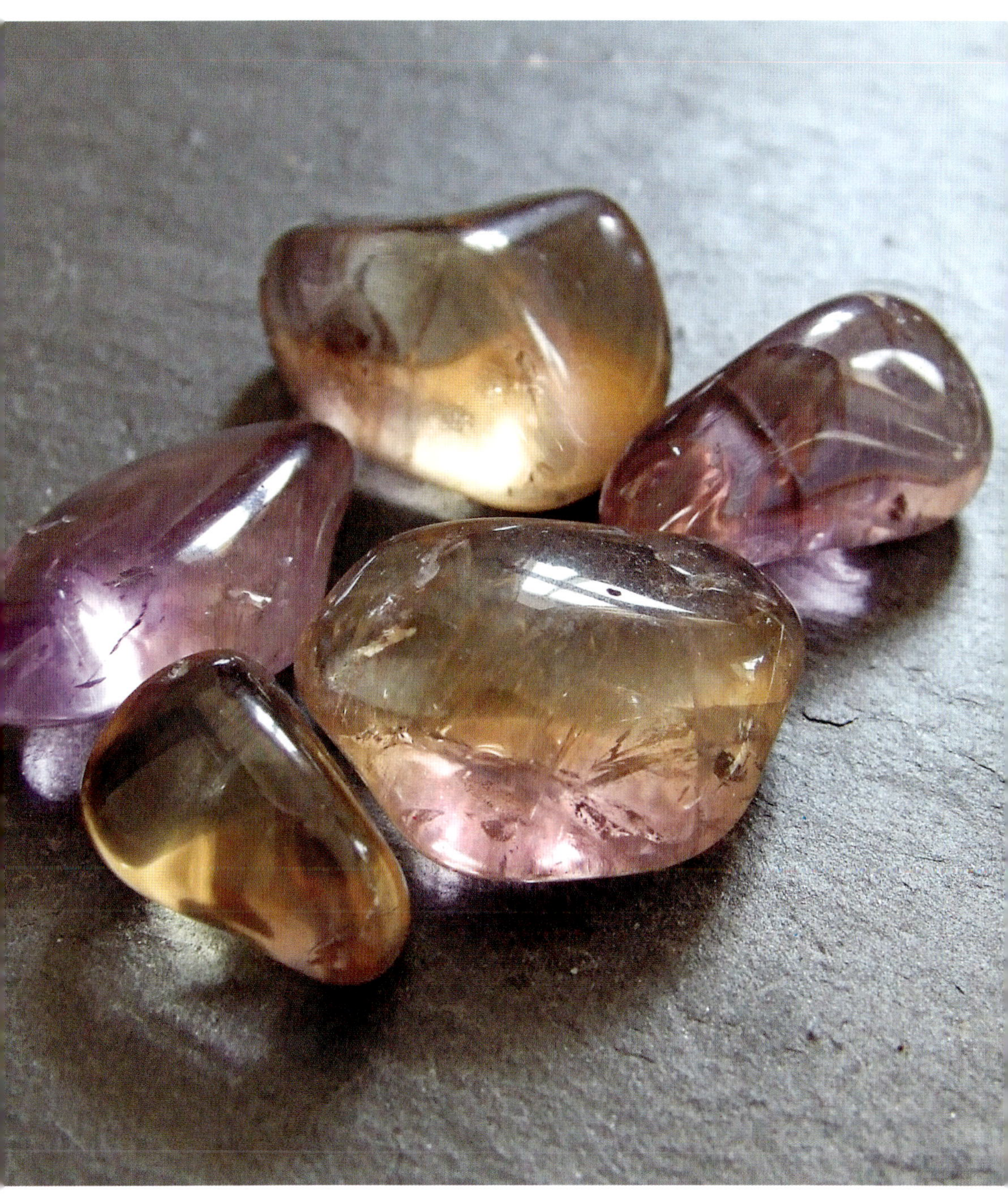

Oben *Das Schönste, was die Natur aus Amethyst und Citrin machen konnte: violett-gelber Ametrin.*

Andalusit – Chiastolith

STÄRKEN HAUT, BINDEGEWEBE UND GELENKE UND HELFEN BEI DER SELBSTVERWIRKLICHUNG

Merkmale: Härte: 6,0–7,5; Dichte: 3,05–3,17; Formel: Al_2SiO_5. Andalusit aus der Gruppe der Alumosilikate ist meist gelblich, grünlich oder rötlich bis braun, oft auch mit einem violetten Stich, und durchscheinend oder durchsichtig. Manche Andalusit-Trommelsteine wechseln je nach Blickwinkel die Farben, z.B. von bräunlich zu grünlich (Pleochroismus). Der Name leitet sich von ihrem ersten Fundort in Andalusien (Spanien) ab.
Industriell wird Andalusit z.B. als Rohstoff bei der Herstellung feuerfester Materialien verwendet. Zu Heilzwecken verwendet man in der Regel Roh- oder Trommelsteine.

Varietät:
❁ Ist der Stein gelblich braun, opak und lässt im Querschnitt ein Kreuz erkennen, nennt man ihn Kreuzstein oder **Chiastolith**. Im Gegensatz zu Andalusit enthält Chiastolith viele Einschlüsse, allerdings in geringen Mengen. Das Kreuz entsteht dabei durch Kohlenstoffeinlagerungen. Chiastolith wird auch gerne in Schmuckform – als Ringstein oder Anhänger – angeboten.

Körperliches Wohlbefinden: Andalusit und **Chiastolith** sollen die Entgiftung des Körpers fördern, das Bindegewebe stärken, die Haut heilen, vor Gelenkerkrankungen, Gicht und Rheuma schützen und sogar dabei helfen, reversible Lähmungserscheinungen schneller zu vermindern. Da Andalusit und Chiastolith Aluminium enthalten, können sie Reflux, Sodbrennen sowie Magen- und Darmprobleme lindern. Auch wird ihnen eine vorbeugende Wirkung gegen die Alzheimer-Erkrankung zugeschrieben.
Man trägt Andalusit oder Chiastolith über dem betreffenden Körperbereich, legt den jeweiligen Stein täglich ca. 20 Minuten auf das Sonnengeflecht oder das Wurzelchakra auf oder hält ihn häufig in der Hand.

Mentale Kraft & ganzheitliches Wohlbefinden: Andalusit und **Chiastolith** bauen Ängste ab und stärken Selbsterkenntnis, Selbstbewusstsein sowie Selbstständigkeit. Sie können notwendige Abnabelungsprozesse erleichtern und sorgen dafür, dass sie ohne negative Begleiterscheinungen verlaufen. Gleichgültig, ob es dabei um die positive und harmonische Abnabelung vom Elternhaus zum richtigen Zeitpunkt oder um den Rückzug aus einer ungünstigen beruflichen Situation geht. In einem weiteren Schritt helfen Andalusit bzw. Chiastolith, sich selbst zu verwirklichen. Das heißt, seine eigenen Möglichkeiten realistisch zu bewerten und somit beruflich und privat den richtigen Lebensweg einzuschlagen. Mit ihrer Hilfe erkennt man außerdem, ob die bisherigen Entscheidungen weiterführen oder ob sie korrigiert werden müssen.
Darüber hinaus hat der Chiastolith aufgrund seines Kreuzes vor allem eine meditative Bedeutung.

Energiezentren: Solarplexuschakra; Wurzelchakra.
Tierkreiszeichen: Jungfrau.

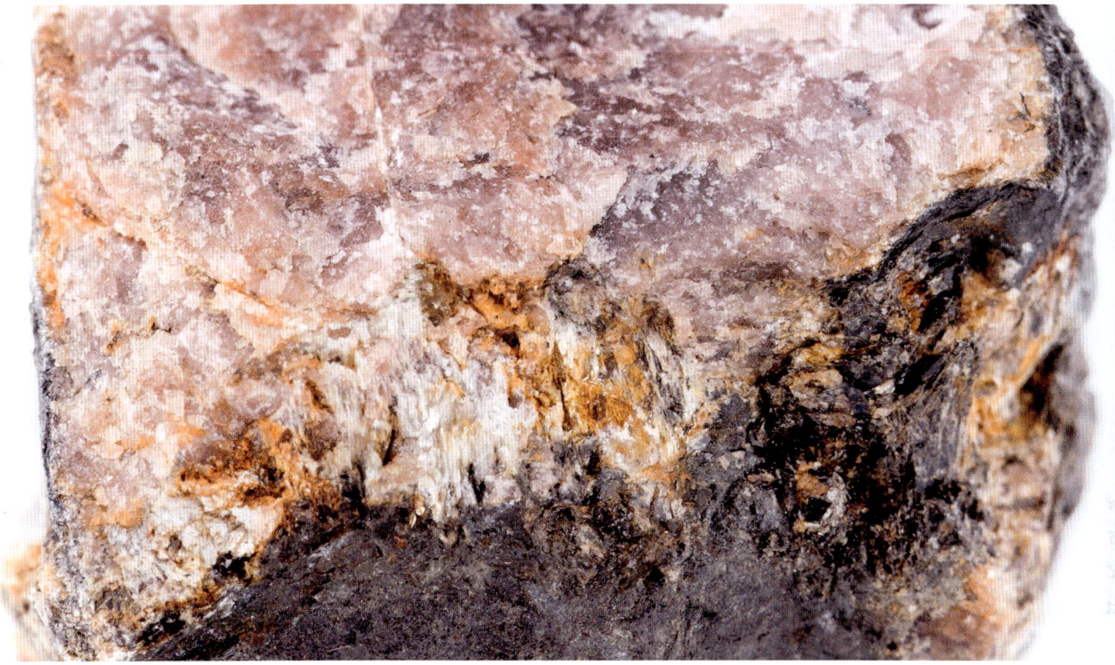

Oben *Farblich schöner Andalusitrohstein aus Andalusien (Spanien).*

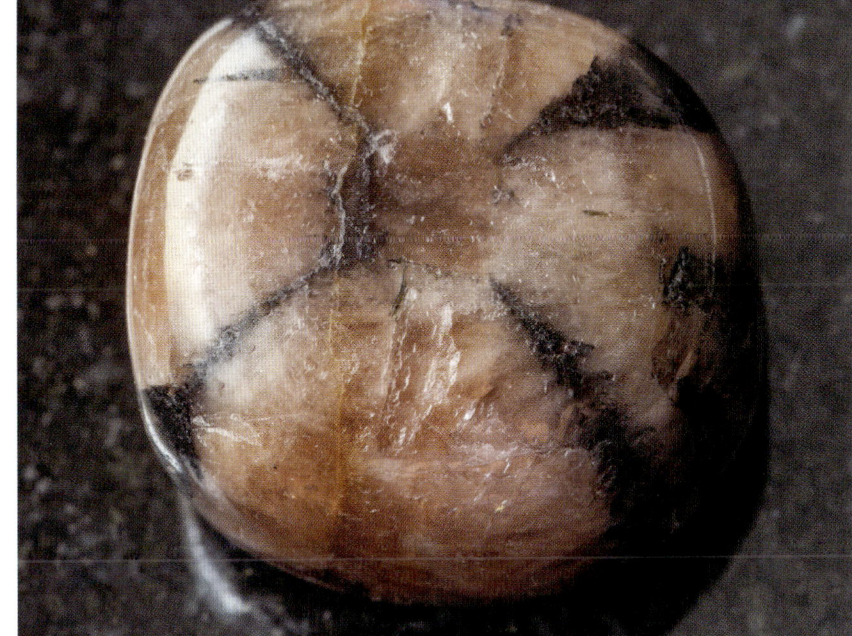

Rechts *Typische Zeichnung: Chiastolith zeigt im Querschnitt ein Kreuz.*

Anhydrit und Gipskristalle – Selenit, Sandrose

LINDERN VERSPANNUNGEN UND STÄRKEN DIE PSYCHISCHE BELASTBARKEIT

Merkmale: Härte: 1,5–2,0; Dichte: 2,20–2,40; Formel: $Ca[SO_4]\cdot 2H_2O$. Gips kommt in verschiedenen Formen vor. Gut kristallisierter Gips (prismatische Gipskristalle) wird auch als **Selenit** bezeichnet. Gips entsteht aus **Anhydrit** (Härte: 3,0–4,0; Dichte: 2,80–3,00; Formel: $Ca[SO_4]$) durch die Aufnahme von Wasser. Umgekehrt wird aus Gips durch Dehydrierung Anhydrit.
Anhydrit ist farblos, grau bis bläulich, zuweilen auch rötlich, und durchsichtig bis durchscheinend. Zu Heilzwecken wird meist bläulicher Anhydrit verwendet.
Gips ist weiß bis weißgrau, dunkel oder gelblich bis rötlich und durchsichtig bis opak.
Selenit wirkt wie milchiges Glas oder Mondlicht; sein Name leitet sich wohl auch von der griechischen Mondgöttin Selene ab.
Gips kennt man vor allem durch seine Verwendung im Bau- oder Kunstgewerbe, aber in Form von Selenit hat er auch als Heilstein eine lange Tradition. Für die Verarbeitung als Schmuckstein ist Selenit eigentlich zu weich, jedoch werden zu Heilzwecken nicht nur Trommelsteine, sondern auch Anhänger aus Selenit gefertigt.

Varietäten:
- **Alabaster:** weißer, feinkörniger Gips aus Italien oder Spanien; wird z. B. als Bildhauermaterial verwendet.
- **»Sandrose« oder »Wüstenrose«:** In Wüstenregionen wie der Sahara bilden sich zuweilen runde, einem Rosenkopf ähnelnde Anhäufungen aus Gipskristallen, die bis zu 50 % Sand enthalten.

Körperliches Wohlbefinden: Selenit oder eine **Sandrose** sollen bei Gelenkschmerzen sowie Verspannungen und daraus resultierenden Kopfschmerzen hilfreich sein (auf die betreffenden Körperbereiche auflegen). Außerdem sollen sie die Hormonproduktion anregen (auf das Sakralchakra auflegen). Allerdings sollte man beide »Steine« jeweils nur für einige Minuten pro Tag anwenden. **Anhydrit** kann die Funktion der Nieren stärken und wassertreibend wirken. Daher soll er auch unerwünschte Wasseransammlungen im Körper (Ödeme) abbauen.

Mentale Kraft & ganzheitliches Wohlbefinden: Wer zur Selbstüberschätzung neigt, dem kann **Anhydrit** zur nötigen Bodenhaftung verhelfen. Wer unsicher und ängstlich ist, dem hilft er dabei, anderen Menschen gegenüber selbstsicherer aufzutreten. Sowohl **Selenit** als auch **Sandrosen** lösen Blockaden, klären den Verstand und steigern die Kreativität. **Selenit** und **Anhydrit** verleihen psychische Stabilität bzw. stärken die psychische Belastbarkeit. So beugen sie auch stressbedingten körperlichen Beschwerden vor. Anhydrit, Selenit und Sandrosen sollten aber jeweils nur kurzzeitig angewendet werden. Tipp: Sandrosen – offen im Raum aufgestellt – eignen sich als Träger für einige Tropfen ätherisches Öl.

Energiezentren: Sakralchakra (Anhydrit, Selenit); Wurzelchakra (Selenit).
Tierkreiszeichen: Fische, Krebs, Skorpion (alle Anhydrit).

Rechts
Hellblau ist die schönste und wirkungsvollste Farbe bei Anhydrit.

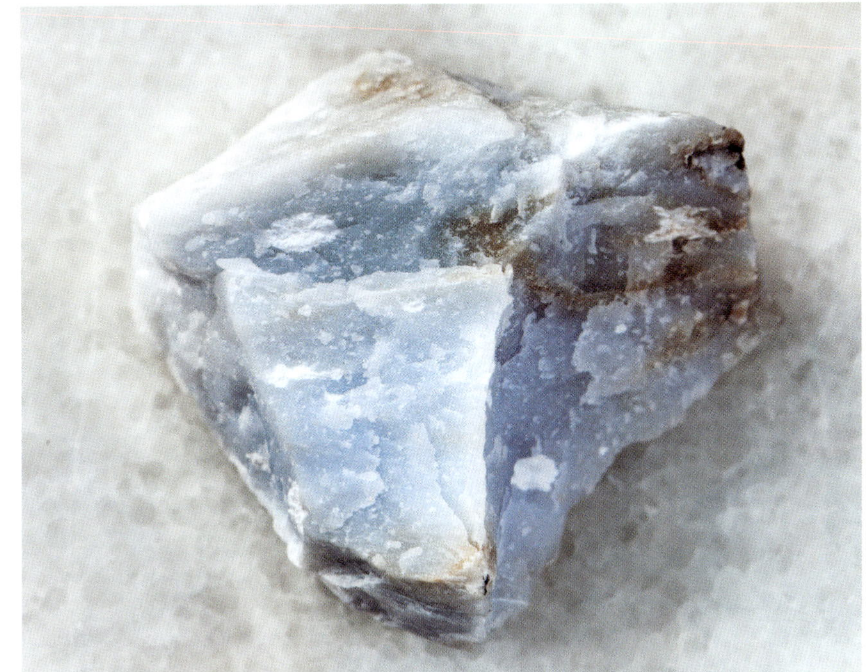

Unten
Eine Wüstenschönheit, die nie verblüht: die Sandrose.

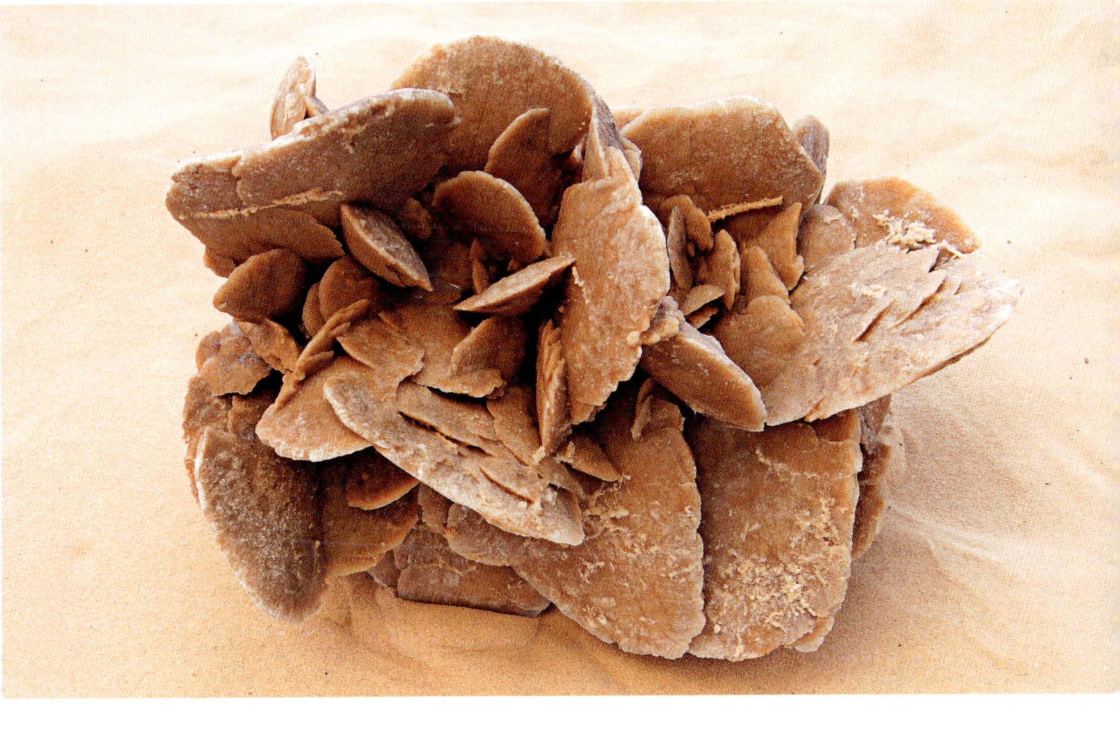

Apatit (blau, gelb, grün)

STÄRKT KNOCHEN UND GELENKE UND GILT ALS SCHLANKMACHER

Merkmale: Härte: 5; Dichte: 3,16–3,22; Formel: $Ca_5(F,Cl,OH)[PO_4]_3$. Apatit gehört zur Mineralklasse der Phosphate. Er ist durchsichtig bis opak und kommt in vielen Farbtönen vor. Wegen seiner nur mittleren Härte wird er selten als Ringstein, jedoch häufig als Anhänger oder Trommelstein angeboten.

Körperliches Wohlbefinden: Apatit regt die Abwehrkräfte und die Zellerneuerung an. So stärkt er auch Muskelgewebe, Gelenke und Knochen und ist u.a. bei Arthrose, Osteoporose und zur Unterstützung des Heilprozesses bei Knochenbrüchen zu empfehlen. Ältere Menschen können ihn zur Erhaltung ihrer Knochengesundheit vorbeugend tragen. Zudem soll Apatit gegen Stottern helfen und die Gesundheit der Zähne fördern. Und er gilt als »Schlankmacher«, da er die Fettverbrennung anregt.

Mentale Kraft & ganzheitliches Wohlbefinden: **Blauer Apatit** verbessert Aussprache und Rhetorik, macht selbstsicher und hilft, sich mit anderen Menschen gut zu verständigen und geistig auszutauschen. Auch bekämpft er die Angst vor Neuem und vor drohendem Unheil. **Gelber** oder **grüner Apatit** macht kontaktfreudig und verleiht Energie.

Energiezentrum: Halschakra (vor allem blauer Apatit).
Tierkreiszeichen: Schütze.

Apophyllit (weiß, blau, grün, rosa)

LINDERT ALLERGIEN UND ASTHMA, STÄRKT DAS HERZ

Merkmale: Härte: 4,5–5,0; Dichte: 2,30–2,40; Formel: $KCa_4[F/(Si_4O_{10})_2]\cdot 8H_2O$. Dieses wasserhaltige Schichtsilikat ist farblos, durchsichtig bis durchscheinend weiß, gelb, grün, rosa, rötlich oder (selten) blau. Weil die Bruchstellen wie Perlmutt glänzen und an Augen erinnern, wird Apophyllit auch »Fischaugenstein« genannt.

Körperliches Wohlbefinden: Weißer oder **blauer Apophyllit** soll wie ein leichtes Antihistaminikum wirken und so allergisch bedingte Haut- und Atemwegserkrankungen – inklusive Asthma – lindern. **Grüner Apophyllit** soll vor Arterienverkalkung schützen und das Herz stärken. **Rosa Apophyllit** hilft unterstützend bei der Behandlung neurologischer Erkrankungen. Täglich ca. 15 Minuten auf den betreffenden Körperbereich auflegen.

Mentale Kraft & ganzheitliches Wohlbefinden: Als Schutzstein kann **grüner Apophyllit** in persönlichen Krisen Hoffnung geben. Er hilft dabei, sich eigene Ängste bewusst zu machen, sie zu überwinden und sich so zeigen, wie man ist. So kann man seinen Impulsen folgen und das Leben genießen. Auch kann Apophyllit die Behandlung von Depressionen unterstützen.

Energiezentren: Halschakra (blauer Apophyllit); Herzchakra (grüner Apophyllit).
Tierkreiszeichen: Wassermann, aber auch Waage, Zwillinge.

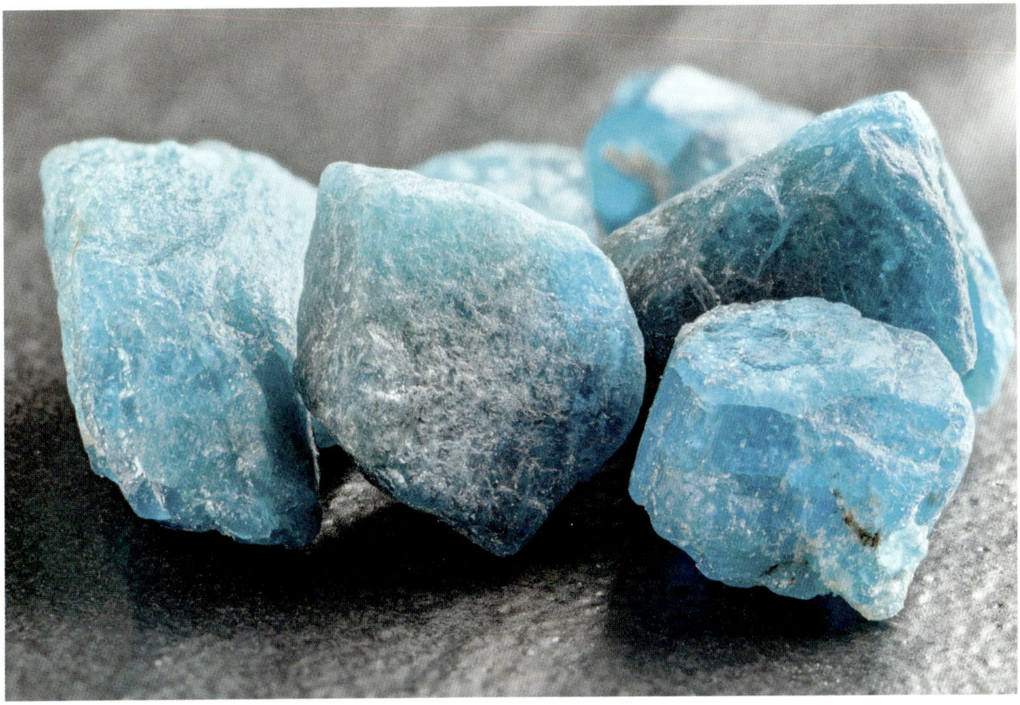

Oben *Auch Apatitwasser* *(→ S.56)* *hilft beim Abbau von Fettpölsterchen.*

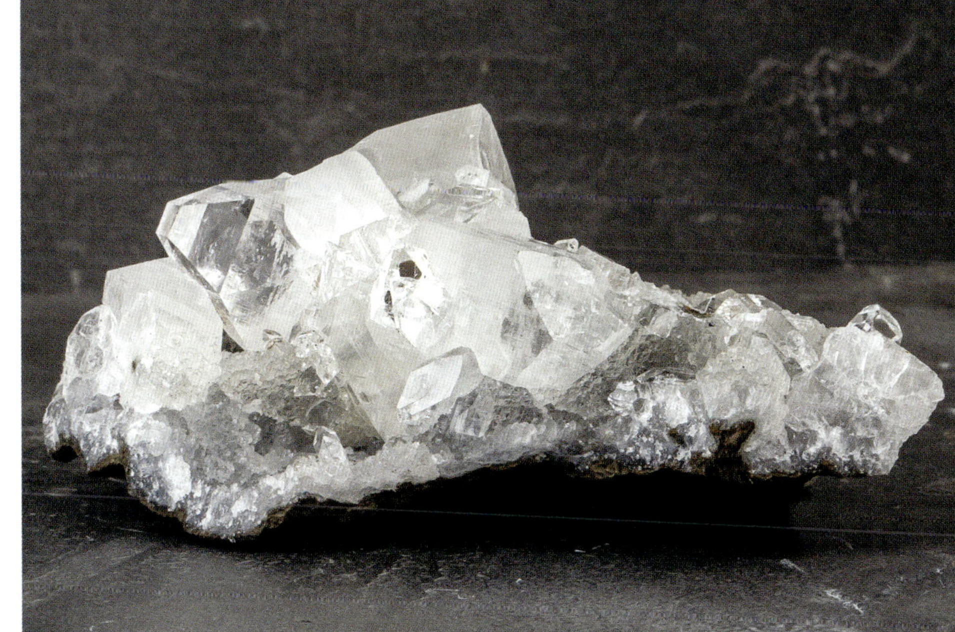

Rechts *Allergien, Atemwegsbeschwerden, Asthma … Abwehrstark: Apophyllit.*

Aquamarin (blau, grün)

LINDERT ATEMWEGSERKRANKUNGEN UND STÄRKT DURCHHALTEVERMÖGEN

Merkmale: Härte: 7,5–8,0; Dichte: 2,63–2,80; Formel: $Al_2Be_3[Si_6O_{18}]$. Dieses Beryllium-Tonerde-Silikat aus der Gruppe der Berylle ist hellblau bis blau oder auch grünlich blau und kristallklar bis undurchsichtig. Die farbgebende Substanz beim Aquamarin ist Eisen. Aquamarinblaue Kristalle sind als Schmuck begehrt. Daher wird die blaue Farbe z. B. oft durch Wärmebehandlung bzw. Bestrahlung andersfarbiger Berylle künstlich erzeugt.

Körperliches Wohlbefinden: Vor allem **blauer Aquamarin** soll bei Lungen- bzw. Atemwegserkrankungen allgemein sowie bei Hautallergien und Heuschnupfen Heilwirkungen zeigen. Dazu wird er täglich für etwa 20 Minuten im Halsbereich (Halschakra) aufgelegt oder über längere Zeit an einer kurzen Kette getragen.
Zur Linderung von Hautallergien kann man auch einen **Aquamarin** über Nacht in klares Wasser legen, morgens herausnehmen und dieses Wasser dann über den Tag verteilt trinken bzw. zu Waschungen verwenden. Zur Heuschnupfen-Vorbeugung sollte man ihn schon, bevor die Pollen fliegen, ständig bei sich tragen.
Aquamarin soll bei ermüdeten bzw. durch Computerarbeit überanstrengten Augen und bei nachlassender Sehschärfe/-kraft helfen. Zu diesem Zweck wird täglich je ein Stein für etwa 20 Minuten auf die Stirn zwischen den Augenbrauen und auf die beiden Augenlider gelegt.
Weiterhin werden Aquamarine empfohlen bei Blasenschwäche bzw. zu häufigem Harndrang, bei Magen- und Leberbeschwerden (über dem Sonnengeflecht auflegen), bei Nackenschmerzen (im Nackenbereich auflegen) sowie bei Nervenschmerzen (im betreffenden Bereich auflegen). Zusammen mit einem Jaspis oder Rauchquarz soll der Aquamarin entzündungshemmend wirken, mit grüner Jade, einem Smaragd oder einem grünen Turmalin gegen Asthma, Diphtherie und Keuchhusten helfen.
Besonders **grünlicher Aquamarin** soll die Tätigkeit der Schilddrüse regulieren – also sowohl Unter- als auch Überfunktion »ausgleichen« – und auch eine heilsame Wirkung auf die Lymphdrüsen ausüben. Zudem soll er Altersdiabetes abmildern können.

Mentale Kraft & ganzheitliches Wohlbefinden: Aquamarin hilft gegen Stress. Er dämpft Aggressionen bzw. gleicht Stimmungsschwankungen aus und fördert so die Gelassenheit, die Reinheit der Gedanken, die »innere« Freiheit und das intuitive Verstehen. Er gilt als Stein der »Seher«. Menschen, die schnell resignieren, verhilft er dazu, Projekte zielstrebig und doch gelassen und heiter anzugehen. Unterstützend lässt er immer wieder Auswege aus beruflichen oder privaten Sackgassen erkennen, sodass man seine Pläne anpassen, konsequent umsetzen und seine Vorhaben zu einem guten Ende bringen kann. Auch das Liebesglück soll er stärken. Tipp: Als Heilsteine eignen sich preiswerte opake Aquamarine.

Energiezentren: Halschakra, aber auch Herz- oder Sakralchakra (je nach Ort der Beschwerden).
Tierkreiszeichen: Fische, Skorpion, Waage, Wassermann, aber auch Zwillinge.
Geburtsmonat: März.

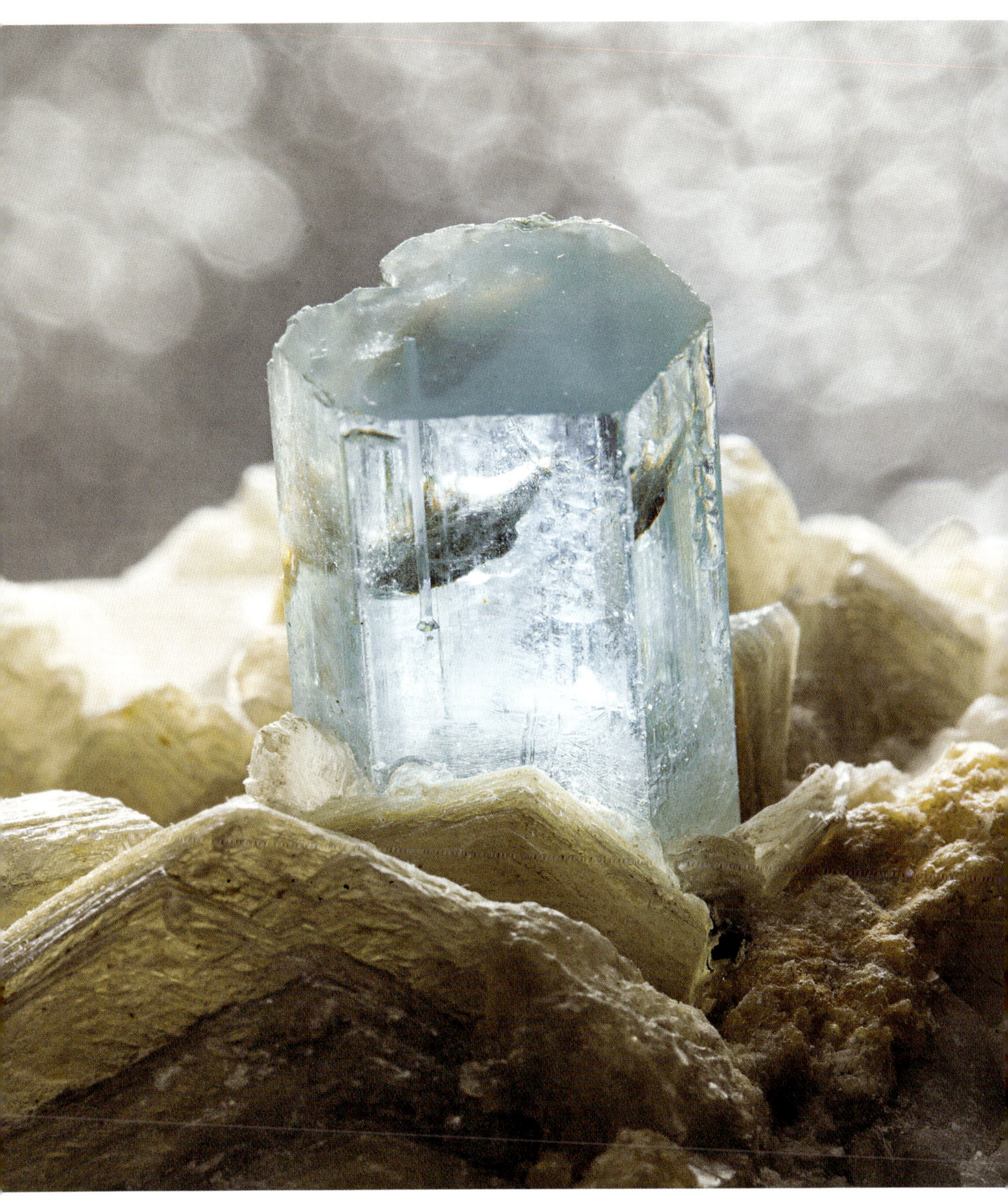

Oben *So blau wie das Meer … Galt früher auch als Schutz vor Seekrankheit: Aquamarinkristall.*

Aragonit

Stärkt den gesamten Bewegungsapparat und die Konzentration

Merkmale: Härte: 3,5–4,0; Dichte: 2,95; Formel: $CaCO_3$. Das auch als Eisenblüte bekannte Mineral aus der Klasse der Carbonate kann farblos, weiß, graublau, gelblich, rosa, rötlich, grünlich oder bräunlich aussehen und ist durchsichtig bis durchscheinend. In unterschiedlichen Mengen eingelagerte Mineralstoffe sorgen für die unterschiedlichen Farbgebungen. So macht z. B. Eisen Aragonit gelblich bis bräunlich.
Als Calciumcarbonat ist Aragonit chemisch mit Calcit (→ S. 92) identisch und wurde daher lange Zeit mit diesem Mineral verwechselt. Auch heute noch werden zuweilen Calcit oder andere Carbonate als Aragonit angeboten. Da Aragonit sich leicht bearbeiten lässt, eignet es sich für Kunstgegenstände. Manchmal werden auch größere Dekor- oder Gebrauchsgegenstände aus Aragonit gefertigt. Im Mineralienhandel findet man zudem Roh- und Trommelsteine zu Heilzwecken sowie Aragonitschmuck.

Körperliches Wohlbefinden: Wie der Calcit soll auch der Aragonit vor Calciummangel bewahren bzw. den Calciumstoffwechsel optimieren. Er ist *der* Stein für den gesamten Bewegungsapparat. Denn er kann einen positiven Einfluss auf Gelenke, Bandscheiben und Knochengerüst – also auf Knochenwachstum und Heilung von Brüchen usw. – sowie auf Nerven, Herz und Blut ausüben.
Außerdem kann er die körpereigene Abwehrkraft stärken. Dazu legt man den Stein täglich für etwa 20 Minuten auf das Sakral- oder das Wurzelchakra bzw. auf den betreffenden Körperbereich (Rücken, Gelenke) auf. Oder man hält ihn häufig in der Hand bzw. trägt ihn in der Hosentasche bei sich. Große Dekor- oder Gebrauchsgegenstände aus Aragonit verströmen – offen aufgestellt – ihre Heilkraft über den gesamten Raum: ideal für Menschen mit Knochen- und Rückenbeschwerden.
Wer einen kleinen Aragonit nachts unter seinem Kopfkissen deponiert, soll vor Mondsucht und schlechten Träumen bewahrt bleiben. Das gilt es jedoch auszuprobieren! Wenn Sie weiterhin nachts unruhig sind, sollten Sie den Aragonit auch zur Vorbeugung von Schlaflosigkeit und Alpträumen nur tagsüber tragen.

Mentale Kraft & ganzheitliches Wohlbefinden: Wer durch neue Aufgaben oder auch bei Alltagsproblemen leicht überfordert ist, schnell unruhig und nervös wird, dem kann Aragonit zur inneren Gelassenheit verhelfen und sein Tun in ruhige Bahnen lenken. Ähnliches gilt für Menschen, die nach neuen Herausforderungen suchen, aber dann schnell das Interesse daran verlieren und überhaupt sehr sprunghaft sind. Ihnen verhilft Aragonit zu mehr Konzentration, Durchhaltevermögen und Verantwortungsbewusstsein. Dabei fördern größere Dekor- oder Gebrauchsgegenstände aus Aragonit im Arbeitszimmer die Konzentration auf wichtige Aufgaben vielleicht am nachhaltigsten. Auch hilft Aragonit, anderen Menschen selbstbewusster gegenüberzutreten.

Energiezentren: Sakralchakra, aber auch Wurzelchakra.
Tierkreiszeichen: Steinbock, Wassermann.

Rechts *Perfekte Deko, die die Konzentration fördert: strahlenförmige Aragonitkristalle.*

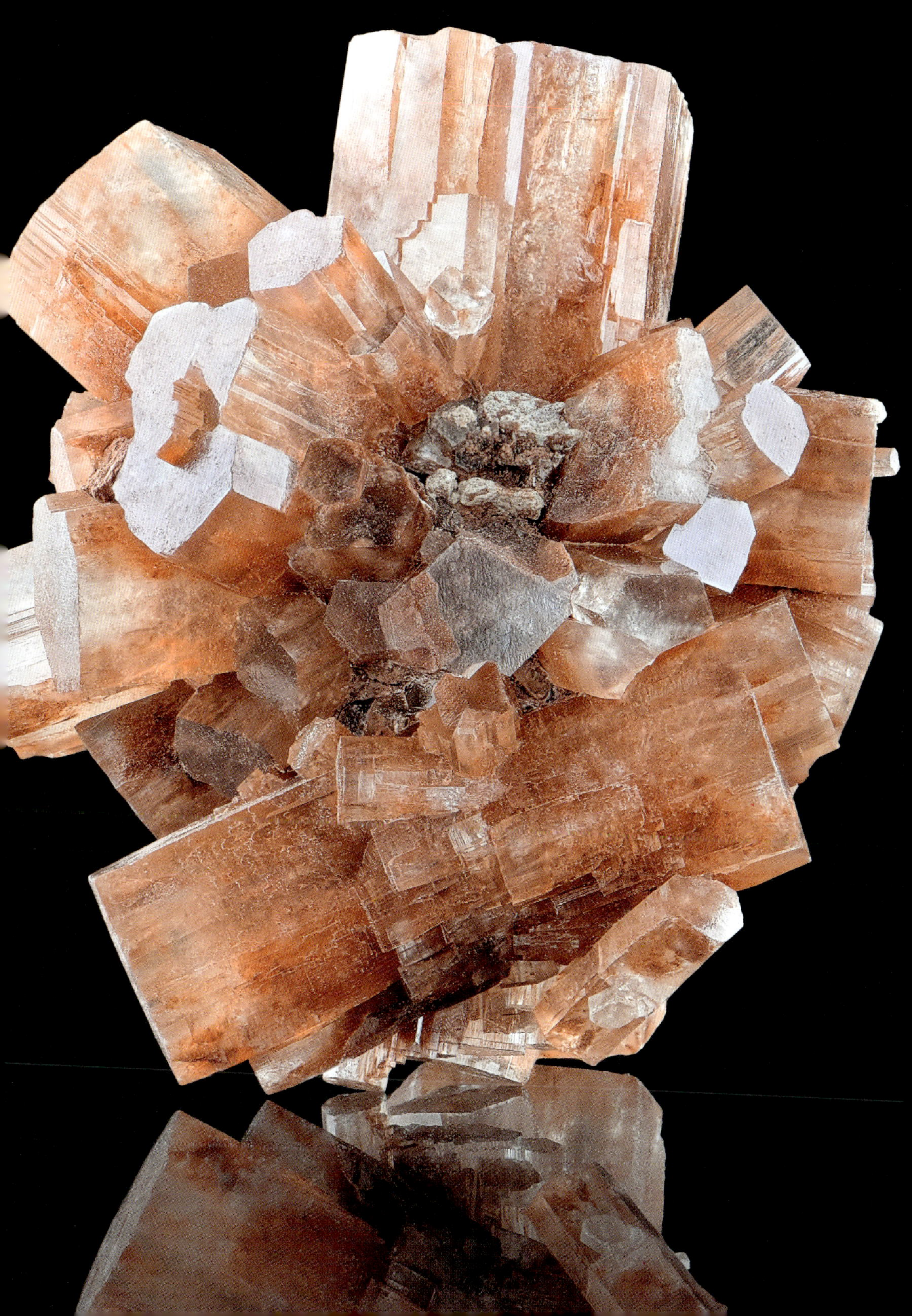

Aventurin(-quarz)

Ist eine Herzensangelegenheit und erfüllt Lebensträume

Merkmale: Härte: 6–7; Dichte: 2,65; Formel: SiO_2. Das auch als Aventurinquarz oder Glimmerquarz bekannte Mineral kommt in vielen Farben (z. B. Gold- bis Braunrot, Grün, Blau) vor und ist opak. Fuchsit (→ Glimmer S. 120) bewirkt das Schillern des grünen Aventurins. Aventurin wird zu Trommelsteinen, Schmuck oder Ziergegenständen verarbeitet. – Im Folgenden geht es vor allem um grünen Aventurin.

Körperliches Wohlbefinden: Grüner Aventurin soll die Darmfunktion regulieren, den Fettstoffwechsel optimieren bzw. einem hohen Cholesterinspiegel sowie Arteriosklerose vorbeugen. Daher gelten Aventurine vor allen Dingen als Heilsteine bei Herzproblemen. Jedoch nicht nur, wenn diese Herzprobleme durch die genannten möglichen Ursachen, sondern auch wenn sie durch geistige Überanstrengung und Stress hervorgerufen wurden. Dazu sollte man den Aventurin längere Zeit im Herzbereich an einer Kette tragen oder täglich für etwa 20 Minuten auf das Herzzentrum auflegen. Eine solche Anwendung gilt auch als vorbeugender Schutz vor Herzerkrankungen. Ebenfalls soll der Aventurin den Säure-Basen-Haushalt ausgleichen, stressbedingte Hautkrankheiten, Akne, nässende Hautausschläge, Ekzeme, Hautallergien und Sonnenbrand lindern sowie Haarausfall und Schuppen reduzieren. Für Haut und Haar sowie überanstrengte Augen werden daher vor allem Waschungen mit Aventurinwasser empfohlen. Zur Herstellung dieser Flüssigkeit legt man einen Stein über Nacht in ein Glas Wasser. Bei allgemeiner Nervenbelastung wird der Aventurin auf das Sonnengeflecht aufgelegt bzw. für schnelles Einschlafen ein großer Stein in der Hand gehalten. Weitere Heilwirkungen werden diesem Mineral auf den Schulter- und Wirbelsäulenbereich zugeschrieben.

Mentale Kraft & ganzheitliches Wohlbefinden: Aventurin kann das ungute Gefühl, unter Druck zu stehen, unruhig und aufgewühlt zu sein, ins Gegenteil umkehren. Er kann das Selbstvertrauen stärken, gleichzeitig Entspannung, Gelassenheit und Begeisterungsfähigkeit verleihen sowie die Kreativität fördern. Beste Voraussetzungen, um seinen Träger dazu zu befähigen, seine »Träume« in die Realität umzusetzen und sich dabei die Zeit zu geben, die dieser Prozess eben benötigt. Daher gilt Aventurin als guter Helferstein für die Erfüllung von Lebensträumen und für den Erfolg.
Bei emotionalem Stress können Sie einen Aventurin auf das Herzzentrum auflegen oder gleich 6 Aventurine anwenden: Legen Sie sich dazu entspannt auf den Rücken und platzieren Sie je einen Aventurin oberhalb des Kopfes auf den Boden, auf das Herzzentrum und unterhalb jeden Fußes auf den Boden. Zudem nehmen Sie je einen Aventurin in Ihre Hände und lassen die Steine dann für etwa 15 bis 20 Minuten in aller Ruhe auf sich wirken.

Energiezentren: vor allem Herzchakra, aber auch Sakralchakra oder andere Chakren (siehe oben).
Tierkreiszeichen: Stier, aber auch Krebs, Schütze.
Geburtsmonat: August.

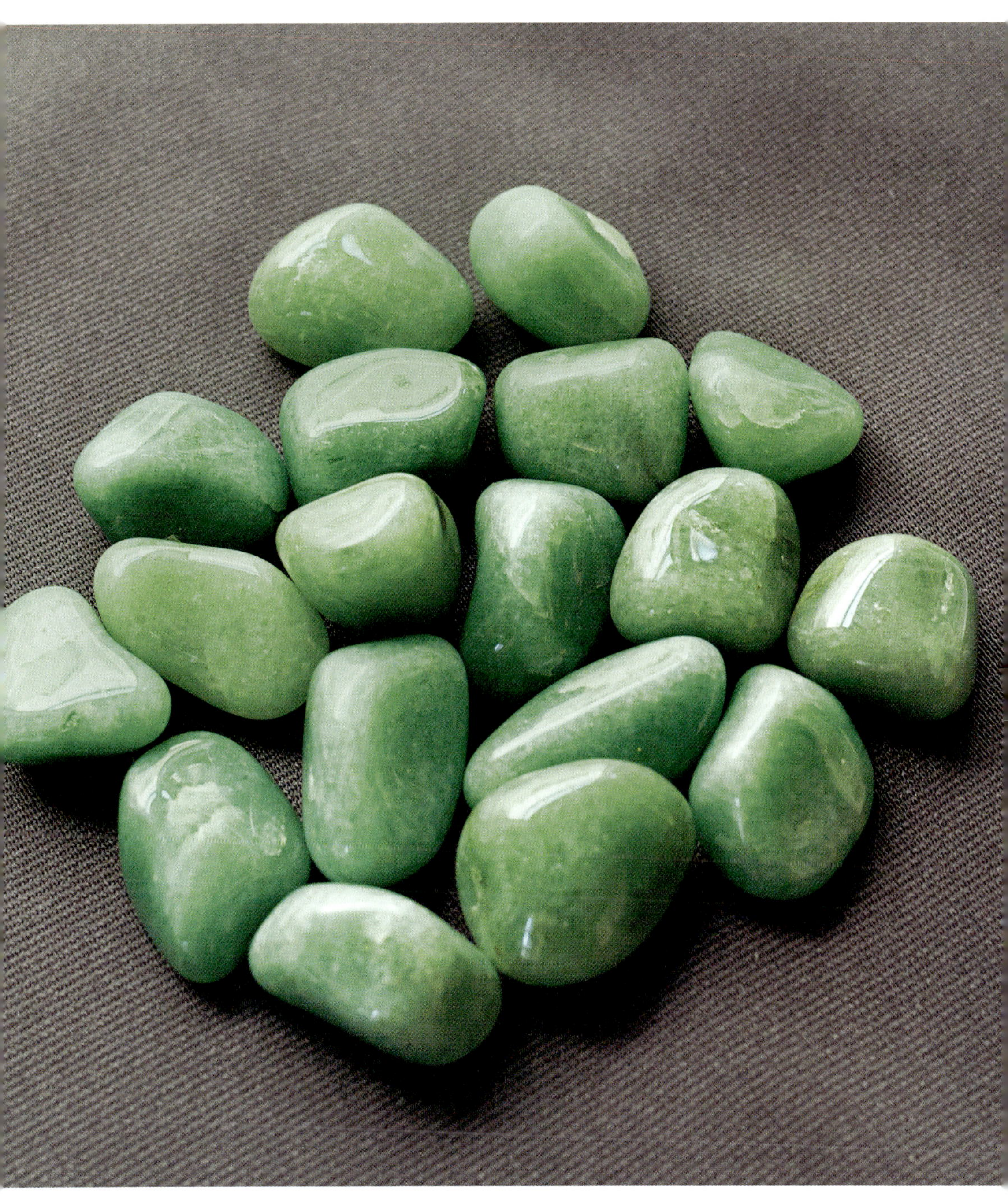

Oben *Macht gelassen, kreativ und lebensfroh: schimmernder grüner Aventurin (hier: Trommelsteine).*

Azurit

Beugt Erkrankungen vor und schärft den Gerechtigkeitssinn

Merkmale: Härte: 3,5–4,0; Dichte: 3,7–3,9; Formel: $Cu_3[OH/CO_3]_2$. Dieses Kupfercarbonat ist auch als Kupferlasur oder Bergblau bekannt. Es ist durchscheinend bis undurchsichtig tiefblau. Gemahlen wurde Azurit als Pigment für Gemälde und Fresken verwendet. Im Laufe der Jahrhunderte wurde die blaue Farbe jedoch durch Kohlendioxid grün, d.h., Azurit wurde zu Malachit.

Körperliches Wohlbefinden: Azurit soll die Schilddrüsen- und die Leberfunktion anregen und »entgiftend« wirken. Er soll für eine gesunde Zellteilung sorgen und hat damit eine gewisse vorbeugende Wirkung vor Erkrankungen bzw. fördert die Regeneration nach Operationen und anderen physischen Traumata. Zudem kann er – gemeinsam mit einem orangefarbenen Stein – die Milzfunktion verbessern.
Wichtig: Azuritwasser darf nur per Reagenzglasmethode (→ S.57) hergestellt werden!

Mentale Kraft & ganzheitliches Wohlbefinden: Azurit hilft gegen innere Blockaden bzw. Angst (auch Prüfungsangst) und kann die Konzentration, selbstkritisches Nachdenken und Kritikfähigkeit fördern. So macht er uns offener gegenüber anderen Meinungen und schärft unseren Sinn für Gerechtigkeit. Zudem verbessert er die Auffassungsgabe. Daher sollte er z.B. bei schwierigen Aufgaben auf dem Schreibtisch liegen.

Energiezentren: Stirn- oder Scheitelchakra.
Tierkreiszeichen: Steinbock.

Baryt

Schützt vor schädlicher Strahlung

Merkmale: Härte: 3,0–3,5; Dichte: 4,50; Formel: $BaSO_4$. Baryt ist Bariumsulfat. Er ist sehr schwer (»Schwerspat«), meist grauweiß, auch gelblich, bläulich oder rötlich und durchsichtig bis durchscheinend. Unter Wärmeeinfluss leuchtet Baryt in der Dunkelheit. Er wird vorwiegend industriell und im medizinischen Bereich genutzt. Im Mineralienhandel sind Rohsteine erhältlich. Sie erinnern optisch oft an »Sandrosen« (→ S.70), sind aber daneben in vielen Varianten im Angebot, denn Baryt bringt mehr als 250 verschiedene Kristallformen hervor. – Baryt muss man weder ent- noch aufladen.

Körperliches Wohlbefinden: Baryt kann vor Erd-, Wasser-, UV- und Röntgen-Strahlen sowie allgemein vor schädlicher Strahlung schützen. Daher ist er auch ein idealer Schutzstein für alle, die oft am Computer arbeiten. Zum Zweck des Strahlenschutzes sollte man ihn in einem Beutelchen an einer Kette oder in der Hosentasche bei sich tragen. Heilsteinwasser auf Barytbasis nur per Reagenzglasmethode (→ S.57) herstellen. Äußerlich angewendet, soll es Akne und Pilzerkrankungen der Haut lindern. Zudem kann Baryt gegen Halsschmerzen und Mandelentzündung helfen (aufs Halschakra auflegen).

Mentale Kraft & ganzheitliches Wohlbefinden: Baryt soll das »gute Gedächtnis« fördern und den Geist vor den Auswirkungen schädlicher Strahlung schützen.

Energiezentren: für alle Chakren geeignet.
Tierkreiszeichen: Wassermann.

Rechts *Wunderschöner »Problemlöser«: tiefblauer Azurit aus Arizona/USA.*

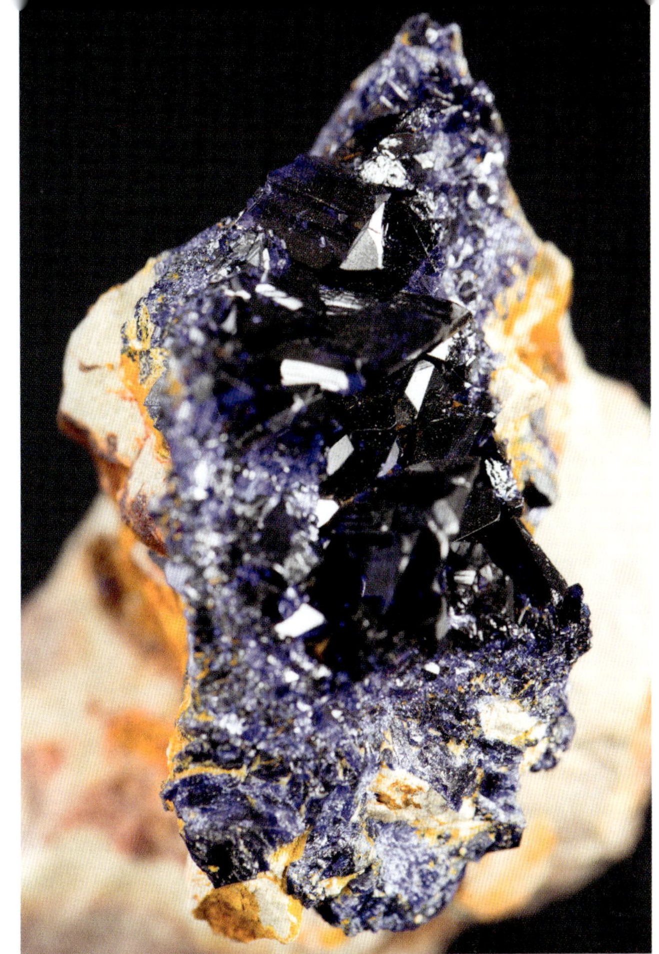

Unten *Von schlicht bis edel: Baryt (hier Kristall aus China) gibt es in über 250 Formen.*

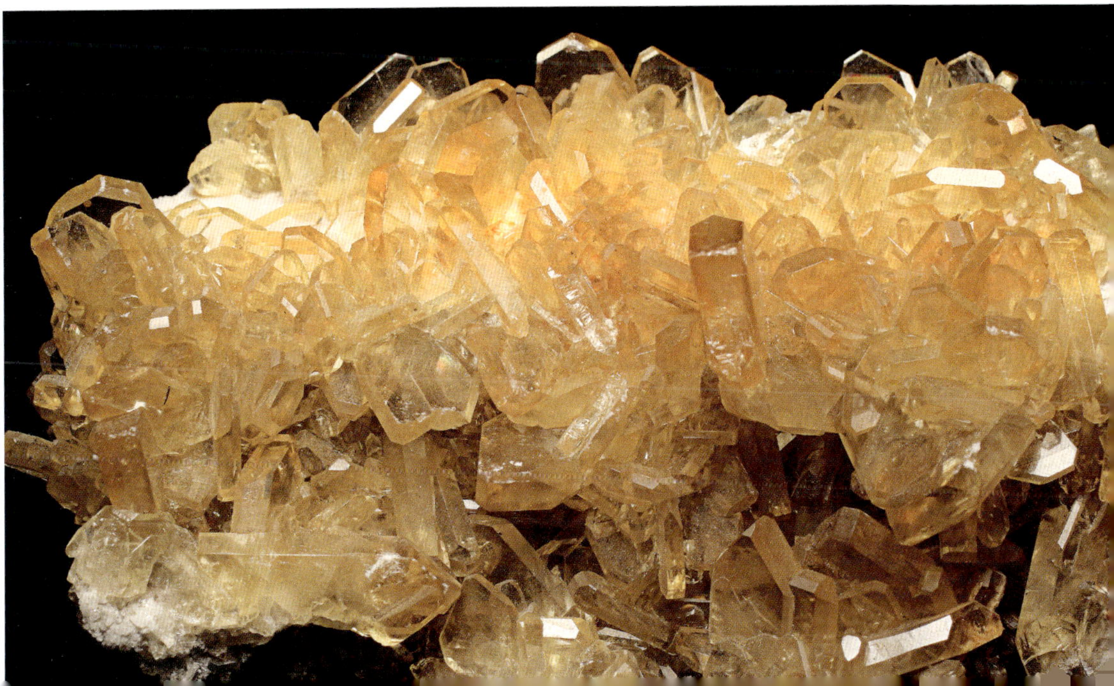

Bergkristall – Milchquarz und Phantomquarz

BEINAHE UNIVERSELLE HELFER

Merkmale: Härte: 6,5–7,0; Dichte: 2,65; Formel: SiO_2. Bergkristall ist durchsichtig wie Eis und die reinste Form von Quarz. Er wird zu Schmucksteinen oder zu Zierfiguren u. Ä. verarbeitet bzw. als Roh- oder Trommelstein angeboten.

Varietäten:
Quarze, die sehr eng mit dem Bergkristall verwandt sind:

- **Milchquarz (Schneequarz):** ein durchscheinender milchig-weißer Quarz.
- **Phantomquarz:** ein Bergkristall im Bergkristall; im Laufe von Millionen Jahren durch Überwachsen eines bereits bestehenden Bergkristalls entstanden.

Auch zu den eng verwandten Bergkristallvarietäten zählen Herkimer Diamant und Rutilquarz (→ S. 84) sowie Rauchquarz und Morion (→ S. 86). Weitere Quarzarten entstanden durch Beimengungen anderer Mineralstoffe: z. B. Amethyst (→ S. 64), Citrin (→ S. 102) und Rosenquarz (→ S. 178).

Körperliches Wohlbefinden: Bergkristall soll die Abwehrkräfte stärken, Energie verleihen und gegen fast alle Schmerzen sowie viele Krankheiten (sogar bei reversiblen Lähmungserscheinungen) helfen.
Oft gute Heilwirkungen zeigt er bei Atemwegsbeschwerden bzw. Lungenleiden (genauso wie der **Milchquarz**), bei Herz-, Magen- und Verdauungsbeschwerden, Blutungen, Hautkrankheiten sowie Übergewicht.
Die hl. Hildegard riet, bei Augenleiden und Sehverschlechterung sowie Schilddrüsenerkrankungen und Kropfbildung einen von der Sonne erwärmten Bergkristall aufzulegen.
Auch das Trinken von Bergkristallwasser kann heilsam wirken, z. B. gegen Übelkeit und Durchfall sowie Herzbeschwerden. Dazu legt man einen von der Sonne erwärmten Stein ca. 2 Stunden lang in ein Glas Wasser, nimmt ihn wieder heraus und trinkt das Wasser über den Tag verteilt.
Bergkristall kann vor schädlicher Strahlung schützen und optimiert die Wirkung fast aller anderen Heilsteine (aber z. B. nicht mit Citrin kombinieren).
Der **Phantomquarz** wirkt wie der Bergkristall, aber noch intensiver! Man muss ihn gar nicht direkt auf der Haut tragen, weil er schon über die Aura wirksam ist.

Mentale Kraft & ganzheitliches Wohlbefinden: Bergkristall und **Phantomquarz** gelten als gute Schutzsteine: laut alten Überlieferungen auch vor magischen Angriffen. Sie helfen dabei, die Gedanken zu ordnen, stärken den Willen und verleihen Energie und Zuversicht. Lebensziele, aber auch die eigenen Grenzen werden erkannt. So realisieren wir, wie wir Aufgaben am einfachsten lösen und wie wir die Herausforderungen des Lebens spielend meistern. Zudem fördert Bergkristall die Harmonie zwischen den Menschen. Ob er gegen Alpträume hilft (nachts unters Kissen legen), muss jeder individuell für sich ausprobieren.

Energiezentren: vor allem Scheitel- und Stirnchakra, aber auch alle anderen Chakren.
Tierkreiszeichen: Steinbock, aber auch Löwe, Zwillinge.
Geburtsmonat: April.

Rechts *Gut für die Atemwege und so weiß wie Schnee: Milchquarz (hier: Trommelstein).*

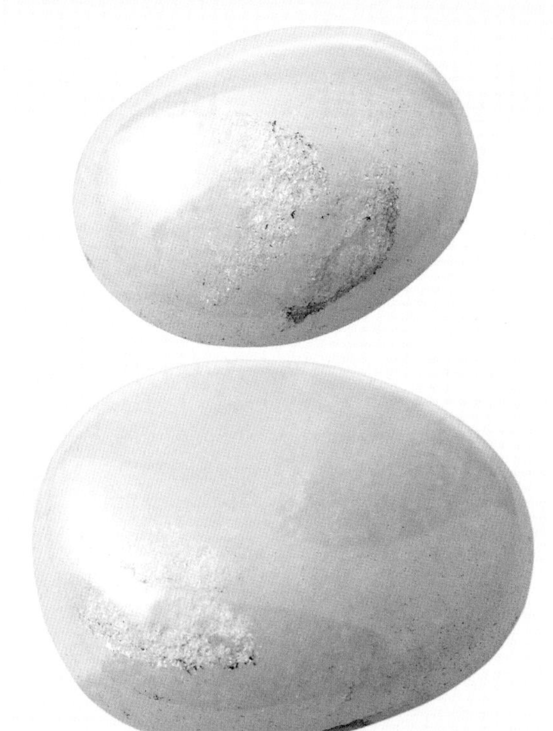

Unten *Ein Bergkristall im Bergkristall: Phantomquarz wirkt doppelt intensiv.*

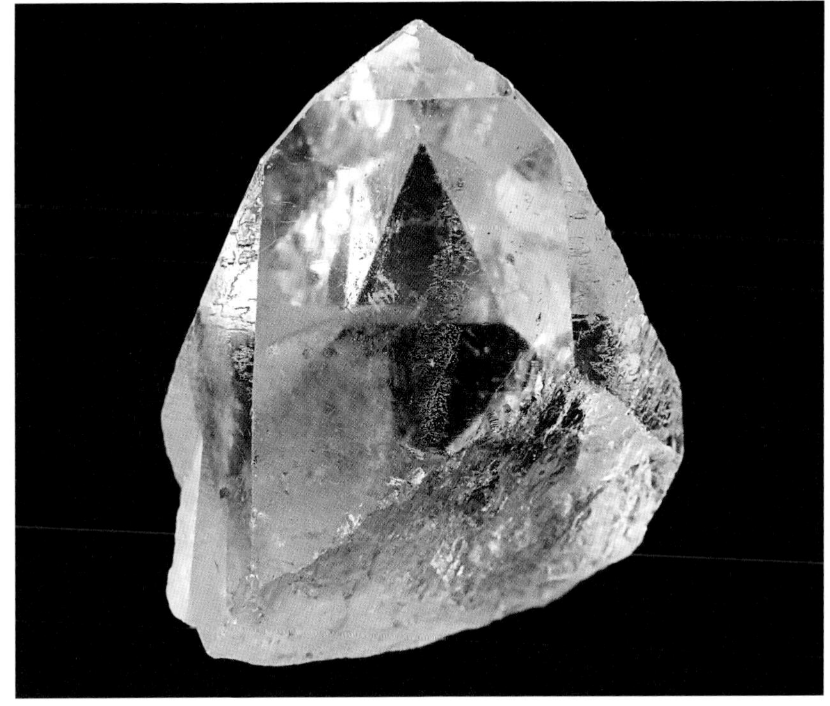

Bergkristallvarietät: Herkimer Diamant

VERSTÄRKT DIE WIRKUNG ANDERER HEILSTEINE

Merkmale: Härte: 7,0; Dichte: 2,65; Formel: SiO_2. Echte Herkimer Diamanten findet man nur im Herkimer County (US-Bundesstaat New York). Die seltenen doppelendigen Bergkristallvarietäten sind zwar Quarze, erinnern aber von der Kristallstruktur her an Diamanten.

Körperliches Wohlbefinden: Der Herkimer Diamant verstärkt die Wirkung anderer Mineralien. Er wird mit ihnen zusammen auf die Chakren aufgelegt, die diesen anderen Mineralien zugeordnet sind. Er soll den Körper »entgiften«, Abwehrkräfte sowie Nerven stärken und Energie verleihen. So kann er vorzeitige Alterungsprozesse hemmen, in gewisser Weise vor Erkrankungen schützen bzw. die Heilung von Wunden, Knochenbrüchen sowie die Regeneration allgemein beschleunigen.

Mentale Kraft & ganzheitliches Wohlbefinden: Der Herkimer Diamant lässt uns einerseits die richtigen Schlüsse aus der Vergangenheit ziehen und macht uns andererseits im besten Sinne neugierig. Er öffnet uns damit für neue Eindrücke, lässt uns die Dinge klar sehen und hilft bei der Entscheidungsfindung sowie der Bewältigung von schwierigen Aufgaben.

Energiezentren: Scheitelchakra; in Verbindung mit anderen Heilsteinen alle Chakren.
Tierkreiszeichen: Steinbock, Schütze, aber auch Löwe.

Bergkristallvarietät: Rutilquarz

LÄSST UNS FREI ATMEN UND DIE WAHRHEIT ERKENNEN

Merkmale: Härte: 6,5–7,0; Dichte: 2,65; Formel: $SiO_2 + TiO_2$. Rutilquarz ist ein Bergkristall mit eingelagerten – meist goldfarbenen – Rutilnädelchen. Rutil ist eine Sauerstoffverbindung des Metalls Titan und wird auch Venushaar genannt. Rutilquarz wird meist als Roh- oder Trommelstein angeboten.

Körperliches Wohlbefinden: Wie »einfacher« Bergkristall kann Rutilquarz auf jede schmerzende Stelle zum Zweck der Linderung aufgelegt werden. Bei entzündlichen Atemwegserkrankungen (wie Asthma, Bronchitis, Erkältung mit Husten und Halsschmerzen) und bei Schilddrüsenerkrankungen, Tuberkulose oder Herzschmerzen sollte er an einer Halskette getragen werden: jeweils im Bereich der zu behandelnden Organe. Da er Zellaufbau und Selbstheilungskräfte anregt, kann er das Erkrankungsrisiko senken, Alterungsprozesse hemmen und bei der Regeneration nach Krankheit oder OP helfen.

Mentale Kraft & ganzheitliches Wohlbefinden: Rutilquarz schenkt überkritischen Menschen den Blick für das Wesentliche, macht großzügig, zuversichtlich und froh. Er lässt uns die Wahrheit erkennen und eigene Visionen entwickeln.

Energiezentren: Sakralchakra, aber auch Hals- oder Herzchakra.
Tierkreiszeichen: Fische, Jungfrau, Krebs, Löwe, Zwillinge.

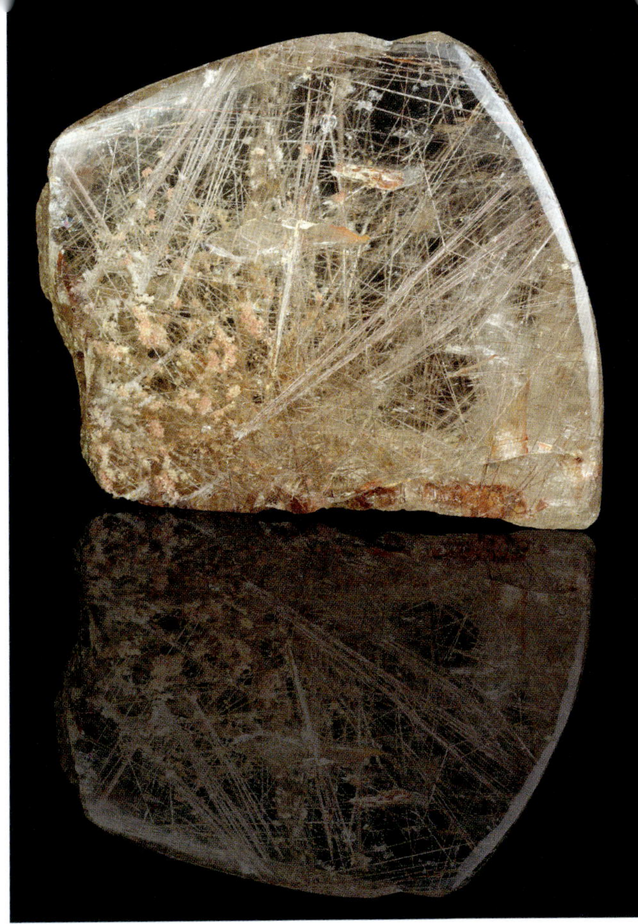

Links *»Anti-Asthma-Stein« mit golden glänzendem Venushaar: Rutilquarz aus Brasilien.*

Unten *Im »Doppelpack« noch intensiver: Wählen Sie am besten gleich 2 Herkimer Diamanten.*

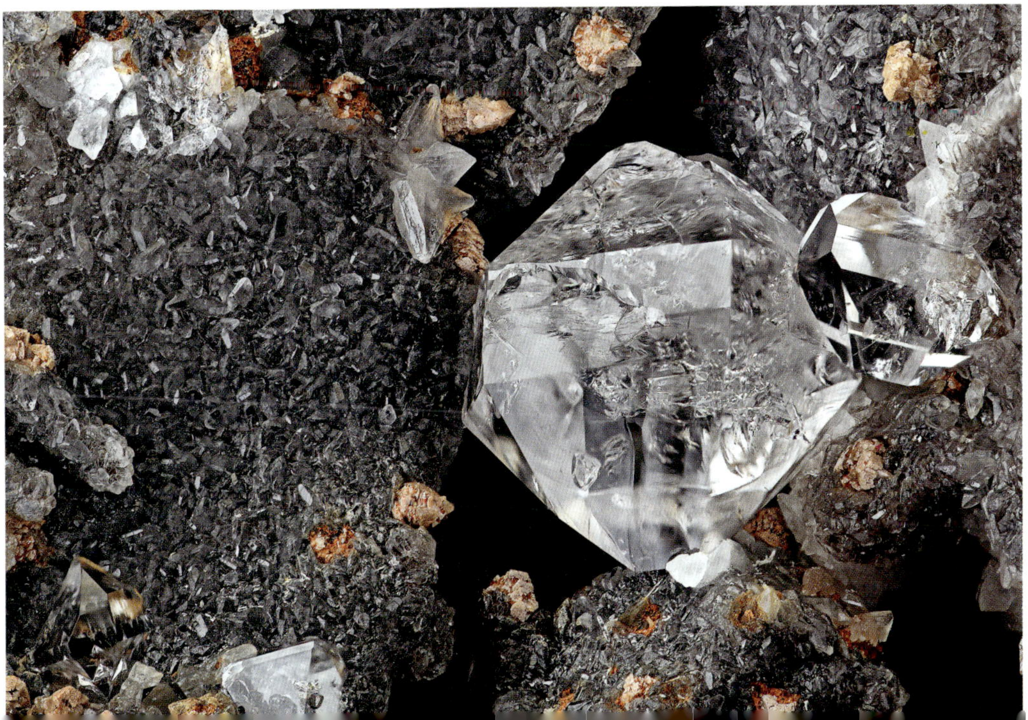

Bergkristallvarietäten: Rauchquarz – Morion

STÄRKEN KNOCHEN, MUSKELN UND LEBENSFREUDE

Merkmale: Härte: 6,5–7,0; Dichte: 2,65; Formel: SiO_2. Rauchquarz entstand aus Bergkristallen aufgrund von radioaktiver Bestrahlung durch das sie umgebende Gestein. Heute wird er zuweilen auch durch künstliche radioaktive Bestrahlung von Bergkristallen erzeugt, muss dann jedoch in der Regel als »bestrahlt« oder »behandelt« ausgewiesen werden. Zu Heilzwecken sollte man natürliche Rauchquarze verwenden.

Rauchquarz ist graubraun bis dunkelbraun und durchsichtig bis durchscheinend. Zum Teil hat er Rutilnädelchen eingelagert. Manchmal wird Rauchquarz auch unter der missverständlichen Bezeichnung »Rauchtopas« geführt.

Rauchquarz wird u.a. zu Schmucksteinen verarbeitet. Häufiger findet man ihn im Handel jedoch als Roh- oder Trommelstein.

Varietät:

- **Morion:** undurchsichtiger schwarzer Rauchquarz.

Körperliches Wohlbefinden: Rauchquarz soll bei Bindegewebsschwäche, Infektionen, Kreislaufbeschwerden und Vorstadien von Krebserkrankungen helfen. Vor allem aber kann er Schmerzen lindern und Wirbelsäule, Knochen, Gelenke, Sehnen sowie Muskeln stärken. Als Kette getragen, löst Rauchquarz Nackenverspannungen. Chrysopras (→ S. 100) plus Rauchquarz sollen gegen Pilzinfektionen helfen: Beide Steine dazu über mehrere Wochen als Anhänger tragen. Rauchquarzwasser kann Fettablagerungen vermindern und gilt daher als Schlankmacher. Dazu einen natürlichen Rauchquarz über Nacht in stilles Wasser legen, morgens herausnehmen und das Wasser tagsüber schluckweise trinken. Rauchquarzwasser sollte allerdings nicht länger als ein paar Wochen angewendet werden.

Morion soll positive Wirkungen auf das gesamte Lymph- sowie auf das zentrale Nervensystem ausüben. Er hat eine »entgiftende« Wirkung auf den Körper, da er die Nieren anregt. Auch soll er die Tätigkeit der Bauchspeicheldrüse positiv unterstützen.

Mentale Kraft & ganzheitliches Wohlbefinden: Rauchquarz kann dabei helfen, schwere Zeiten – z.B. nach dem Tod von geliebten Menschen oder Tieren bzw. nach zermürbenden Scheidungen – besser zu überstehen und wieder einen Sinn im Leben zu finden. Überhaupt kann er bei vielen Formen von Stress und bei Verzweiflung oder Resignation die Lebensfreude wecken. Und zwar, indem er Blockaden löst und dabei hilft, die Vergangenheit zu verarbeiten und sie – soweit sinnvoll – loszulassen, um dann einen neuen Lebensweg einzuschlagen, Dinge anzupacken und auch zu Ende zu bringen. Er bringt also ein Fünkchen Licht ins Leben und kann auch die Behandlung von Depressionen unterstützen (oft in den Händen halten).

Energiezentren: Wurzelchakra (Rauchquarz, Morion); bei helleren Rauchquarzen auch das Solarplexuschakra.

Tierkreiszeichen: Stier, Steinbock, aber auch Waage.

Rechts *Rauchquarz, die »Graue Eminenz«, vertreibt das Grau aus dem Leben.*

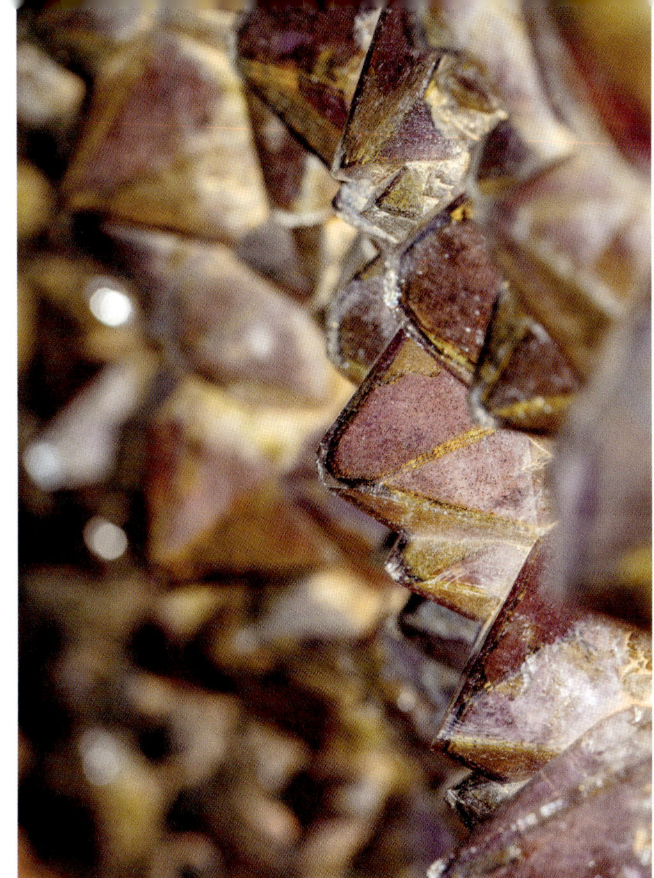

Unten *Morion (schwarzer Rauchquarz) soll auch vor den Folgen häufigen Röntgens bewahren.*

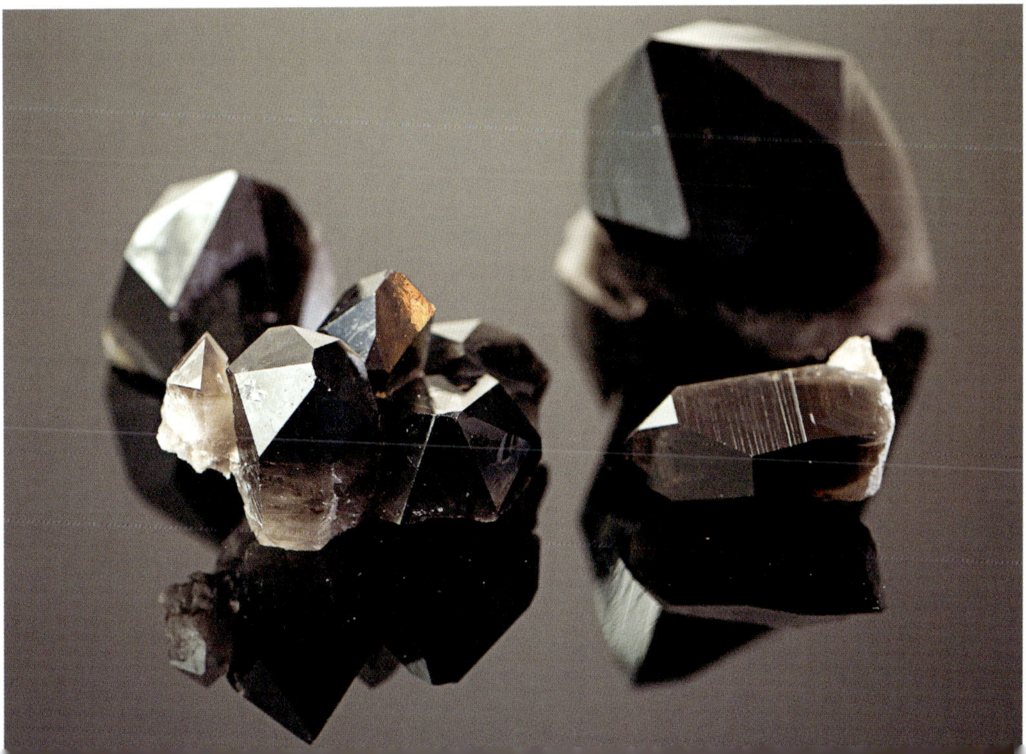

Bernstein – Copal

FÜR FREUDE UND ERFOLG

Merkmale: Härte: 2,0–2,5; Dichte: 1,0–1,3; Formel: (etwa) $C_{10}H_{16}O$. Bernstein ist das versteinerte (fossile) Harz von Nadelbäumen. Er ist gelb bis braun, selten auch weißgelb, grün, grau oder bläulich und durchsichtig bis opak. Z.T. enthält Bernstein Einschlüsse wie Pflanzenteile oder Insekten. Das Bernsteinvorkommen in der Ostsee z.B. geht auf weite Kiefernwälder zurück, die dort vor ca. 50 Millionen Jahren existierten. Bernstein wird meist zu Schmuck, Zierfiguren u.Ä. verarbeitet. Als besonders wertvoll gilt alter Schmuck aus opakem gelbem Bernstein (Butterscotch). Bernstein lässt sich leicht entzünden und gibt dann typischen Weihrauchgeruch ab. Wenn man ihn auf einem Tuch reibt, lädt er sich auf und zieht Zeitungspapierschnitzel an. Zudem schwimmt er in Salzwasser. Bernsteinreste werden meist erhitzt und unter hohem Druck zu minderwertigem Pressbernstein verarbeitet (missverständliche Handelsbezeichnung: Echt-Bernstein). Auch wird trüber Naturbernstein oft durch Kochen klarer gemacht oder so erhitzt, dass enthaltene Gasbläschen platzen und der Bernstein dann aussieht, als ob er Flitter enthält. Bernstein ist empfindlich gegen heißes Wasser, Säuren, Laugen, Alkohol, Benzin und starke Sonneneinstrahlung. Vorsicht: Besagter Pressbernstein oder Bernsteinimitate sind im Handel nicht immer ausreichend gekennzeichnet! Wobei alter Schmuck aus Imitaten, wie z.B. Bakelit, durchaus seinen Sammlerwert hat.

Varietät:

❁ **Copal (Kopal):** halbfossiles Harz; oft auch mit Einschlüssen; viel jünger als Bernstein, meist nur einige Jahrtausende alt; z.B. aus Kolumbien; nicht mit Bernstein gleichzusetzen!

Körperliches Wohlbefinden: Bei Kindern soll **Bernstein** das Zahnen erleichtern (es gibt spezielle Ketten). Ferner kann er heilsam wirken bei Allergien, Asthma, Bronchitis, Hauterkrankungen, Mandelentzündung, Fieber, Augen- und Ohrenleiden, Leber-, Milz-, Magen- und Darmstörungen, Blasen-, Gallen- und Nierenleiden, Gicht, Rheuma, Herzmuskelschwäche und Schwindel (stets unbearbeiteten bzw. leicht polierten Naturbernstein verwenden). Stärkt das Immunsystem.
Als Kette getragen, soll er Schilddrüsen-Unterfunktion und Nackenverspannungen mildern. Bernstein kann man wiederholt auf alle schmerzenden Körperbereiche zur Linderung auflegen bzw. mit einem Pflaster aufkleben (z.B. bei Ischiasbeschwerden). – **Copal** soll ebenfalls bei Magenbeschwerden helfen.

Mentale Kraft & ganzheitliches Wohlbefinden: Mit **Bernstein** und **Copal** geht die Sonne auf. Sie machen fröhlich, ausgelassen, kreativ und belastbar. **Bernstein** speziell ermöglicht nicht nur auf der mentalen Ebene ein sorgloses Leben, sondern gilt auch als Stein des materiellen Erfolges. Denn mit seiner Hilfe verdrängt die Zuversicht unsinnige Bedenken und bewirkt so, dass man – vielleicht bislang immer wieder verschobene – Projekte ohne Zukunftsangst und mit großem Elan sowie gesundem Hang zur Perfektion in Angriff nimmt.

Energiezentrum: Solarplexuschakra.
Tierkreiszeichen: Jungfrau, Krebs, Löwe, Zwillinge.
Geburtsmonat: November.

Rechts *Bei Sammlern sehr begehrt: Bernstein mit Einschlüssen wie Insekten oder Pflanzenteilen.*

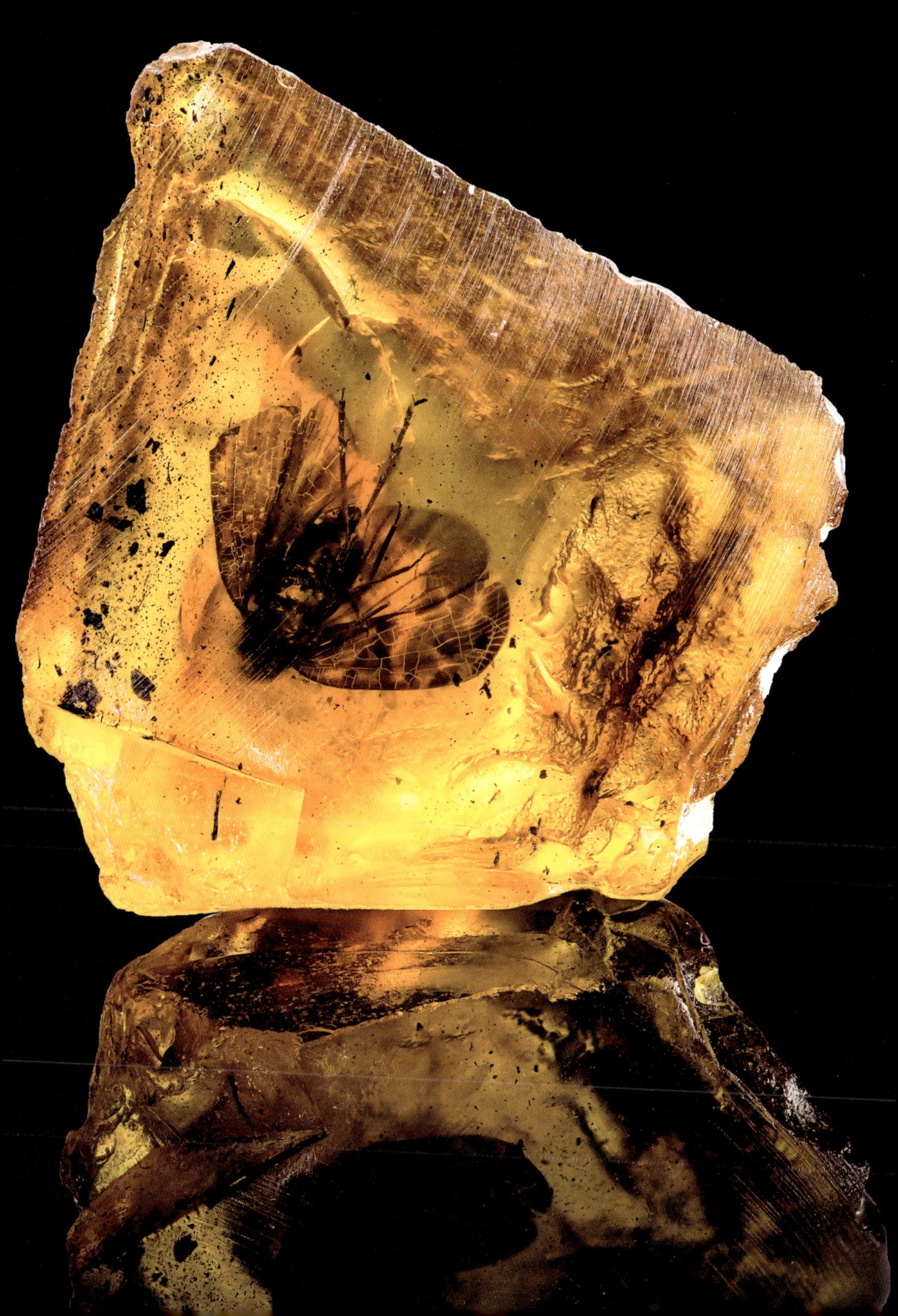

Brasilianit

Soll Multiple Sklerose hemmen und Lebensfreude schenken

Merkmale: Härte: 5,5–6,0; Dichte: 2,98; Formel: $NaAl_3[(OH)_2/PO_4]_2$. Dieses Mineral aus der Klasse der Phospate ist hellgelb bis gelbgrün und durchsichtig bis durchscheinend. Brasilianit wurde 1945 in Brasilien entdeckt, daher auch sein Name. Neben dem brasilianischen Fundort gibt es aber noch weitere kleine Lagerstätten. Er wird u.a. zu Anhängern oder Schmeichelsteinen verarbeitet. Kleine Steine bekommt man im Mineralienhandel, große Steine sind jedoch selten und teuer. Vorsicht beim Kauf: Zuweilen werden gelbe Quarze als Brasilianit ausgegeben.

Körperliches Wohlbefinden: Brasilianit hilft gegen Entzündungen und Schmerzen und ist für seine lindernde Wirkung auf nervliche Leiden und bei Multipler Sklerose bekannt. So soll er den zerstörerischen Krankheitsverlauf bei Multipler Sklerose hemmen bzw. die Anzahl akuter Schübe vermindern. Auch körperliche Schäden bzw. Nervenschäden durch Giftstoffe (Pestizide, Lacke usw.) soll er lindern können.

Mentale Kraft & ganzheitliches Wohlbefinden: Brasilianit kann die Lebensfreude steigern und positive Energie verleihen. So vertreibt er trübe Gedanken, Ängste und Alpträume und lässt uns unbeschwert und optimistisch den privaten und beruflichen Alltag meistern. Außerdem beflügelt er die Kreativität.

Energiezentren: Solarplexuschakra, aber auch Herzchakra.

Bronzit

Verjüngt die Haut; belebt und beruhigt zugleich

Merkmale: Härte: 5,0–6,0; Dichte: 3,30–3,50; Formel: $(Mg,Fe)_2[Si_2O_6]$. Dieses Mineral aus der Klasse der Kettensilikate erhält seine bronzene bis schwarzbraune Farbe durch Eisen-Beimengungen und ist durchscheinend bis opak. Bronzit wird selten zu Schmuck verarbeitet, aber zu Heilzwecken findet man ihn im Mineralienhandel als Schmeichelstein oder Anhänger.

Körperliches Wohlbefinden: Bronzit soll vor allem gegen Hauterkrankungen – wie Akne, aber auch trockene, vorzeitig gealterte Haut und Flechten – helfen sowie Muskelkrämpfe verhindern. Darüber hinaus soll er allgemein krampflösend wirken und die Nerven stärken. Damit er heilsam wirkt, legt man ihn täglich für etwa 20 Minuten auf das Stirn-, Solarplexus- oder Sakralchakra auf bzw. trägt ihn als Anhänger oder in der Hosentasche bei sich.

Mentale Kraft & ganzheitliches Wohlbefinden: Bronzit wirkt im Allgemeinen belebend und beruhigend zugleich. Das heißt, er sorgt für den notwendigen Schwung, ohne dass man seine innere Ruhe verliert. Er ist aber auch stark genug, um mit seiner Hilfe traumatische Erlebnisse zu überwinden. Für seine körperlich entkrampfende und seine beruhigende Wirkung ist wohl sein Magnesiumgehalt verantwortlich, für seine belebende Wirkung der Gehalt an Eisen.

Energiezentren: Stirn-, Solarplexus- oder Sakralchakra.
Tierkreiszeichen: Löwe.

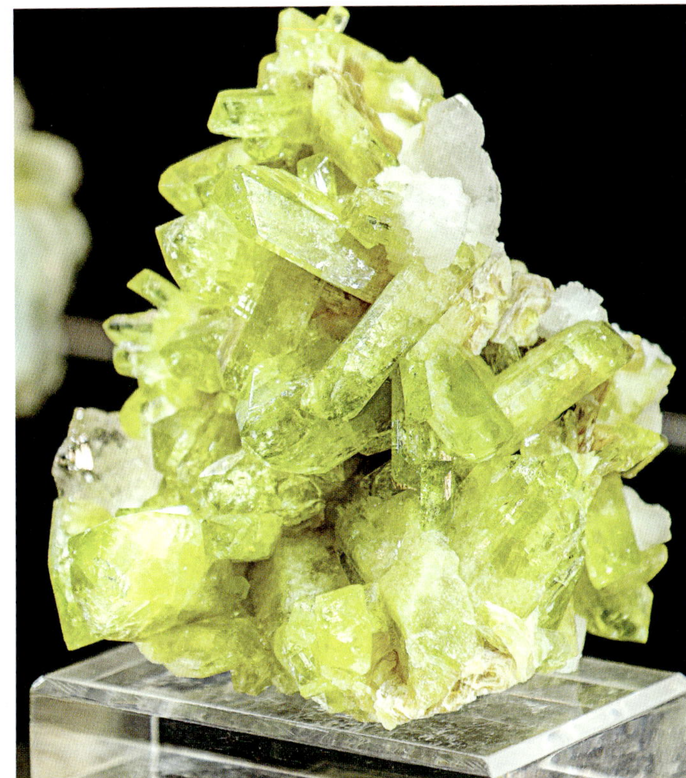

Links *Sein leuchtendes Gelb steht für Frohsinn und Energie: Brasilianit.*

Unten *Seinen Eisengehalt sieht man ihm sofort an: Bronzit mit metallischem Schimmer.*

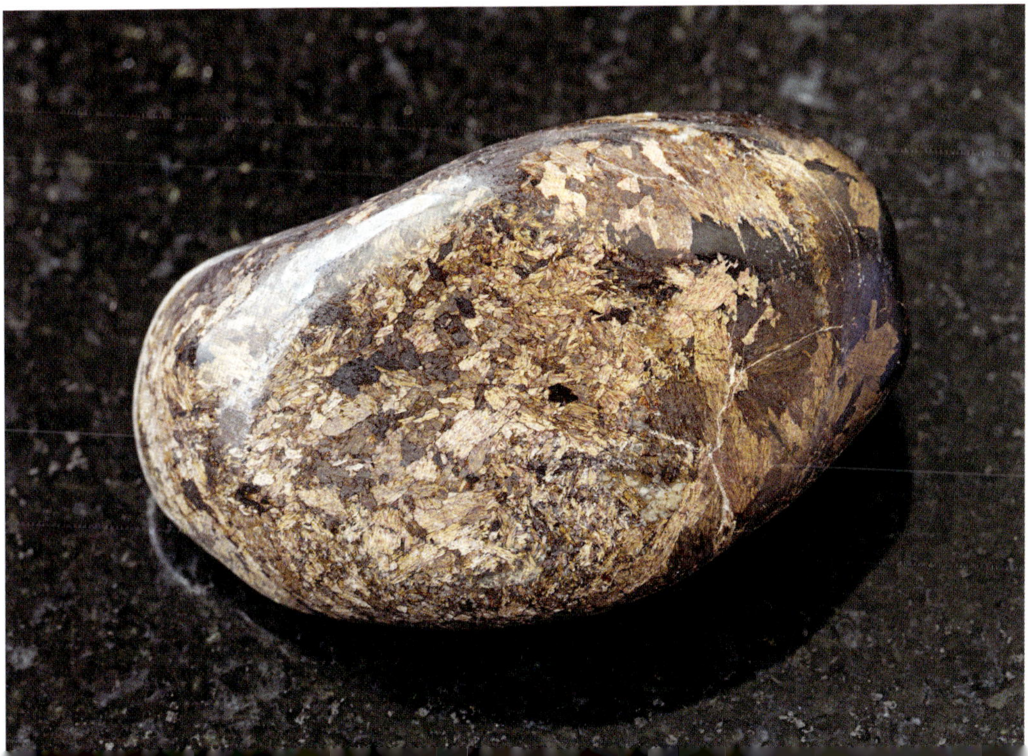

Calcit (grün, blau, orange) – Doppelspat

STÄRKEN DIE KNOCHEN UND DEN INTELLEKT

Merkmale: Härte: 3; Dichte: 2,71; Formel: $CaCO_3$. Bei Calcit (Kalkspat) handelt es sich um Calciumcarbonat. Calcit ist relativ weich und meist durchscheinend. Je nach eingelagerten Spuren von Mineralstoffen ergeben sich Farbvarianten: z.B. gelbe, orangefarbene bzw. braune (durch Eisen), rosafarbene bis rötliche (durch Cobalt oder Mangan), grüne (durch Malachit), weißgraue (durch Zink) oder bläuliche (durch radioaktive Nachbarminerale).
Calcit tritt in vielfältigen Formen auf, u.a. als Kristall oder körniges Aggregat. Er bildet die Basis für viele Heilmittel, u.a. auch für das Homöopathikum »Calcium carbonicum«.

Varietät:
❁ **Doppelspat** (Islandspat): Farbloser, reiner, klarer Calcitkristall mit dem Effekt der doppelten Lichtbrechung; legt man ihn auf ein Buch, erscheint die Schrift zweimal.

Körperliches Wohlbefinden: Vor allem **grüner Calcit** soll einen guten Einfluss auf den Calciumstoffwechsel, Haut, Nägel und Knochengerüst bzw. alle Knochenerkrankungen – wie frische oder noch nicht gänzlich verheilte Brüche und Osteoporose – ausüben. Zudem soll er den Blutdruck regulieren, Kalkablagerungen in den Gefäßen bekämpfen, das Herz stärken, vor Karies schützen und gegen Erkrankungen des Dickdarms helfen. Bei Kindern fördert er das gesunde Wachstum. Frauen sollten ihn bei Brusterkrankungen unterstützend anwenden.
Bläulicher Calcit hilft ebenfalls bei Knochenproblemen, wird aber vor allem bei Erkrankungen und Schmerzen im Kopfbereich eingesetzt (inkl. Mundhöhle, Zähne, Speiseröhre, Schilddrüse und Halswirbelsäulenbereich; z.B. beim Halswirbelsäulen-Syndrom).
Orangefarbener Calcit (»Orangencalcit«) wirkt bei Knochenerkrankungen ähnlich wie der grüne Calcit. Zudem soll er das zentrale Nervensystem positiv beeinflussen und nervlich bedingte Krankheiten lindern.
Doppelspat hilft wie Calcit allgemein, wird aber auch bei Hautentzündungen und -pilzen, Flechten, Arthritis und Gicht angewendet.
Die hl. Hildegard von Bingen empfahl Calcit zur schnelleren Heilung von Knochenbrüchen und zur Vorbeugung von gebeugter Haltung (Wirbelsäulenverkrümmung) im Alter.

Mentale Kraft & ganzheitliches Wohlbefinden: **Bläulicher Calcit** soll die intellektuellen Fähigkeiten und das Gedächtnis stärken. Und er soll vor Melancholie sowie Lampenfieber (z.B. bei Vorträgen vor größerem Publikum) bewahren.
Grüner Calcit fördert unser Harmoniebedürfnis und lässt uns warmherzig mit unseren Mitmenschen umgehen. **Doppelspat** kann vor falschen Freunden und gefährlichen Situationen schützen, sorgt also für die nötige Umsicht.

Energiezentren: Halschakra (blauer Calcit); Herzchakra (grüner Calcit); Sakralchakra (Orangencalcit).
Tierkreiszeichen: Krebs.

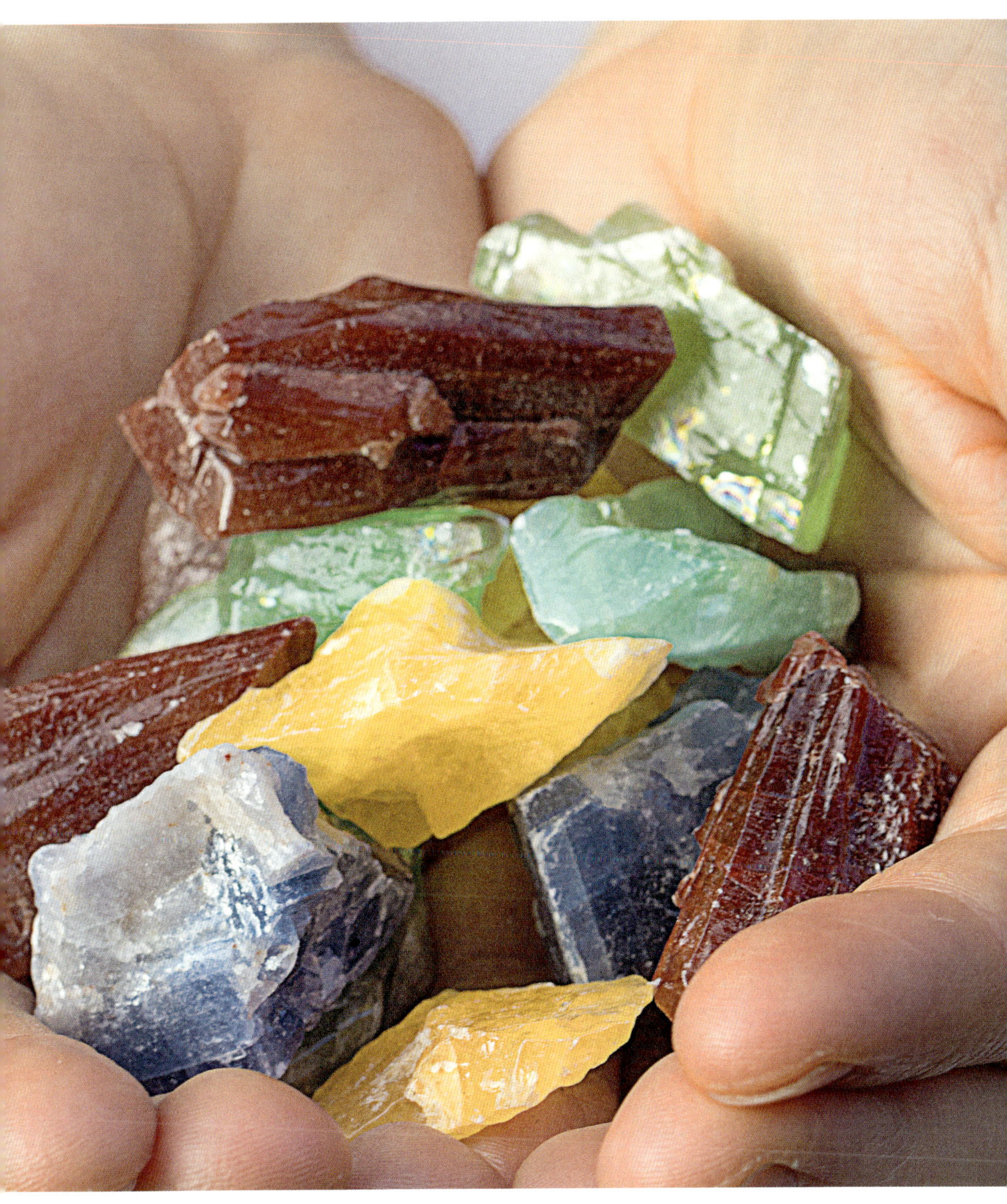

Oben *Farbenfroh durch eingelagerte Mineralstoffe: Calcit in Grün, Blau, Orange und Rotbraun.*

Chalcedon

Mit ihm redet man frei, fliessend und überzeugend

Merkmale: Härte: 6–7; Dichte: 2,65; Formel: SiO_2. Im engeren Sinn verstehen moderne Mineralogie und Esoterik unter Chalcedon (Chalzedon) meist nur eine Form von Quarzaggregat: den durchscheinenden hellblauen, blauweißen, blaugrauen bzw. grauweißen Chalcedon. Von diesem ist hier die Rede. Er wird gerne zu Schmuck (vor allem Anhänger) verarbeitet und als Roh- oder Trommelstein angeboten.

Varietäten:
Im weiteren Sinn gehören (bzw. gehörten früher) zur Gruppe der Chalcedone u.a.:

- **Achat**
- **Chrysopras**
- **Heliotrop**
- **Holzstein**
- **Karneol und Sarder**
- **Lavendelquarz**
- **Moosachat**
- **Onyx.**

Doch diese Steine werden heutzutage in der Regel als eigenständig angesehen. Deshalb sind ihnen eigene Porträts gewidmet (Lavendelquarz → S. 220; Moosachat → S. 221).

Körperliches Wohlbefinden: Hellblauer, blauweißer oder blaugrauer, kurz **blauer Chalcedon** hat viel mit dem Element »Luft« und dem Atmen zu tun. Er kann vor Stottern bewahren. Er gilt als guter Helfer bei Hals-, Kehlkopf-, Bronchial- und Schilddrüsenerkrankungen, Mandelentzündungen sowie Allergien. Fieber soll mit ihm gesenkt, Blutungen schneller gestillt werden, und er soll auch Augenleiden wie den grünen Star lindern. Zudem kann er den Lymphfluss anregen und so gegen Ödeme (Wassereinlagerungen im Gewebe) wirken. Dazu trägt man ihn über einen längeren Zeitraum als Kette bzw. Anhänger oder legt ihn täglich ca. 20 Minuten auf das Halschakra auf. Auch eignet sich Chalcedon gut für Edelsteinwasser: über Nacht in stilles Wasser legen, morgens herausnehmen und das Wasser dann tagsüber schluckweise trinken. Durchscheinender **weißgrauer Chalcedon** soll stillenden Müttern bei Bedarf zu einer stärkeren Milchbildung verhelfen (an einer längeren Kette um den Hals tragen).

Mentale Kraft & ganzheitliches Wohlbefinden: Blauer Chalcedon beruhigt und fördert den gesunden Schlaf. So kann man körperliche und psychische Beschwerden schneller überwinden. Auch macht er uns unsere Aggressionen bewusst und ermöglicht uns, sie abzubauen. Wer nicht über seine Probleme sprechen kann, dem hilft er, sich vertrauten Menschen zu öffnen und seine Sorgen mit ihnen zu teilen bzw. Hilfe anzunehmen. Vor allem ist der blaue Chalcedon als Stein der Redner bekannt. Er inspiriert und mit ihm überwindet man Redehemmungen und formuliert frei, fließend und überzeugend. So kann man sich auch ohne Angst auf Prüfungen, Vorträge und Präsentationen vorbereiten. Dazu hält man den Stein in der Hand oder trägt ihn an einer kurzen Kette um den Hals. Die hl. Hildegard empfiehlt, diesen Rednerstein in die Hand zu nehmen, ihn dann mit dem eigenen Atem zu erwärmen und an ihm zu lecken.

Energiezentrum: Halschakra.
Tierkreiszeichen: Zwillinge (blauer Chalcedon); aber auch Schütze, Widder, Krebs (weißgrauer Chalcedon).
Geburtsmonat: Juni (blauer Chalcedon).

Rechts *Am besten bei jedem Vortrag dabei: blauer Chalcedon – der »Stein der Redner«.*

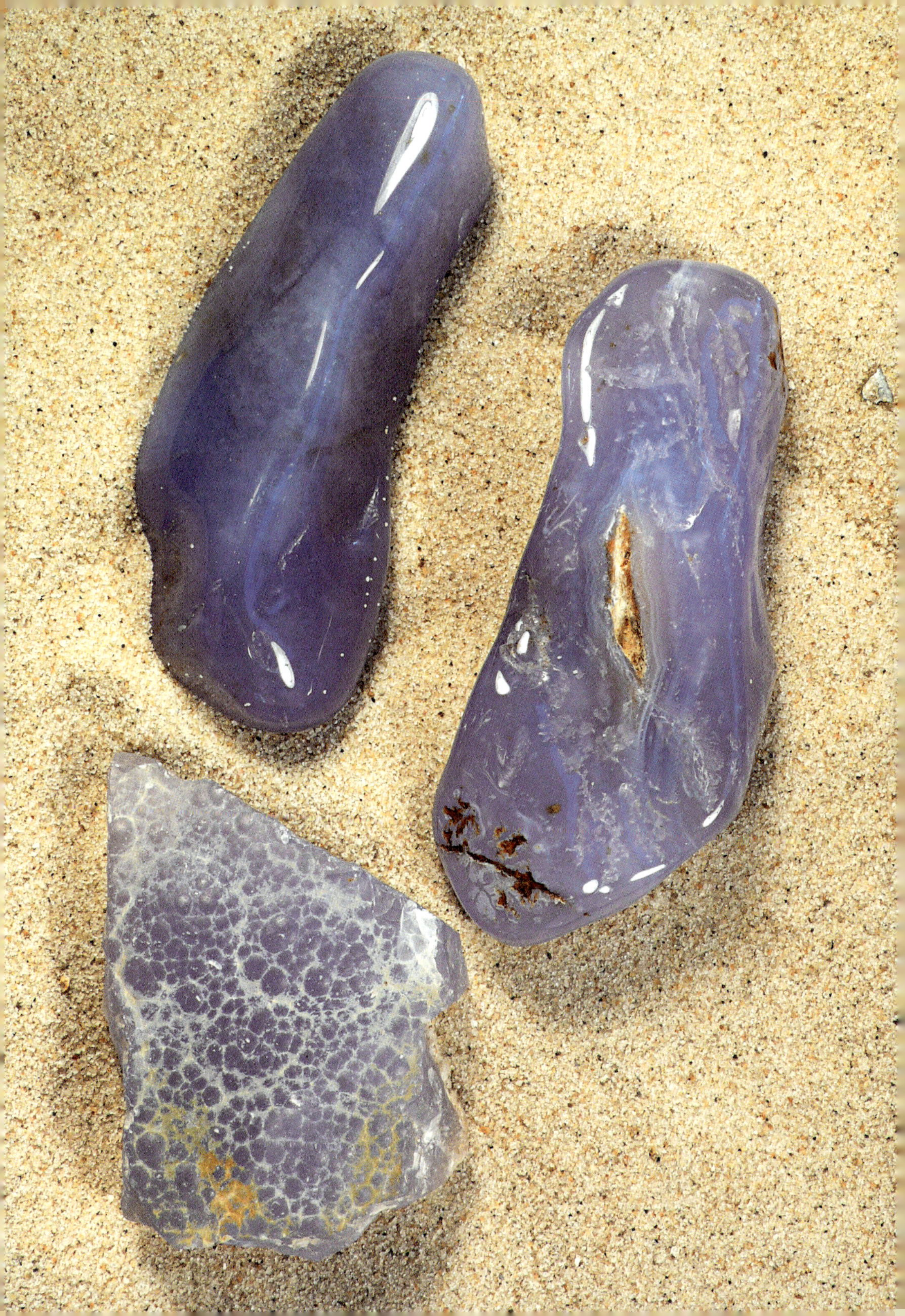

Chrysoberyll – Alexandrit und Katzenauge

»Entgiften« den Körper, fördern die Toleranz

Merkmale: Härte: 8,5; Dichte: 3,70–3,78; Formel: $BeAl_2O_4$. Chrysoberyll, ein Beryllium-Aluminium-Oxid, ist meist farblos bis durchscheinend goldgelb bzw. gelbgrün. Färbungen werden durch Eisen oder Chrom verursacht. Der Namensteil Chryso leitet sich vom griechischen Wort für Gold ab, da der Chrysoberyll schon in der Antike wegen seines Goldschimmers sehr geschätzt wurde. Obwohl es der zweite Namensteil vermuten lässt, handelt es sich beim Chrysoberyll jedoch nicht um eine Varietät des Berylls, sondern um ein eigenständiges Mineral. Zu den Beryllen zählen hingegen u.a. Aquamarin und Smaragd. Chrysoberyll ist ein begehrter Schmuckstein, zuweilen werden daher auch nicht so wertvolle oder gar synthetisch hergestellte Steine als Chrysoberyll ausgegeben. Ähnliches gilt für den Alexandrit.

Varietäten:

❁ **Alexandrit:** grüner bis blaugrüner Kristall, der bei Kunstlicht rotviolett aussieht.

❁ **Chrysoberyll-Katzenauge** (oder Cymophan bzw. kurz Katzenauge): Beim geschliffenen Stein sieht man einen hellen, einer Katzenpupille ähnelnden Lichtstreifen, der sich beim Bewegen des Steins »mitbewegt«.

Körperliches Wohlbefinden: Chrysoberyll soll gegen Stottern helfen. Dazu nimmt man ihn täglich mehrfach in die Hand. Er kann Magen- und Darmbeschwerden sowie allgemein Entzündungen lindern. Auch gilt er als guter Helferstein gegen Augenleiden wie Augenentzündungen, Schielen und Sehschwäche. Vor allem wird ihm jedoch eine »entgiftende« Wirkung auf die Leber und damit auf den gesamten Körper zugeschrieben; das Gleiche gilt für das **Katzenauge**.
Alexandrit wirkt ebenfalls positiv auf das Nervensystem und soll vor Übersäuerung bewahren sowie die Funktion von Magen, Milz, Leber und Bauchspeicheldrüse verbessern.

Mentale Kraft & ganzheitliches Wohlbefinden: Chrysoberyll soll gegen Nervosität und innere Unruhe helfen. Er fördert das Verständnis für andere und sich selbst und macht warmherzig, tolerant und weitsichtig. Er steigert den Lernwillen sowie die Fähigkeit, strategisch zu denken und konzentriert bzw. diszipliniert zu arbeiten, ohne negativen Stress! Auch kann er bisher verborgene Talente ans Licht bringen. So erhöhen sich Selbstzufriedenheit und Karrierechancen im Beruf. Und er sorgt für erholsamen Schlaf ohne Alpträume und stärkt den Willen zur Gesundung.
Alexandrit soll für Ausgeglichenheit bzw. ein heiteres Gemüt und Toleranz sorgen. Er fördert Einsicht und Intuition und damit richtige Entscheidungen.
Katzenauge wird in vielen Kulturen als Schutzstein vor bösen Blicken und den Auswirkungen schwarzer Magie angesehen.

Energiezentren: Herzchakra (Chrysoberyll, Alexandrit, Katzenauge); Solarplexuschakra (Katzenauge).
Tierkreiszeichen: Jungfrau, Löwe, Waage.
Geburtsmonat: Juni (Alexandrit).

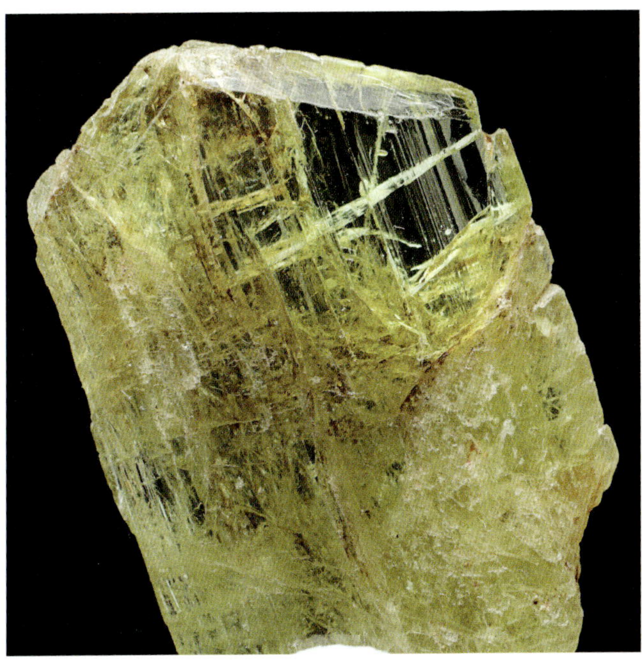

Links *Ein wunderschöner Kristall, der die Nerven stärkt: Chrysoberyll.*

Unten *Begehrter Edelstein, benannt nach dem russischen Zaren »Alexander II.«: Alexandrit.*

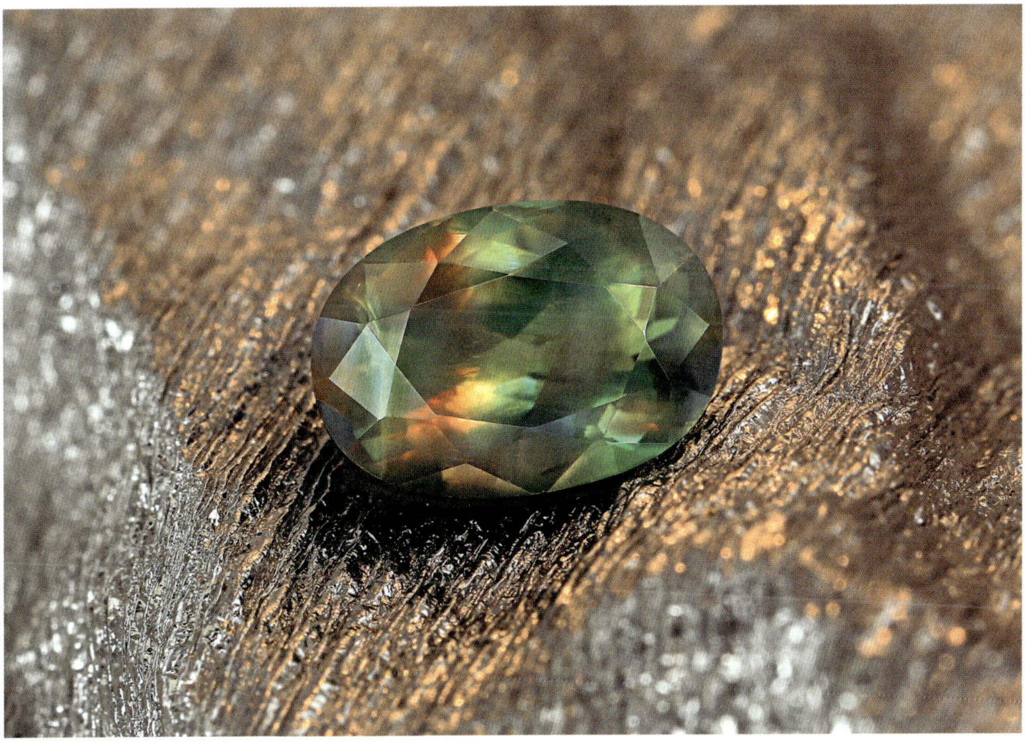

Chrysokoll

Stärkt die Lebenskraft und bewahrt vor jugendlichem Leichtsinn

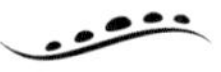

Merkmale: Härte: 2–4; Dichte: 2,0–2,4; Formel: $(Cu,Al)_2H_2[(OH)_4/Si_2O_5]\cdot nH_2O$. Das auch als Kieselkupfer oder Kieselmalachit bekannte Mineral besteht hauptsächlich aus Kupfersilikat. Chrysokoll ist in der Regel undurchsichtig und meist blaugrün bis türkisblau. Selten kommt er auch mit brauner bis schwarzer Farbgebung vor.
Da Chrysokoll relativ weich ist, eignet er sich nur in Ausnahmefällen (z.B. wenn er mit hartem Quarz verwachsen ist) zur Herstellung von gefasstem Schmuck. Anhänger, Schmeichelsteine und Ziergegenstände werden aber gerne aus Chrysokoll gefertigt. Fälschungen kommen im Handel z.B. in Form von entsprechend gefärbtem Chalcedon vor; der ist jedoch sehr viel härter als Chrysokoll. Chrysokollwasser nur per Reagenzglasmethode (→ S.57) herstellen.

Varietät:
❁ Verwachsungen von Chrysokoll mit Malachit (→ S.152) und Türkis (→ S.202) werden unter der Bezeichnung **»Eilatstein«** gehandelt.

Körperliches Wohlbefinden: Chrysokoll kann die Lebenskraft allgemein und speziell Knochen, Herz und Immunsystem stärken und daher auch Infektionen vorbeugen. Als besonders hilfreich gilt er bei Fieber, Halsschmerzen, Mandelentzündungen, Bauchkrämpfen und Menstruationsbeschwerden. Er soll den Blutdruck senken, die Leber anregen und die Funktion von Schilddrüse und Bauchspeicheldrüse verbessern (guter Helferstein bei Altersdiabetes). Und Chrysokoll kann Verspannungen im Nacken lösen. Dazu trägt man ihn als Kette (selten zu bekommen) oder legt ihn für ca. 20 Minuten täglich auf die betreffenden Stellen auf. Auch wird der Chrysokoll zur Behandlung von Geschwüren, kleinen Verbrennungen und mangelnder Hautpigmentierung eingesetzt. Dazu kann man ihn auflegen, trägt ihn als Anhänger oder hält ihn häufiger mal in der Hand.
In der Hand gehalten soll er übrigens auch gegen Beschwerden der (werdenden) Mutter vor, während oder nach der Geburt helfen.

Mentale Kraft & ganzheitliches Wohlbefinden: Chrysokoll soll beruhigend bei Angst und Nervosität wirken. Er kann vor selbstzerstörerischen Gefühlen, wie Aggressionen, Hass und Neid, bewahren bzw. diese stark abmildern und damit Einsicht, Ausgeglichenheit und Harmonie fördern. Er bringt Gefühl und Verstand in Einklang und steigert somit das Vertrauen in die eigenen positiven Gefühle, die eigene Intuition und damit auch die Zufriedenheit mit sich selbst.
Gerade Heranwachsenden kann er zu mehr Verantwortungsbewusstsein und Reife verhelfen und sie damit vor jugendlichem Leichtsinn mit all seinen negativen Auswüchsen, aber auch vor seelischen Verletzungen durch andere bewahren. Dazu trägt man ihn am besten häufig bei sich, z.B. in der Hosentasche.

Energiezentren: Halschakra (Wirkung vor allem auf den Körper), Stirnchakra (Wirkung vor allem auf Seele und Geist), aber auch Herzchakra (bei Steinen mit viel Grünanteil).
Tierkreiszeichen: Krebs, Stier, aber auch Schütze, Waage, Wassermann.

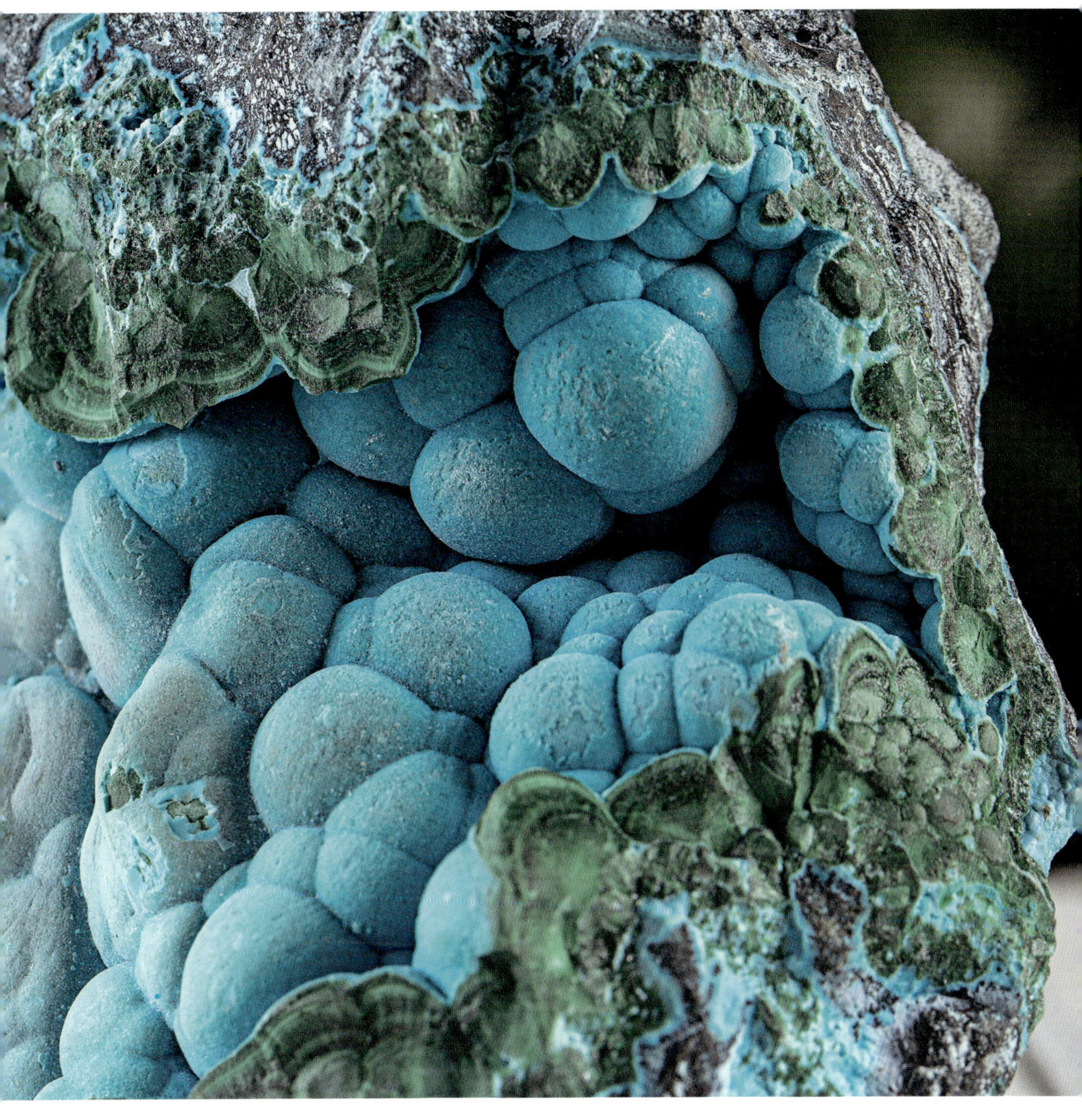

Oben *Bringt Gefühl und Verstand in Einklang und stärkt die Liebe zu sich selbst: Chrysokoll.*

Chrysopras

»Entgiftet« und ist körperlich sowie geistig der Stein des Herzens

Merkmale: Härte: 6,5–7,0; Dichte: 2,58–2,64; Formel: SiO_2. Diese Chalcedonvarietät zeigt häufig ein eher unscheinbares Grün, selten ein Gelbgrün, in seiner schönsten Ausprägung jedoch das berühmte leuchtende Apfelgrün. Chrysopras ist durchscheinend bis undurchsichtig. Nickelbeimengungen bewirken die grüne Farbe. Chrysopras wird zu Schmuckgegenständen und Ziergefäßen verarbeitet, aber auch als Schmeichelstein angeboten. Früher fertigte man sogar Wandvertäfelungen für Kirchen und Schlösser aus Chrysopras. Da Chrysopras zu den relativ seltenen und etwas teueren Steinen zählt, kommen leider zuweilen auch Fälschungen aus grün gefärbtem Chalcedon oder Achat auf den Markt.

Körperliches Wohlbefinden: Chrysopras wirkt ausgleichend und beruhigend auf den Körper – insbesondere auf das durch Stress geschwächte Herz. Das macht ihn zum idealen Begleiter für alle, die die Auswirkungen von Stress auch körperlich spüren.

Vor hohem Blutdruck und Arteriosklerose soll er ebenfalls schützen und allgemein die Entschlackung bzw. »Entgiftung« des Körpers fördern. Er wird daher beispielsweise nach Vergiftungen und auch gegen Rheuma sowie zum Schutz vor Infektionen eingesetzt. Zum Zweck der Entschlackung legt man ihn am besten täglich für etwa 20 Minuten im Leberbereich auf. Außerdem soll Chrysopras – als Kette getragen – bei Epilepsie helfen. Zur allgemeinen Behandlung von Hautkrankheiten und gegen Herpes kann er ebenfalls unterstützend eingesetzt werden.

Chrysopraswasser darf nur per Reagenzglasmethode (→ S. 57) hergestellt werden.

Chrysopras plus Rauchquarz wird zur Behandlung von Pilzinfektionen angewandt: Dazu beide Steine über mehrere Wochen als Anhänger tragen.

Die hl. Hildegard empfiehlt gegen Gicht, einen Chrysopras auf die jeweils schmerzende Stelle aufzulegen.

Mentale Kraft & ganzheitliches Wohlbefinden: Genauso reinigend und beruhigend wie auf den Körper wirkt der Chrysopras auch auf den Geist. Er ist körperlich wie geistig ein Stein des Herzens. Chrysopras kann vor Alpträumen schützen, indem man ihn schon tagsüber trägt. Aber ob der Chrysopras unter dem Kopfkissen wirklich für einen ruhigen, störungsfreien Schlaf sorgt, ist individuell verschieden und muss ausprobiert werden, denn auch das Gegenteil könnte der Fall sein! Chrysopras kann zudem dafür sorgen, dass wir quälende Erlebnisse bzw. die Erinnerungen daran verarbeiten und abhaken können. Er stützt unser Vertrauen in eine höhere Ordnung. Und er lässt uns Geborgenheit sowie eine geistige Verbundenheit mit den Menschen um uns herum, mit den Aufgaben, die wir zu erledigen haben, und mit der Natur spüren. Auch Aufgaben, die ganz neu auf uns zukommen, bewältigen wir mit seiner Hilfe leicht.

Energiezentren: Herzchakra, aber auch Sakralchakra.
Tierkreiszeichen: Jungfrau, Krebs, Skorpion.
Geburtsmonat: Mai.

Rechts *Am begehrtesten in leuchtendem Apfelgrün: Chrysopras (hier: poliert).*

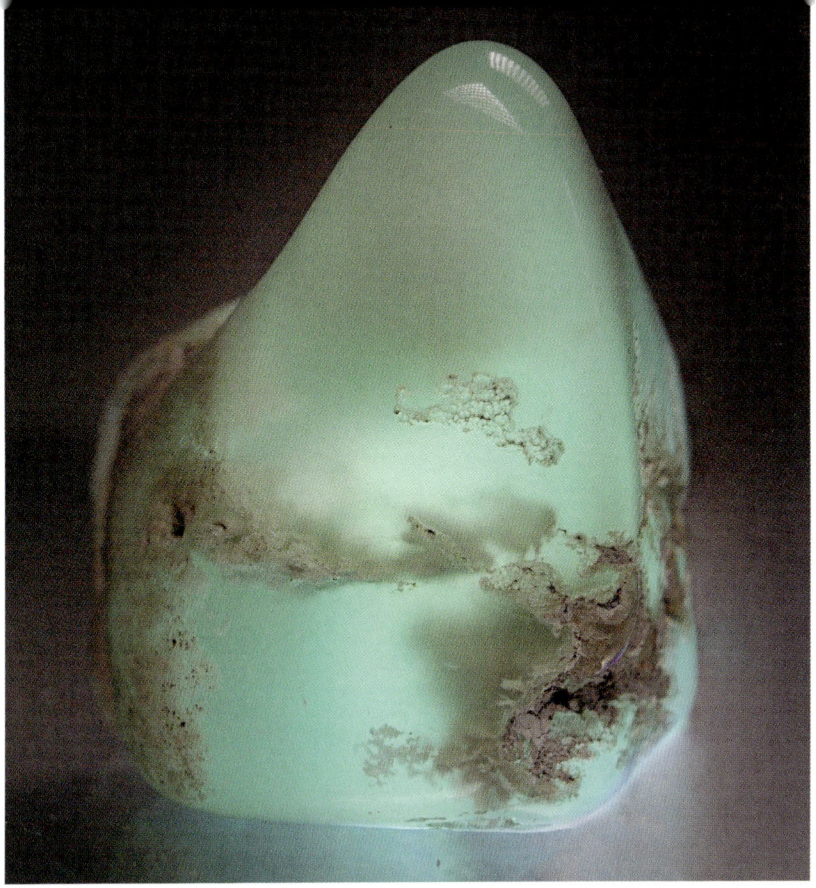

Unten *Für den »grünen Daumen«: Chrysopras stärkt die Beziehung zu Pflanzen.*

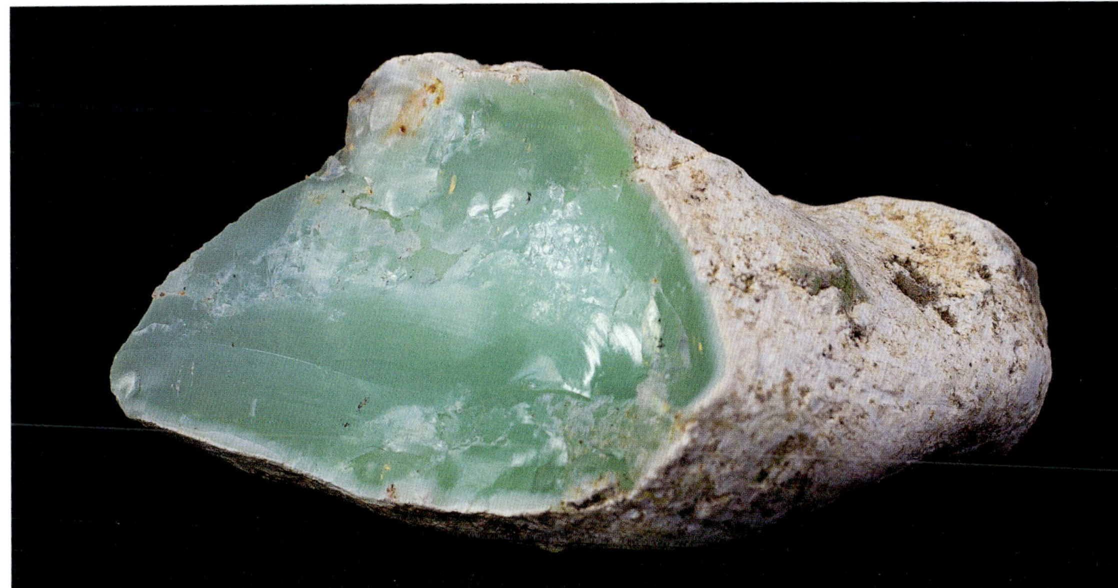

Citrin

GUT FÜR DIE BAUCHSPEICHELDRÜSE – GUT FÜR DIE KARRIERE

Merkmale: Härte: 7; Dichte: 2,65; Formel: SiO_2. Bei Citrin (vom Griechischen für Zitronenstein, zuweilen auch Zitrin geschrieben) handelt es sich um eine meist zitronengelbe Quarzvarietät. Sie verdankt ihre Farbe geringen Mengen von Eisen. Citrin ist durchsichtig bis durchscheinend. Klarer, hochwertiger Citrin wird facettiert geschliffen (als Ringstein oder Anhänger). Da Citrine relativ selten sind, verwandelt man minderwertigen Amethyst oder Rauchquarz häufig durch Hitzebehandlung (ca. 470–560 Grad Celsius) in »Citrin«. Solch künstlich erzeugter Citrin ist jedoch bräunlicher als der echte. Oft wird er darüber hinaus auch noch unter den verwirrenden Bezeichnungen »Goldtopas« (zugleich Bezeichnung für echten gelben Topas), »Madeiratopas«, »Quarztopas« oder gar fälschlicherweise direkt als »Topas« in den Handel gebracht.

Varietät:

❁ **Ametrin:** Das ist die Verwachsung von gelbem Citrin und violettem Amethyst. Er ist durchsichtig bis durchscheinend. Die gelben und die violetten Farbzonen verdankt der Ametrin dem in Spuren enthaltenen Eisen. Zu seinen Heilwirkungen → S. 66.

Körperliches Wohlbefinden: Verwenden Sie nur natürlichen Citrin. Früher galt er übrigens als wahrer Wunderstein, der seinem Träger das ewige Leben bescheren sollte. Heute ist er vor allem wegen seiner stärkenden Wirkung auf die Bauchspeicheldrüse im Gespräch. Citrine können die Bauchspeicheldrüsen-Funktion und dabei insbesondere die Insulin produzierenden Inselzellen stärken. Deshalb soll der Citrin die Beschwerden bei Altersdiabetes lindern bzw. gefährdete Personen auch vorbeugend vor der »Zuckerkrankheit« schützen. Daneben kann er allgemein den Stoffwechsel fördern, Milz, Magen und Darm kräftigen und Völlegefühl sowie Verdauungsbeschwerden beseitigen. Zudem sollen Citrine die Tätigkeit der Nieren und der Blase verbessern und Infektionen überwinden helfen. Legen Sie den Citrin am besten täglich für ca. 20 Minuten auf das Sonnengeflecht auf oder tragen ihn in der Hosentasche bzw. an einer langen Kette im Bauchbereich. Kombinieren Sie Citrin nicht mit Bergkristall, da er sonst zu stark wirkt.

Mentale Kraft & ganzheitliches Wohlbefinden: Menschen, die von Ängsten bzw. unheilvollen Ahnungen geplagt werden bzw. in Selbstmitleid zerfließen, schenkt der Citrin wieder Hoffnung und Lebensenergie. Er fördert Vitalität sowie Selbstsicherheit und kann sogar unterstützend bei der Behandlung von Depressionen helfen. Menschen, die im stillen Kämmerlein eifrig an Ideen und Karriereplänen feilen, aber dennoch ein wenig mit sich hadern und so etwas wie den letzten Anstoß benötigen, verleiht er die nötige Durchsetzungskraft gegenüber sich selbst und anderen. Auch stärkt er den Blick dafür, aus allen Plänen nur lohnende Projekte auszuwählen.

Energiezentrum: Solarplexuschakra.
Tierkreiszeichen: Jungfrau, Löwe, Stier, Waage, Zwillinge.
Geburtsmonat: November.

Rechts *Macht Lust auf das Leben, stärkt die Aura und stand früher für ewiges Leben: Citrin.*

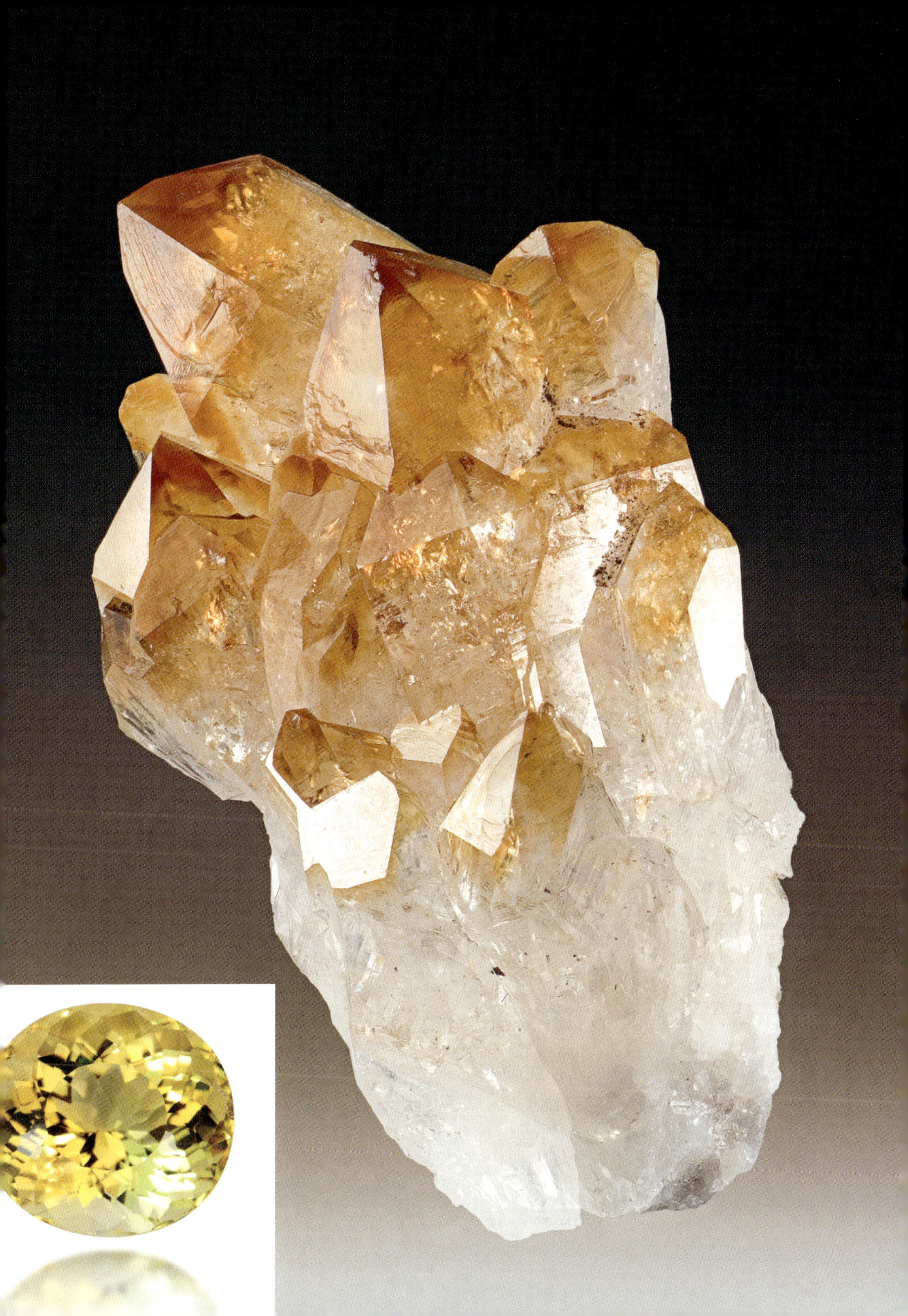

Coelestin (blau, gelb)

LINDERT SCHMERZEN, BEFREIT VON ÄNGSTEN

Merkmale: Härte: 3,0–3,5; Dichte: 3,9–4,0; Formel: $SrSO_4$. Coelestin gehört zur Klasse der Sulfate. Im Mineralienhandel findet man u.a. weißgraue, hellgelbe oder hellblaue (durchsichtige bis durchscheinende) Kristalle bzw. Drusen. Wobei der blaue Coelestin selten geworden ist. Industriell wird Coelestin für die Gewinnung von Strontium genutzt. Für die Schmuckherstellung eignet er sich wegen seiner Weichheit jedoch kaum.

Körperliches Wohlbefinden: Blauer Coelestin soll gegen Kopfschmerzen (sogar Cluster), Muskelverspannungen und Menstruationsbeschwerden helfen. **Gelber Coelestin** lässt (Operations-) Wunden schneller abheilen. Täglich für ca. 20 Minuten auf die von Beschwerden betroffenen Körperbereiche oder zugehörigen Chakren auflegen. Auch hilft es, die Kristalle in der Hand zu halten und sie oft zu betrachten.

Mentale Kraft & ganzheitliches Wohlbefinden: Blauer Coelestin soll von Ängsten befreien, die Nerven beruhigen sowie harmonisches Zusammenleben fördern. Selbst in sehr hektischen Zeiten oder nach Schicksalsschlägen verhilft er uns zu innerem Gleichgewicht und neuer Tatkraft. **Hellgelber Coelestin** sorgt für ein sonniges Gemüt und viel Zuversicht.

Energiezentren: blau: Hals-/Stirnchakra; gelb: Solarplexuschakra.
Tierkreiszeichen: Steinbock, Stier, Wassermann, Zwillinge.

Cordierit

STÄRKT DEN KREISLAUF UND DAS RÜCKGRAT

Merkmale: Härte: 7,0–7,5; Dichte: 2,58–2,66; Formel: $Mg_2Al_3[AlSi_5O_{18}]$. Cordierit ist auch als Dichroit oder Iolith bekannt. Iolith bedeutet Veilchenstein (wegen seiner graublauen bis violetten Farbe). Cordierit gehört zur Klasse der Silikate.
Im Cabochonschliff weist die Oberfläche des durchscheinenden Steins besondere Lichtbrechungen auf.
Cordierit wird u.a. zur Herstellung »heißer Steine« (Grillsteine) verwendet. Im Mineralienhandel findet man ihn als Trommelstein.

Körperliches Wohlbefinden: Cordierit soll den schwachen Kreislauf ankurbeln, zu hohen Blutdruck senken und Krampfadern vorbeugen. Ebenfalls gilt er als guter Helfer bei vielen Magen-Darm-Erkrankungen (krampflösend!). Er ist dem Stirn- und dem Halschakra zugeordnet, kann aber auch täglich für ca. 20 Minuten auf die von Schmerzen bzw. Krämpfen betroffenen Körperbereiche aufgelegt bzw. längere Zeit am Körper getragen werden.

Mentale Kraft & ganzheitliches Wohlbefinden: Cordierit hilft dabei, Ängste zu überwinden und sich vom Stress zu befreien.
Menschen, die sich allzu leicht von anderen in ihrer Meinung beeinflussen lassen, verhilft er zu mehr Nerven- und Durchsetzungskraft, Entschiedenheit und »Rückgrat«. So geht man seinen Weg auch gegen Widerstände pflichtbewusst und optimistisch weiter.

Energiezentren: Stirn- oder Halschakra.

Rechts *Himmelblau: Coelestin leitet sich ab vom Lateinischen für »zum Himmel gehörig«.*

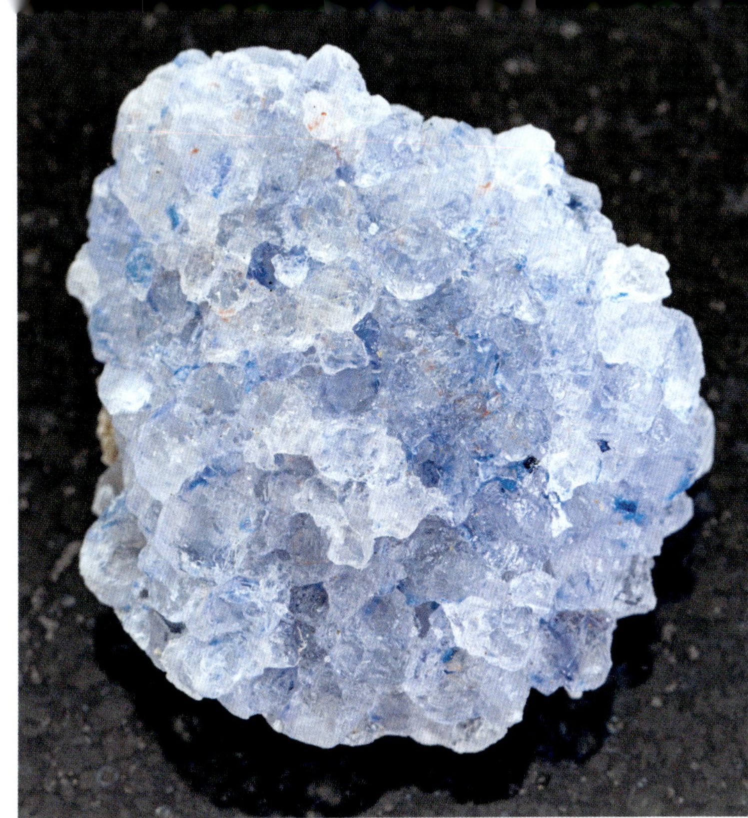

Unten *Heißt auch Veilchenstein: Cordierit (hier als Trommelstein).*

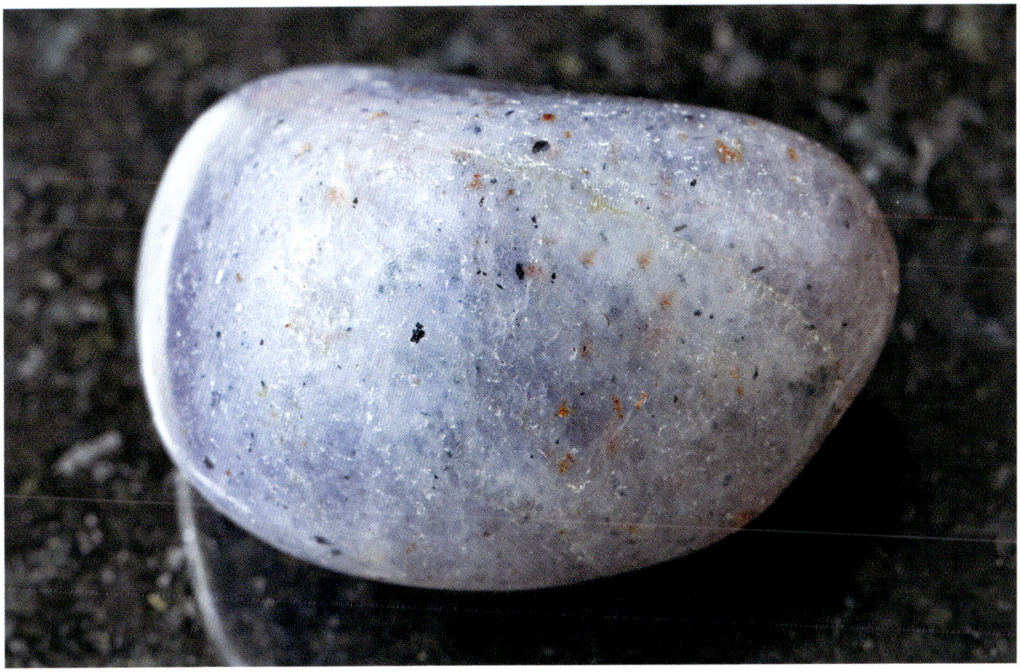

Diamant

WIRKT REINIGEND UND KLÄREND
AUF KÖRPER UND GEIST

Merkmale: Härte: 10; Dichte: 3,52; Formel: C. Der Diamant gehört zu den Elementen. Wir kennen ihn vor allem klassisch farblos. Er kann aber auch in Braun, Gelb, Grün, Rosa, Blau oder Schwarz vorkommen und ist durchsichtig bis durchscheinend.
Der Diamant besteht aus reinem Kohlenstoff und ist wegen seiner unvergleichlichen Härte und Nichtabnutzbarkeit geeignet, z. B. alle anderen Edelsteine und auch Glas zu ritzen oder zu schleifen. Diamanten oder Diamantsplitter werden daher für Schleif- und Bohrwerkzeuge verwendet. Allerdings setzt man zu industriellen Zwecken oft synthetische Diamanten ein. Echte Diamanten in Edelsteinqualität dagegen erhalten meist einen Facetten-/Brillantschliff und werden zu Schmuck verarbeitet. Der Wert solcher Diamanten hängt von deren Größe, Reinheit, Farbe und der Qualität des Schliffs ab. Vorsicht: U.a. werden Imitate aus facettiert geschliffenem Zirkon, synthetisch hergestellten Zirkonia sowie Strass (Bleiglas) als Diamanten ausgegeben.
Trotz enormer Härte ist der Diamant stoßempfindlich. Durch einen besonderen Schlag kann er zerspringen. Diamantschmuck sollten Sie daher vorsichtig behandeln.

Körperliches Wohlbefinden: Der Diamant kann Rheuma, Gicht und Schlaganfall vorbeugen oder helfen, diese Erkrankungen zu lindern, zu überwinden und sich zu regenerieren. Auch soll er Blase und Nieren stärken und vor Gallen- oder Nierensteinen usw. schützen. Er kann die Thymusdrüse stimulieren und er soll positive Wirkungen bei Diabetes, Epilepsie, Fieber, Gelbsucht, Gleichgewichtsstörungen und Knochenerkrankungen haben. Dazu kann er täglich ca. 20 Minuten auf die betreffenden Körperbereiche aufgelegt und danach als Schmuckstück getragen werden.
Die hl. Hildegard empfiehlt, bei Schlaganfall, Gicht oder Gelbsucht einen Diamanten einen Tag lang in Wasser oder Wein zu legen und die Flüssigkeit dann zu trinken – natürlich ohne Stein. Dieses Elixier wirkt auch vorbeugend, denn es soll die Ablagerungen in den Gefäßwänden auflösen und so u.a. das Herzinfarkt- und Schlaganfallrisiko mindern.

Mentale Kraft & ganzheitliches Wohlbefinden: Der Diamant wirkt reinigend auf Körper und Geist. So klar wie er selbst ist, so klar lässt er uns auch denken. Er stärkt unsere geistige Leistung und bewahrt uns vor Vergesslichkeit. Ideal auch für ältere Menschen. Zudem soll der Diamant Angstzustände und (unterstützend) sogar Depressionen überwinden helfen und Selbsterkenntnis sowie Selbstwertgefühl steigern.
Er symbolisiert Stärke und ist aufgrund seiner Reinheit seit jeher ein beliebter Schutzstein, wird aber zuweilen auch als Unglücksbringer eingeschätzt. Letzteres liegt möglicherweise nur an seinem Wert, der ihn leicht zum Mittelpunkt der Begierden werden lässt und damit z. B. auch Diebe »magisch« anzieht.

Energiezentren: Stirnchakra, aber auch alle anderen Chakren.
Tierkreiszeichen: Löwe, Steinbock (schwarzer Diamant), Widder.
Geburtsmonat: April.

Rechts *Edel und praktisch: Diamanten muss man weder ent- noch aufladen (hier: Rohdiamant).*

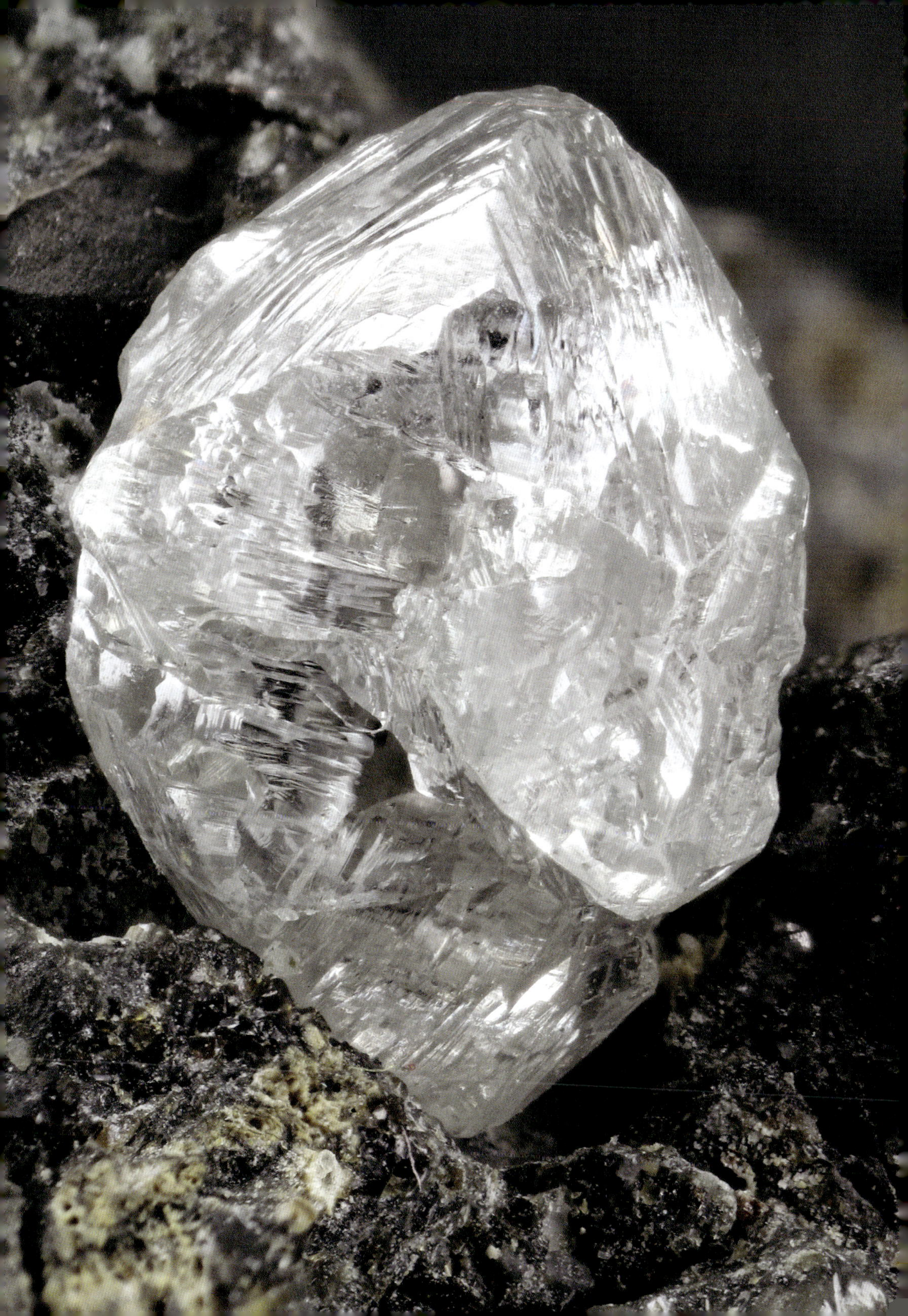

Diopsid – Chromdiopsid, Diallag, Sterndiopsid

GUT FÜR BLASE UND NIEREN, HILFREICH IN DER PUBERTÄT

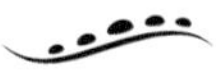

Merkmale: Härte: 5,0–6,0; Dichte: 3,00–3,50; Formel: $CaMg[Si_2O_6]$. Diopsid (Adlerstein) ist ein Calcium-Magnesium-Silikat aus der Familie der Pyroxene. Er ist farblos, bläulich, grünlich, gelblich, braun oder schwarz und durchsichtig bis durchscheinend.
Bereits im antiken Griechenland war der Sterndiopsid als Schmuckstein begehrt. Die Griechen hielten ihn für einen vom Himmel gefallenen, »versteinerten« Stern. Auch heute werden Sterndiopside und vor allem grüne Diopside zu Schmuckstücken verarbeitet. Im Mineralienhandel ist der Diopsid in Form von Kristallen oder Trommelsteinen erhältlich. Diopsid eignet sich nicht direkt als Wasserstein, kann aber indirekt, d.h. über die Reagenzglasmethode, verwendet werden (→ S.57).

Varietäten:
❁ **Chromdiopsid:** smaragdgrün, selten und relativ teuer (leicht mit Smaragd zu verwechseln).
❁ **Diallag:** grünlich grau bis bräunlich.
❁ **Sterndiopsid:** ein Diopsid, der als Cabochon oder Kugel einen vierstrahligen Stern auf der Oberfläche zeigt; schwarz (Blackstar), grau oder graubraun.

Körperliches Wohlbefinden: Diopsid ist ein energiereicher und doch sanfter Stein; das gilt für den **Sterndiopsid** noch verstärkt. Er kann also die körperliche Kraft und die Lebensenergie steigern.
Sterndiopsid oder ein **schwarzer Diopsid** – kann die Zahl weißer Blutkörperchen regulieren und die Blutgerinnung (z.B. bei Neigung zu Hämatomen = blauen Flecken) optimieren.
Diopsid allgemein soll den Hormonhaushalt positiv beeinflussen und speziell grüne Diopside – **Chromdiopsid** und grüner **Diallag** – können bei Nieren- und Blasenerkrankungen helfen (u.a. Blasen- oder Nieren- bzw. Nierenbeckenentzündungen).
Man legt den Diopsid täglich ca. 15 bis 20 Minuten vorzugsweise auf das Herzchakra oder auf die von Beschwerden betroffenen Körperbereiche (z.B. Nieren) auf.

Mentale Kraft & ganzheitliches Wohlbefinden:
Diopsid allgemein kann emotionale Schwankungen ausgleichen sowie die geistige Problembewältigung unterstützen und so zu innerer Ausgeglichenheit führen.
Durch seine harmonisierende Wirkung auf den Hormonhaushalt kann er insbesondere jungen Menschen in der Pubertät helfen, diese Phase ohne große Probleme zu durchlaufen und geistig zu reifen.
Selbst Probleme, die man schon ein halbes Leben mit sich herumschleppt, oder gar Traumata aus der Kindheit kann der Diopsid klären und dadurch für neue Lebensfreude sorgen. Er hilft natürlich auch, wenn uns lediglich das Einerlei des Alltags anödet.

Energiezentren: vor allem Herzchakra (grüner Diopsid); aber auch Scheitel- und Stirnchakra (bläulicher Diopsid) sowie Wurzelchakra (dunkler Diopsid).
Tierkreiszeichen: Jungfrau.

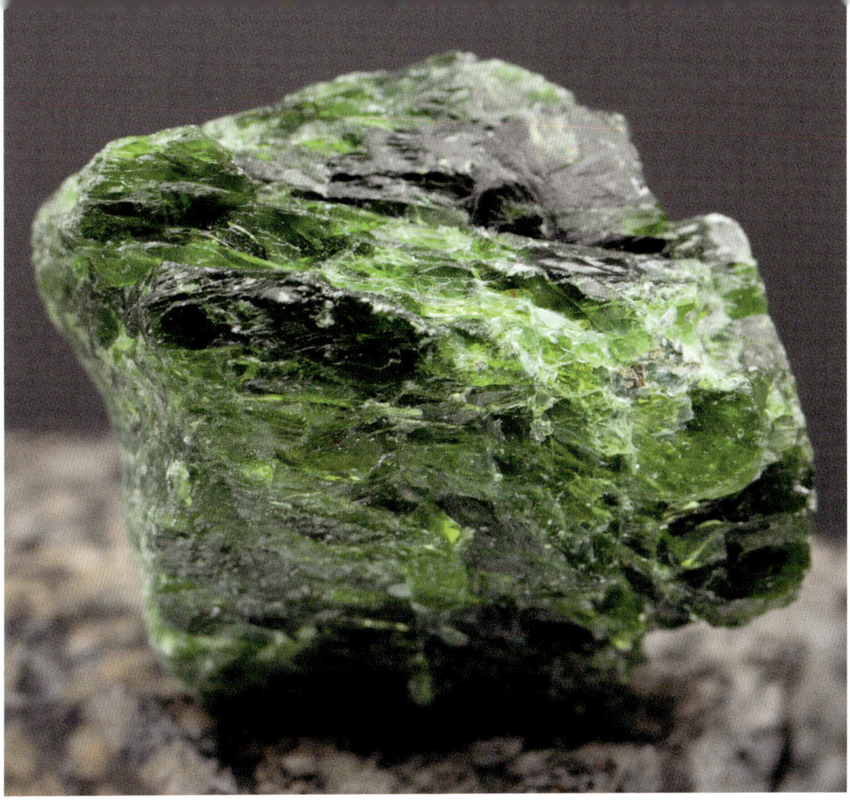

Links *Fördert Ausgeglichenheit und Reife: grüner Diopsid (hier: Rohstein aus Russland).*

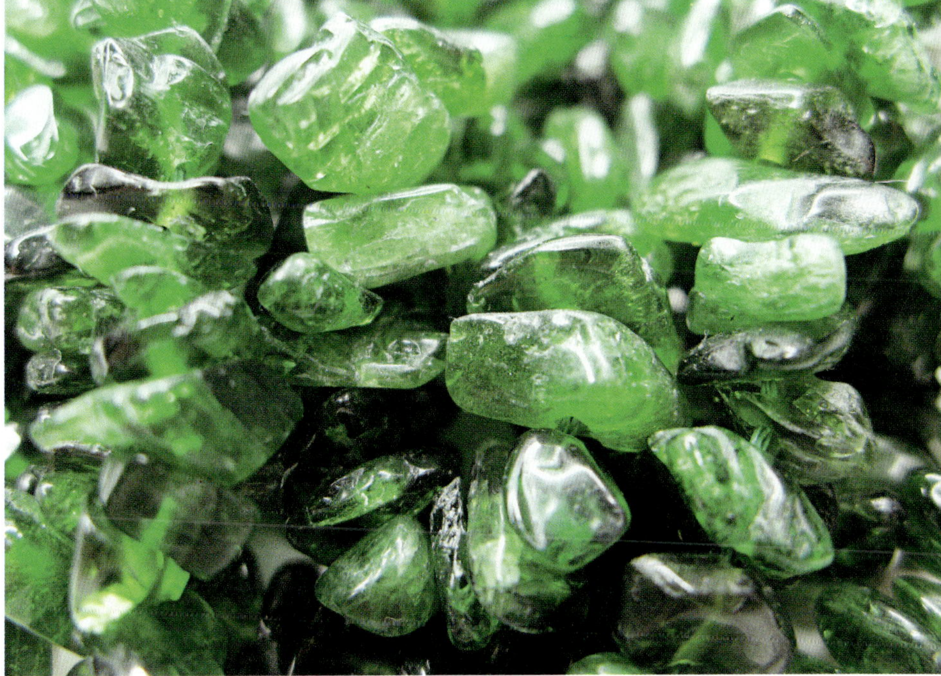

Rechts *In wunderschönem Smaragdgrün: polierte Chromdiopsidkristalle.*

Dolomit(-stein) – Dolomit mit Pyrit

HELFEN DER HAUT UND MACHEN ZUFRIEDEN

Merkmale: Härte: 3,5–4,0; Dichte: 2,85–2,95; Formel: $CaMg[CO_3]_2$. Dolomit(-stein) besteht vor allem aus dem Mineral Dolomitspat, das zur Klasse der Carbonate gehört. Er ist u.a. weiß, graugelb, graugrün oder bräunlich und durchscheinend bis opak. Dolomit wird u.a. in der Bauindustrie genutzt, aber auch zu Trommelsteinen und Anhängern verarbeitet.

Varietät:

- **Dolomit mit Pyrit:** Weißer Dolomit mit glänzenden Pyriteinschlüssen. Der weiße Dolomit und zuweilen auch der weiße Dolomit mit Pyrit werden als Zuckerdolomit bezeichnet.

Körperliches Wohlbefinden: Dolomit soll den Stoffwechsel harmonisieren, gegen Übersäuerung helfen und die Knochen stärken. Er kann Allergien, Hautentzündungen und Pilzerkrankungen der Haut lindern. Man trägt ihn bei sich oder reibt sich mit Dolomitwasser ein: Dazu einen Trommelstein (kein Dolomit mit Pyrit!) über Nacht in ein Glas Wasser legen. **Dolomit mit Pyrit** soll »entgiften«, bei Magen-Darm-Beschwerden und Arterienverkalkung helfen.

Mentale Kraft & ganzheitliches Wohlbefinden: Dolomit macht sensibler gegenüber Menschen und Situationen, hilft dabei, eigene Ziele zu erreichen, und schenkt mehr Zufriedenheit.

Energiezentrum: Stirnchakra.
Tierkreiszeichen: Schütze, Widder.

Dumortierit – Dumortieritquarz

HELFEN KOPF UND MAGEN UND GELTEN ALS GUTE-LAUNE-STEINE

Merkmale: Härte: 7,0; Dichte: 3,26–3,41; Formel: $Al_7[O_3BO_3(SiO_4)_3]$. Der zu den Inselsilikaten zählende Dumortierit ist meist dunkel- oder violettblau und durchscheinend bis opak. Er wird u.a. als Trommelstein oder Anhänger angeboten.

Varietät:

- **Dumortieritquarz:** mit blauem Dumortierit durchsetzter Quarz.

Körperliches Wohlbefinden: Dumortierit oder **Dumortieritquarz** mit hohem Dumortieritanteil soll bei Erkältung und chronischer Bronchitis helfen und stressbedingte Beschwerden, wie Kopfschmerzen, Nackenverspannungen, einen gereizten Magen mit Erbrechen und Durchfall, Koliken sowie Hautirritationen, lindern. Bei Kopf-/Nackenbeschwerden an einer kurzen Kette tragen oder auf das Stirn- oder Halschakra platzieren. Bei Problemen mit Haut, Magen oder Darm auf die betreffenden Körperstellen legen.

Mentale Kraft & ganzheitliches Wohlbefinden: Dumortierit hilft gegen innere Unruhe und gilt als Gute-Laune-Stein. Er fördert die Konzentration, lässt uns aber auch leichter abschalten bzw. das Leben leichter nehmen. Daher bewahrt er auch vor stressbedingten körperlichen Beschwerden. Und er kann Toleranz schenken.

Energiezentren: Hals- oder Stirnchakra.
Tierkreiszeichen: Schütze, Löwe, Steinbock.

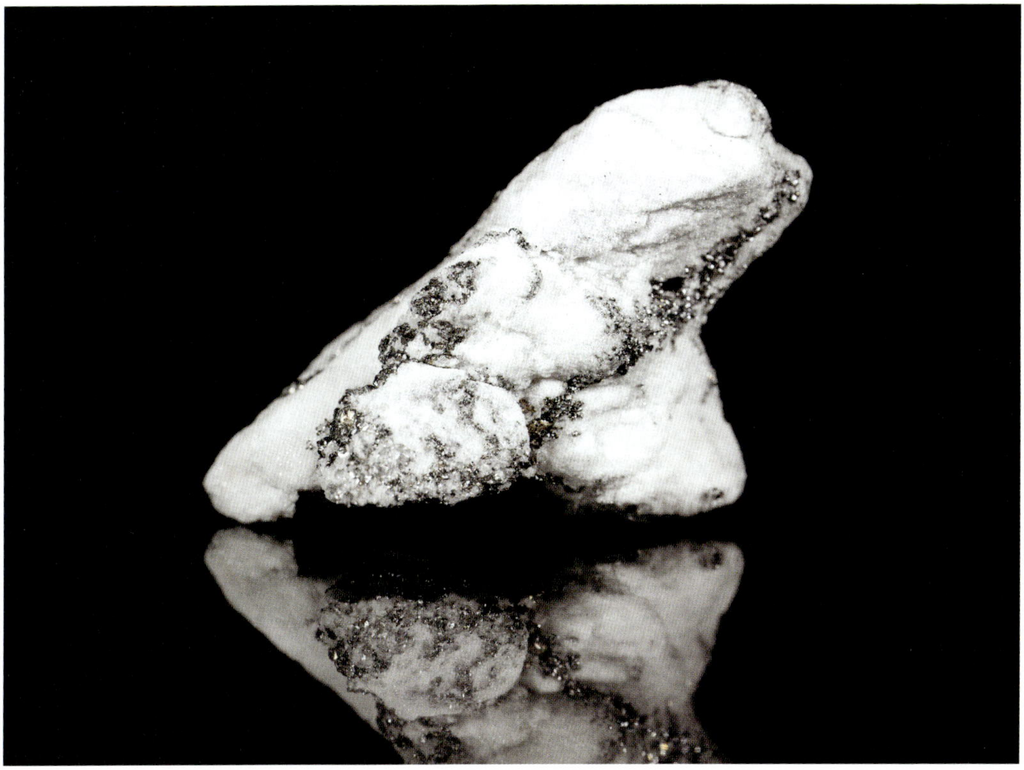

Oben *Dolomit (hier: mit Pyrit) wurde nach dem Mineralogen Dolomieu benannt.*

Rechts *»Nimm das Leben leicht!«, so lautet seine Botschaft: Dumortierit.*

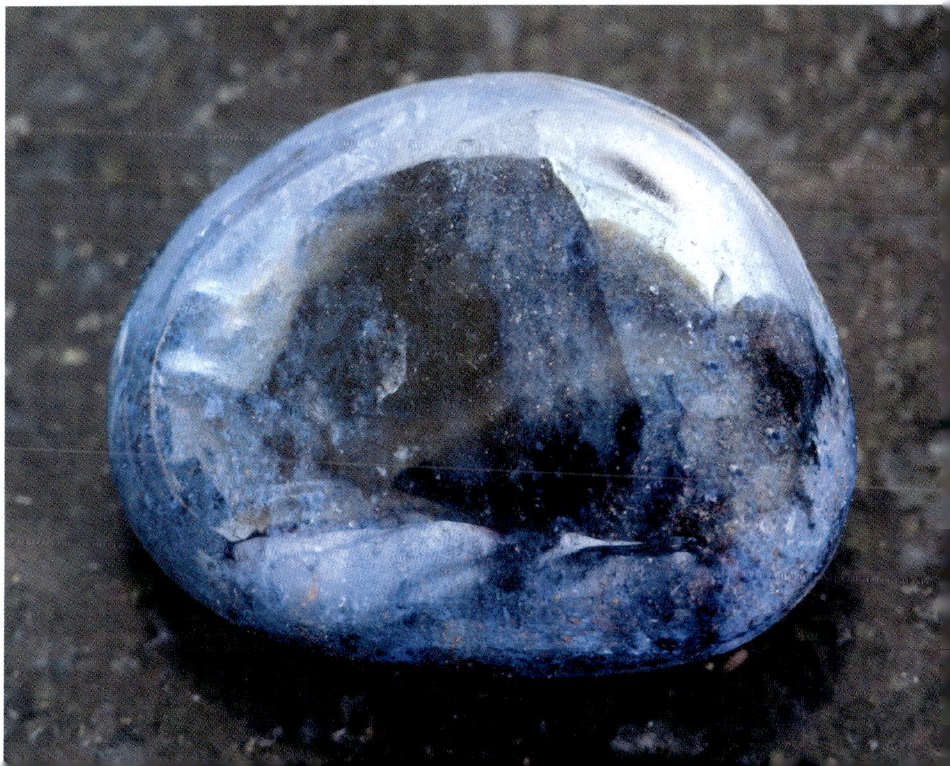

Epidot – Epidotquarz, Piemontit, Piemontitquarz, Unakit

STÄRKEN BRONCHIEN, IMMUNSYSTEM UND REKONVALESZENZ – MACHEN WELTOFFEN

Merkmale: Härte: 6,0–7,0; Dichte: 3,30–3,50; Formel: $Ca_2(Fe,Al)_3[SiO_4]_3(OH)$. Epidot gehört zur Klasse der Silikate und Germanate. Wegen der Ähnlichkeit mit Pistazien werden vor allem die grünen bzw. gelb-, braun- oder schwarzgrünen Steine alternativ auch als Pistazit bezeichnet. Epidot kommt aber auch in schwarzbraunen und (selten) roten Tönen vor. Meist ist er durchscheinend, manchmal jedoch durchsichtig (Kristalle) oder opak.
Epidotkristalle werden selten zu Schmuck verarbeitet, da sie spröde und bruchempfindlich sind. Aus dichten Epidotmassen werden jedoch teilweise Cabochons und Anhänger geschliffen oder Figuren, Schalen u.Ä. gefertigt.
Verwechslungsmöglichkeiten für Epidot (Pistazit) bestehen u.a. mit Diopsid (→ S. 108) und Vesuvianit (→ S. 208).

Varietäten:
- **Epidotquarz:** Epidotnadeln, die in Quarz eingewachsen sind.
- **Piemontit:** seltener kirschroter bis bräunlich roter, durchscheinender bis opaker Epidot mit Mangan-Beimengung.
- **Piemontitquarz:** Epidot mit Mangan-Beimengung, der mit Quarz verwachsen ist.
- **Tawmawit:** durch Chrom-Beimengung kräftig grüner Epidot (wird kaum zu Heilzwecken eingesetzt).
- **Unakit:** die Verwachsung von grünem Epidot und rotem Jaspis; wird meist als Trommelstein angeboten.

Körperliches Wohlbefinden: Epidot oder **Epidotquarz** kann Lunge, Leber, Gallenblase und Darm sowie das Immunsystem stärken und somit Krankheiten vorbeugen bzw. die Rekonvaleszenz (Genesungsphase) nach überstandenen Krankheiten beschleunigen. Dabei ist seine positive Wirkung bei allergisch bedingten oder bei anderen chronisch-entzündlichen Lungen- bzw. Bronchialerkrankungen besonders hervorzuheben. Man legt ihn auf das Herzchakra oder das Sonnengeflecht auf bzw. trägt ihn bei sich, wobei man ihn oft in den Händen halten sollte.
Dem **Unakit** werden die gleichen Heilwirkungen zugeschrieben. Darüber hinaus soll der Unakit jedoch eine besonders entkrampfende Wirkung auf den Unterleib haben.
Piemontit und **Piemonitquarz** sollen ebenfalls Leber und Darm sowie vor allem die Geschlechtsorgane stärken.

Mentale Kraft & ganzheitliches Wohlbefinden: Epidot hilft dabei, Schicksalsschläge und Kummer zu überwinden und wieder zuversichtlich zu werden. Er bringt Jung und Alt zusammen, indem er offen und verständnisvoll macht.
Epidotquarz gibt Mut und Kraft.
Unakit und **Piemontit** bzw. **Piemontitquarz** sollen das natürliche Verhältnis zur Sexualität stärken.

Energiezentren: grüner Epidot (Pistazit) und Unakit: Herzchakra, aber auch Solarplexuschakra.
Tierkreiszeichen: Epidot und Unakit: Skorpion, Waage und Zwillinge.

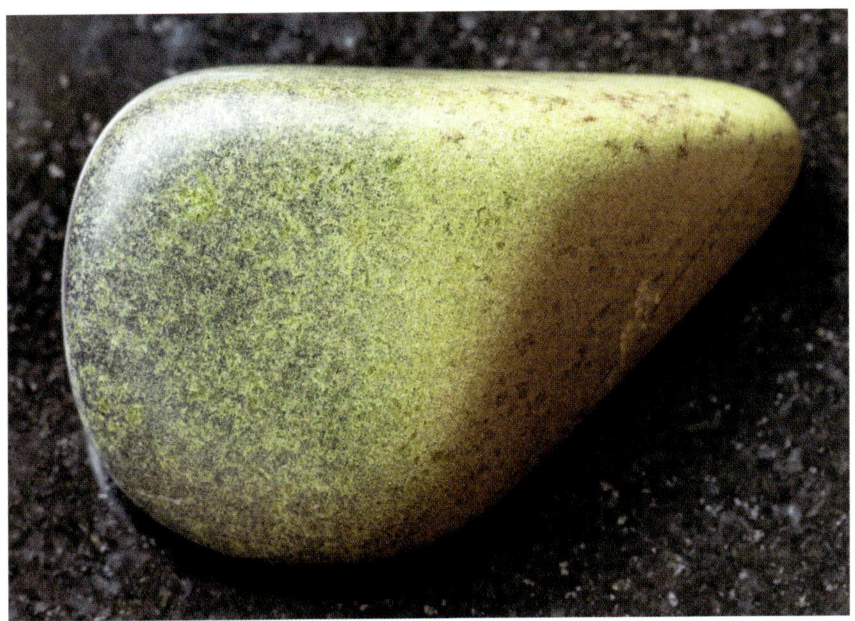

Links *Schenkt Zuversicht: grüner Epidot (Pistazit).*

Unten *Epidot mit einem Tupfer Jaspis nennt man: Unakit (hier: Cabochons).*

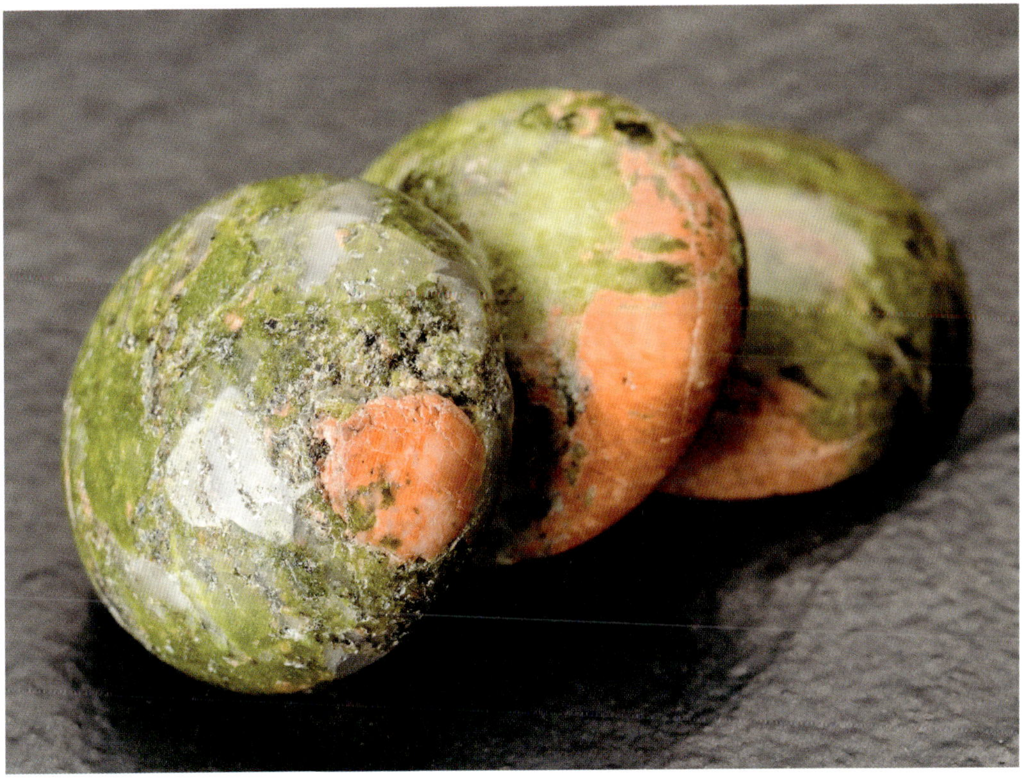

Eudialyt

SPENDET ENERGIE UND HILFT BEI DER NEUORIENTIERUNG

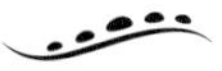

Merkmale: Härte: 5,0–5,5; Dichte: 2,7–3,0; Formel: $Na_3(Ca,Fe)_3Zr[(OH,Cl)/(Si_3O_9)_2]$. Dieses Ringsilikat ist oft rosarot, rot, braunrot bzw. violett, zuweilen aber auch gelblich bis bräunlich und dabei durchscheinend bis opak.
Als Schmuck- oder Trommelstein ist Eudialyt im Handel relativ selten zu finden, weil es nur wenige Vorkommen gibt, z. B. in Schweden und auf der Halbinsel Kola (Russland). Überhaupt wird unter der Bezeichnung Eudialyt häufig ein Syenit verstanden, der Eudialyt-Beimengungen enthält. (Syenit ist ein hartes, meist hellgraues oder rötliches Tiefengestein, das u.a. in der Bauindustrie Verwendung findet.)
Je nach Farbgebung kann Eudialyt einem Granat ähnlich sehen. Anders als Granat zersetzt sich Eudialyt jedoch sehr schnell, wenn er mit Säuren in Verbindung kommt. Diese Eigenschaft verlieh ihm auch seinen Namen: Eudialyt (abgeleitet von den griechischen Wörtern für »gut zersetzbar«).
Reinigen und entladen Sie diesen Stein unter fließendem Wasser. Zum Aufladen legen Sie ihn am besten in einer Vollmondnacht auf das Fensterbrett.

Körperliches Wohlbefinden: Eudialyt gehört zu den Steinen, die nicht über einen längeren Zeitraum angewendet werden sollten, sondern nur bei ganz konkretem Bedarf. Tragen Sie ihn aber selbst im Bedarfsfall nur dann bei sich, wenn Sie gerade Aktivitäten nachgehen – nicht in Ruhephasen! Denn Eudialyt kann sonst zu innerer Unruhe führen. Und das auch, weil dieser Stein unangenehme Erlebnisse aus der Vergangenheit wieder ins Bewusstsein rufen kann. In Phasen, in denen Sie sich entspannen wollen, sollten Sie dementsprechend auf Eudialyt verzichten. Bei bzw. nach rein körperlicher Verausgabung kann der Eudialyt jedoch Kraft und Vitalität spenden und daher für Sportler und körperlich arbeitende Menschen hilfreich sein. Doch auch dann bitte jeweils nur kurzzeitig anwenden!
Bei Bedarf können Sie diesen Stein am besten in der Hosentasche oder im gehäkelten Beutel (an einer langen »Kette« aus Stoff/Wolle oder Leder) mit sich führen.

Mentale Kraft & ganzheitliches Wohlbefinden: Wie oben schon kurz angesprochen, sollte man, bevor man sich einen Eudialyt zulegt, Folgendes gut abwägen: Falsche Entscheidungen aus der Vergangenheit, Ängste, Trauer um geliebte Menschen und Tiere … all das vermag dieser Stein wieder ins Bewusstsein zu rufen. Aber der Eudialyt führt auch zur Selbsterkenntnis, eröffnet neue Perspektiven und gibt Kraft für die nötige Neuorientierung.
So hilft er nach einem Bruch im Leben, eigene Fehler oder Schwächen zu erkennen und den Neuanfang aktiv zu gestalten.
Er verleiht die seelische und die körperliche Energie, um schwierige Aufgaben in Angriff zu nehmen und positive Vorhaben selbst gegen Widerstände durchzusetzen. Er lässt uns aber auch die schönen Dinge im Leben intensiver genießen.

Energiezentrum: Eudialyt ist nicht zum Auflegen geeignet!

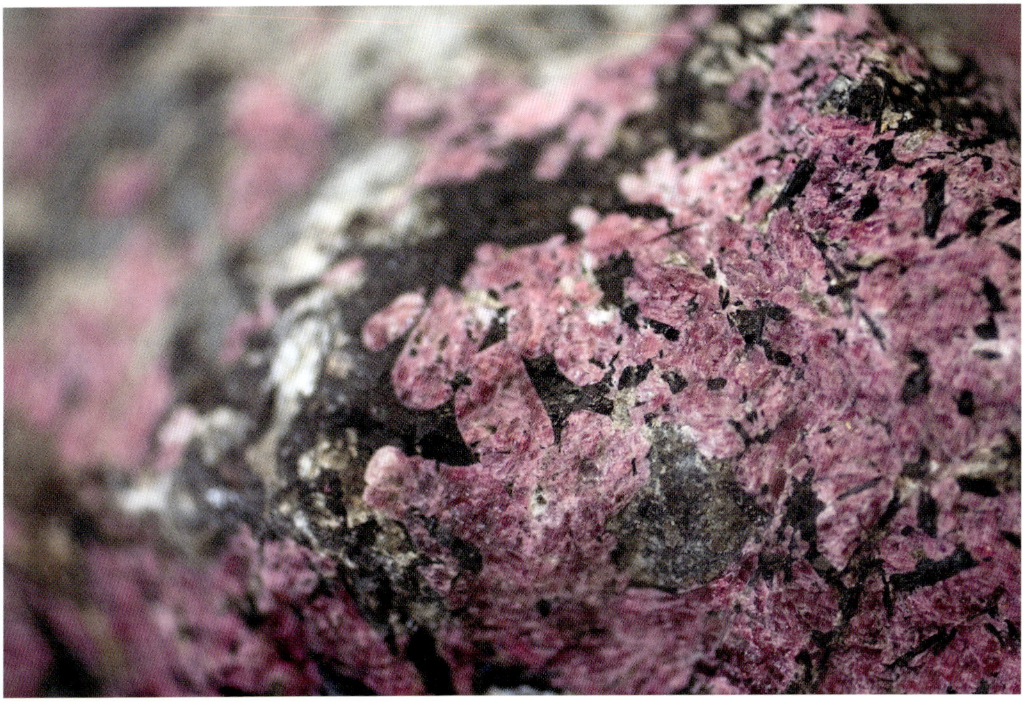

Oben *Verleiht Kraft für Neues: Eudialyt (hier: farbintensiver Rohstein).*

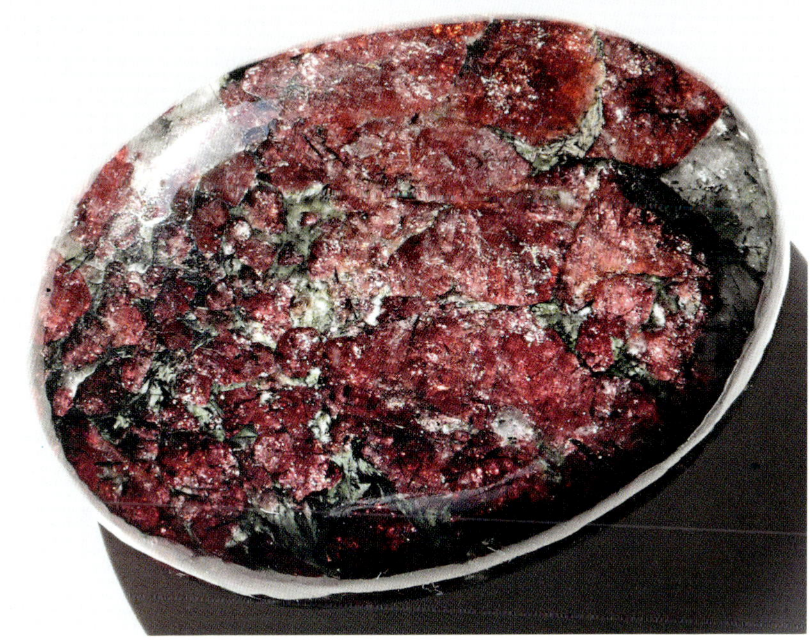

Rechts *Nur in Aktivphasen und nur kurzzeitig anwenden: Eudialyt (hier: Trommelstein).*

Falkenauge

SEHEN WIE EIN FALKE

Merkmale: Härte: 6,5–7,0; Dichte: 2,65; Formel: SiO_2. Dieses faserige Quarzaggregat mit Krokydolith-Einlagerungen ist blaugrau, opak und empfindlich gegen Säuren. Im geschliffenen Zustand gleitet ein Lichtschein über die Oberfläche hinweg, wenn man den Stein bewegt. Er erinnert an die Pupille des Falken. Die Übergänge zum Tigerauge (→ S. 198) sind fließend. Da Falkenauge Asbest enthält, nur polierte Steine auswählen und nicht als Wassersteine verwenden. Gebranntes und daher unnatürlich rotbraunes Falken- oder Tigerauge nennt man auch Ochsenauge.

Körperliches Wohlbefinden: Falkenauge kann man unterstützend bei der Behandlung von Augenerkrankungen sowie bei Überanstrengung der Augen und dadurch bedingtem Kopfschmerz anwenden. Es soll die Sehkraft/-schärfe stärken. Dazu legt man täglich für ca. 20 Minuten auf jedes Augenlid einen flachen, leicht erwärmten Stein. Bei Migräne platziert man diesen auf das Stirnchakra. Auch bei Atemwegsproblemen bzw. Asthma und gestörtem Hormonhaushalt kann das Falkenauge helfen.

Mentale Kraft & ganzheitliches Wohlbefinden: Falken- wie auch Tigerauge (oder ein **kombinierter Falken-/Tigeraugestein**!) helfen gegen Nervosität, lassen uns entspannt mit Stresssituationen umgehen und zu jeder Zeit den Überblick behalten. Sie stärken unsere Entscheidungskraft.

Energiezentrum: Stirnchakra.
Tierkreiszeichen: Wassermann.

Feuerstein (weiß/ grau/beige – rot)

STÄRKT KREISLAUF, LUNGE, DARM UND DAS SELBSTBEWUSSTSEIN

Merkmale: Härte: 7,0; Dichte: 2,65; Formel: SiO_2. Das auch als Flint(-stein) bekannte, opake Kieselgestein zeigt meist hell-/dunkelgraue, weiße bzw. beige Farbmuster. Man findet es z. B. an Ostseestränden. Auf der Helgoland-Nebeninsel Düne gibt es zudem roten bzw. rot-gemusterten Flint, der z. T. zu Schmucksteinen verschliffen wird! Schlägt man Feuersteine aufeinander, können Funken sprühen, daher der Name. Die (durch Bruch entstehenden) scharfen Kanten des Feuersteins nutzten schon die Steinzeitmenschen, u. a. zur Herstellung von Speerspitzen.

Körperliches Wohlbefinden: Feuerstein allgemein kann Kreislauf, Nierentätigkeit und Darmflora stärken und damit die Entschlackung fördern. Er soll die Lunge kräftigen und allgemein Atemwegserkrankungen bekämpfen. Auch soll er den Hormonhaushalt regulieren und bei Nervenleiden sowie (vor allem **roter Flint**) bei Frauenleiden helfen. Zu Heilzwecken legt man ihn täglich für etwa 15 bis 20 Minuten auf das Wurzelchakra auf. Früher als »Kuhstein« bekannt, soll Flint auch die Gesundheit von Tieren schützen.

Mentale Kraft & ganzheitliches Wohlbefinden: Feuerstein gilt als starker Schutzstein. Er nimmt Ängste, stärkt das Selbstbewusstsein und fördert die aktive Teilnahme am Leben.

Energiezentrum: Wurzelchakra.
Tierkreiszeichen: Skorpion.

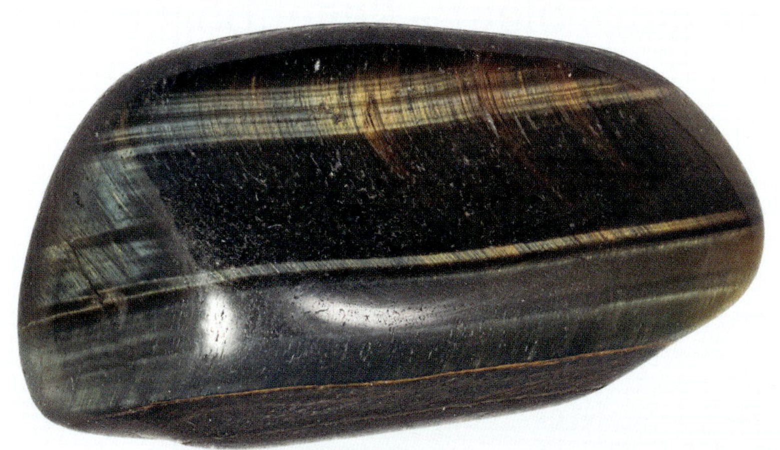

Links *Name und Optik sprechen dafür: Falkenauge soll die Sehkraft stärken.*

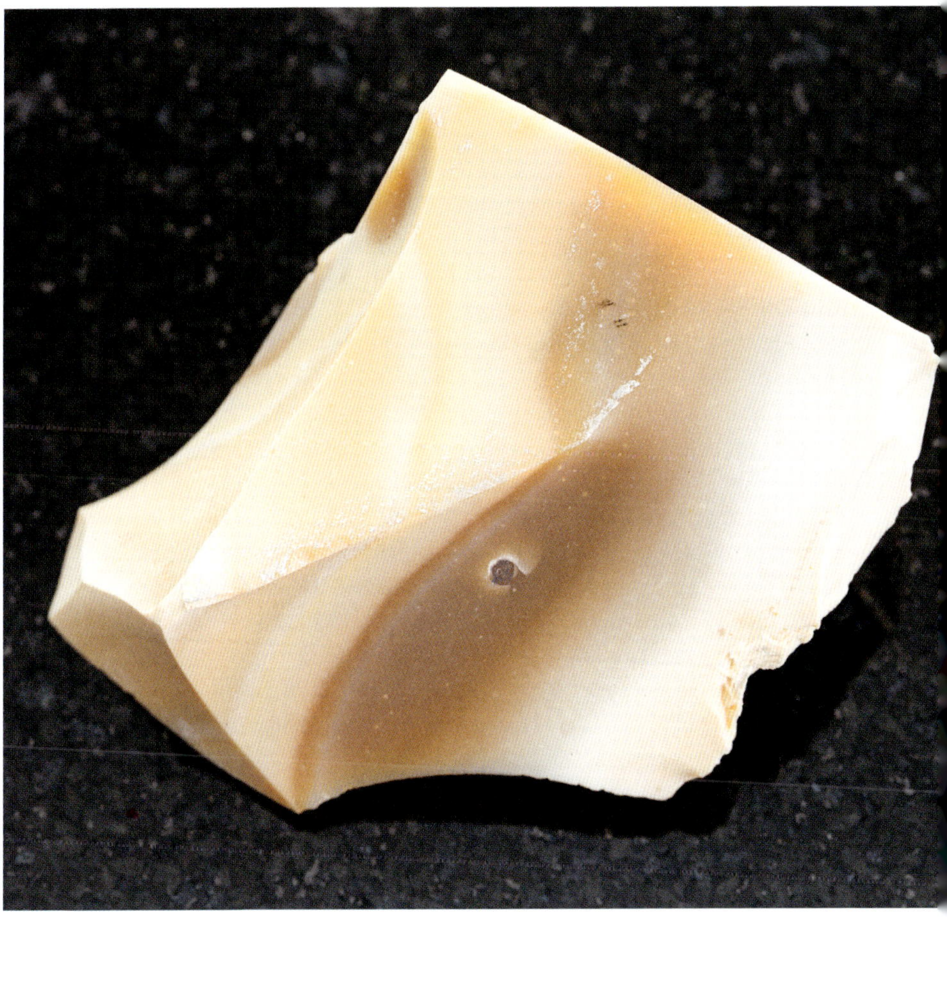

Rechts *Übrigens: Feuerstein fördert auch dic Verbundenheit mit »Mutter Erde«.*

Fluorit (grün, gelb, blau) – Regenbogenfluorit

STÄRKEN KNOCHEN UND GELENKE UND SORGEN FÜR GEISTESBLITZE

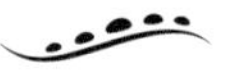

Merkmale: Härte: 4; Dichte: 3,1–3,2; Formel: CaF_2. Der auch als Flussspat bekannte Fluorit gehört zur Klasse der Halogenide. Er zeigt sich blau, gelb, grün, rosafarben bis rot, violett oder (selten) farblos und ist durchsichtig bis durchscheinend. Schon im Altertum wurde Fluorit zur Herstellung von kleinen Vasen, Tierfiguren u.Ä. verwendet. Heute wird er u.a. auch für die industrielle Gewinnung von Fluor benutzt. Der Mineralienhandel bietet Fluoritanhänger und Trommelsteine an.

Varietät:
❁ **Regenbogenfluorit:** ein wunderschöner Fluorit, der viele bis alle Farben des Regenbogens zeigt.

Körperliches Wohlbefinden: Das Wort Fluor steckt schon in Fluorit drin. Kein Wunder, dass **Fluorit** die Gelenke und Knochen stärken und gegen Osteoporose helfen bzw. diesen Erkrankungen vorbeugen soll: Dazu kann man ihn z.B. als Halskette oder als Trommelstein (in der Hosentasche) tragen.
Bei Schmerzen soll man einen Fluorit für täglich ca. 20 Minuten auf der betroffenen Körperstelle platzieren und anschließend noch einen für die schmerzauslösende Krankheit speziell geeigneten Stein auflegen. Ferner kann Fluorit bei Allergien, Atemwegserkrankungen und Hautleiden hilfreich sein (als Kette tragen bzw. auf das Halschakra oder die betreffende Körperstelle auflegen).
Fluoritwasser soll Zahn- und Zahnfleischerkrankungen vorbeugen bzw. beginnende Zahnfleischbeschwerden lindern. Man stellt das Fluoritwasser per Reagenzglasmethode (→ S.57) her und trinkt davon dreimal am Tag bzw. spült damit den Mund.
Speziell **grüner Fluorit** soll das Herz, **gelber Fluorit** den Magen stärken.
Ein Stein für alle Fälle: Je mehr Farben der **Regenbogenfluorit** aufweist, desto universeller ist er als Heilstein einsetzbar. Wegen seiner Bandbreite an Farben wirkt er aber nicht so intensiv, wie es speziell auf eine Erkrankung ausgerichtete, einfarbige Heilsteine können.

Mentale Kraft & ganzheitliches Wohlbefinden: Besonders **blauer** bis **violetter Fluorit** soll geistige Klarheit und Verantwortungsbewusstsein steigern. Er gilt sogar als »Stein des Genies«. Denn er verhilft zu mehr Konzentration und schneller Auffassungsgabe. So fällt das Lernen leicht und die Angst vor Prüfungen schwindet. Eine Fluoritdruse auf dem Schreib- oder Arbeitstisch ist daher empfehlenswert.
Bei zeitweiser geistiger Verwirrung sollen Fluoritsteine täglich für ca. 20 Minuten auf die Stirn aufgelegt sowie in beiden Händen gehalten werden.
Regenbogenfluorit sorgt für Geistesblitze; er macht erfinderisch und lässt uns spielerisch die richtigen Entscheidungen treffen.

Energiezentren: Scheitelchakra (violetter/farbloser Fluorit); Stirn- oder Halschakra (blauer Fluorit); Herzchakra (grüner Fluorit), Solarplexuschakra (gelber Fluorit).
Tierkreiszeichen: Fische (violett), Skorpion, Wassermann (blau).

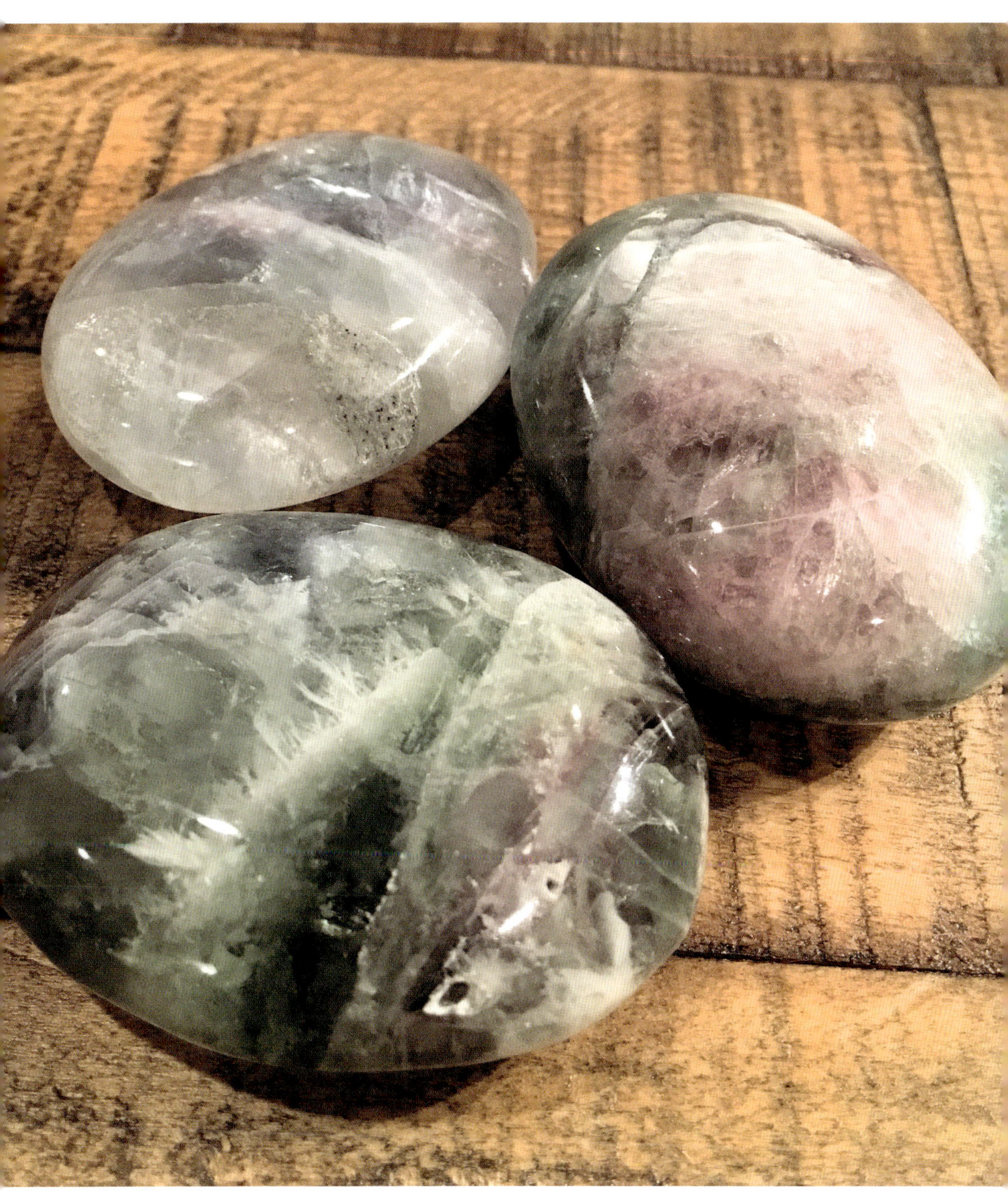

Oben *Gilt als »Stein der Denker bzw. des Genies«. violetter Fluorit (hier mit Grünanteilen).*

Gagat

Hilft Atemwegen und Gelenken sowie bei der Trauerarbeit

Merkmale: Härte: 2,5–4,0; Dichte: 1,20–1,35; Formel: C. Gagat, auch Jett oder Pechkohle genannt, ist viele Millionen Jahre alte versteinerte Kohle und daher schwarz und opak.
Er galt und gilt insbesondere bei einigen indigenen Völkern Nordamerikas als starker Schutzstein. Rohsteine sehen normaler Holz- oder Steinkohle sehr ähnlich. Im Mineralienhandel ist Gagat als Trommelstein oder Anhänger zu bekommen.
Wichtig ist es, Gagat nach jedem Gebrauch kurz unter lauwarmem Wasser zu reinigen, zu entladen und wieder aufzuladen, weil er sonst die zerstörerischen Kräfte speichert, vor denen er bewahren soll. (Zum Entladen über Nacht in Meersalz und zum Aufladen mehrere Stunden zwischen Bergkristallspitzen legen.)

Körperliches Wohlbefinden: Gagat soll gegen entzündliche Gelenk- und Atemwegserkrankungen (z.B. Bronchitis mit Kopfschmerzen), Rheuma, Wirbelsäulenprobleme, Hautleiden und Durchfall helfen. Man legt ihn ca. 20 Minuten täglich auf das Wurzelchakra auf oder trägt ihn als Anhänger bzw. in der Hosentasche bei sich.

Mentale Kraft & ganzheitliches Wohlbefinden: Gagat kann Verzweiflung – auch Trauer und Trennungsschmerz – überwinden helfen, Neuinitiative und Ausdauer verleihen. Und er soll laut alten Überlieferungen vor böser Magie schützen.

Energiezentren: Wurzel-, aber auch Stirnchakra.
Tierkreiszeichen: Steinbock.

Glimmer – Fuchsit, Lepidolith, Muskovit

So vielfältig wie ihre Farben ist ihre Wirkung

Merkmale: Härte: 2,0–3,0; Dichte: 2,7–3,3. Glimmer sind Schichtsilikate, bestehen also aus vielen dünnen Schichten. Die chemische Zusammensetzung variiert je nach Farbe. Glimmer können glänzend grau, gelb, grün, braun, schwarz oder bläulich violett sein und durchsichtig bis opak. Sie eignen sich kaum für die Schmuckherstellung, es gibt aber Glimmer-Trommelsteine. Glimmer sind übrigens oft Bestandteil anderer Mineralien, z.B. von Aventurin oder Granit.

Varietäten:

- **Fuchsit:** grün (Muskovitvarietät).
- **Lepidolith:** rosa bis violett.
- **Muskovit:** beigefarben bis grünlich grau.
- **Zinnwaldit:** gelbgrau.

Körperliches Wohlbefinden: **Fuchsit** soll bei Knochenmarkerkrankungen, Anämie und sogar (unterstützend!) bei Leukämie helfen. **Lepidolith** kann Nieren und Leber stärken und so entgiftend wirken. **Muskovit** soll Magen-Darm- und Gallen-Erkrankungen sowie Altersdiabetes lindern.

Mentale Kraft & ganzheitliches Wohlbefinden: **Glimmer allgemein** können für innere Ruhe und Ausgeglichenheit sorgen. **Lepidolith** speziell gilt als starker Schutzstein. Er lässt Grenzen (von anderen gesetzte und eigene) erkennen.

Energiezentren: Herzchakra (Fuchsit); Stirnchakra (Lepidolith); Wurzelchakra (Muskovit).

Rechts *Lässt schlechte Zeiten leichter überwinden: Gagat (hier: Trommelstein).*

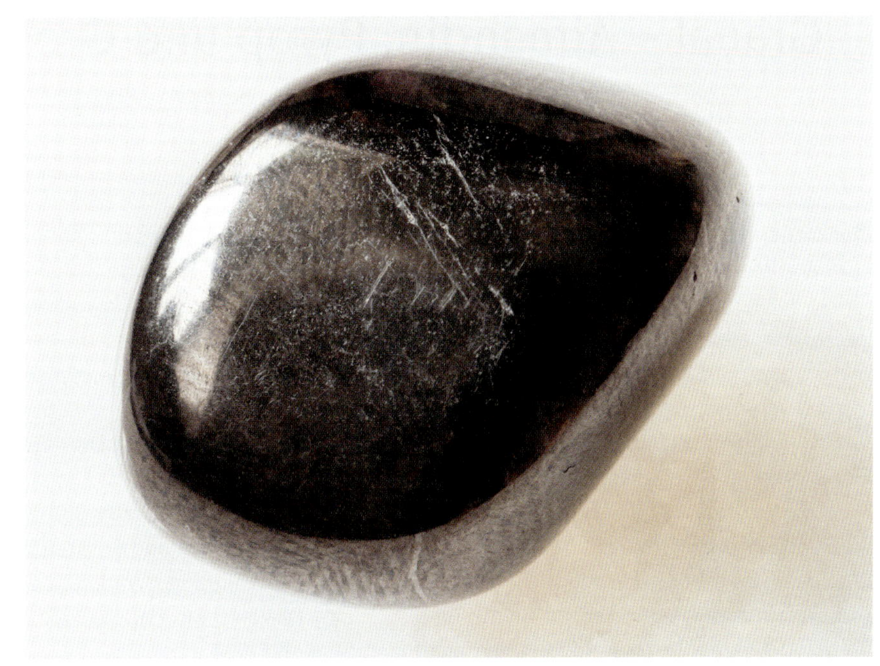

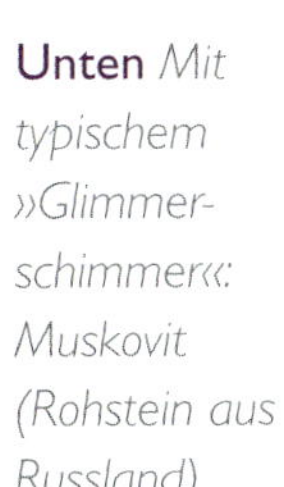

Unten *Mit typischem »Glimmer-schimmer«: Muskovit (Rohstein aus Russland).*

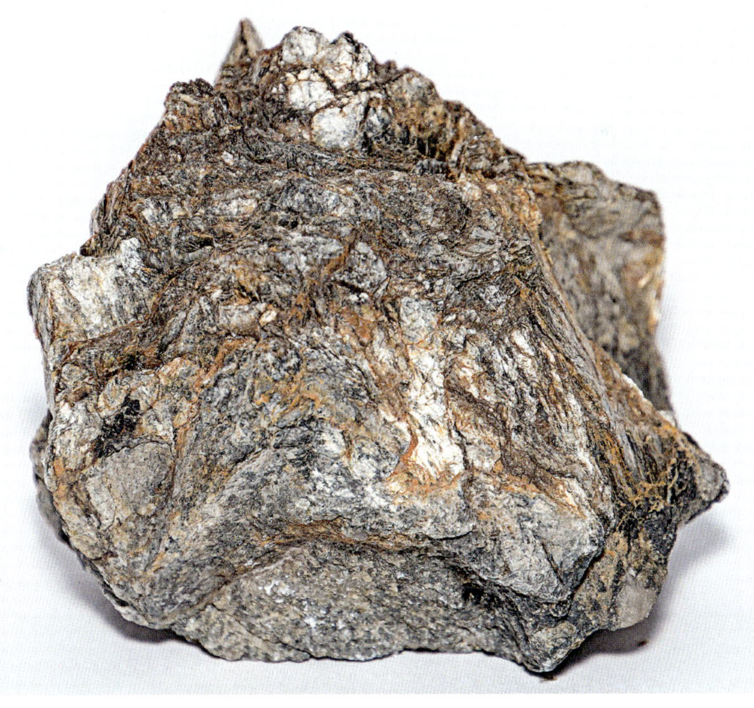

Granat – Almandin, Pyrop und Grossular

STÄRKEN HERZ, DURCHBLUTUNG, LEBENSFREUDE UND LIEBESGLÜCK

Merkmale: Härte: 6,5–7,5; Dichte: 3,4–4,6; Formel: Almandin: $Fe_3Al_2[SiO_4]_3$; Pyrop: $Mg_3Al_2[SiO_4]_3$. Die Granatgruppe gehört zur Klasse der Inselsilikate. Granat kann farblos, braun, gelb, grün, rot, schwarz oder weiß aussehen und ist meist durchsichtig bis durchscheinend. Es handelt sich bei den verschiedenen Steinen der Granatgruppe um eigenständige Mineralien, die wiederum Varietäten aufweisen. Die Mineralien verbinden eine ähnliche Kristallstruktur (kubisch) und ähnliche Eigenschaften. Vom chemischen Aufbau her sind es überwiegend Aluminium-Silikate, die leichte Unterschiede zeigen. Siehe die beispielhaft genannten Formeln von Almandin (Eisen-Aluminium-Silikat) und Pyrop (Magnesium-Aluminium-Silikat).
Teilweise fällt Granat als Nebenprodukt der Diamantgewinnung an. Größere Steine sind sehr rar. Überaus begehrt als Schmuck sind der rubinrote Pyrop und der ebenfalls rote Almandin; ein smaragdgrüner Granat (Demantoid) ist jedoch der wertvollste Stein der Granatgruppe. Roter Granat kann mit Rubin, rotem Spinell oder rotem Turmalin verwechselt werden.

Varietäten:
Bekannte Steine (Hauptvertreter) der Granatgruppe bzw. bekannte Varietäten sind:
❁ **Almandin:** rot bis dunkelrot, ist wohl der am häufigsten verwendete Granat für Schmuckstücke.
❁ **Andradit:** grün bis braun, kommt z. B. auf Klüften von Serpentingesteinen vor.
❁ **Demantoid:** gelbgrün bis smaragdgrün, Varietät des Andradits; der wertvollste Granat.
❁ **Grossular:** farblos bis hellgrün, kommt in Kalksilikatgesteinen vor.
❁ **Hessonit:** zimtbraun, rotbraun oder honiggelb, Varietät des Grossulars.
❁ **Melanit:** schwarz, Varietät des Andradits, titanhaltig.
❁ **Pyrop** oder **Böhmischer Granat** (rubinrot): *der* Modestein des 18./19. Jahrhunderts.
❁ **Spessartin**: gelb oder orange bis braun; **soll vor Alpträumen und Ängsten bewahren.**
❁ **Topazolith:** gelb, Varietät des Andradits.
❁ **Tsavorit:** vanadiumhaltiger grüner Granat, Varietät des Grossulars.
❁ **Uwarowit**: sehr seltener grüner Granat aus Chromlagerstätten; **soll »entgiften« und Entzündungen hemmen.**

Körperliches Wohlbefinden: Granat ist der erste tiefrote Edelstein im Alphabet der Heilsteine und wie schon ein altes Sprichwort sagt: »Rot ist die Liebe«. Das bestätigt sogar die Wissenschaft. Schließlich steht Rot laut Farbenlehre für unser Sexualzentrum. Rot wirkt anregend und durchblutungsfördernd und gilt daher auch als aktivierend und erotisierend. Es ist aber auch das Symbol für die (wahre) Liebe schlechthin. Nicht umsonst gelten rote Rosen, rote Herzen aus allen möglichen Materialien und roter Schmuck, sei er aus Granat, Jaspis, Rubin, Spinell oder Turmalin, als beliebte Geschenke an die Angebetete. Dabei soll der rote Granat sogar für ein erfülltes Liebesleben bis ins hohe Alter sorgen.
Als Heilsteine eignen sich besonders die im gut sortierten Mineralienhandel erhältlichen opaken

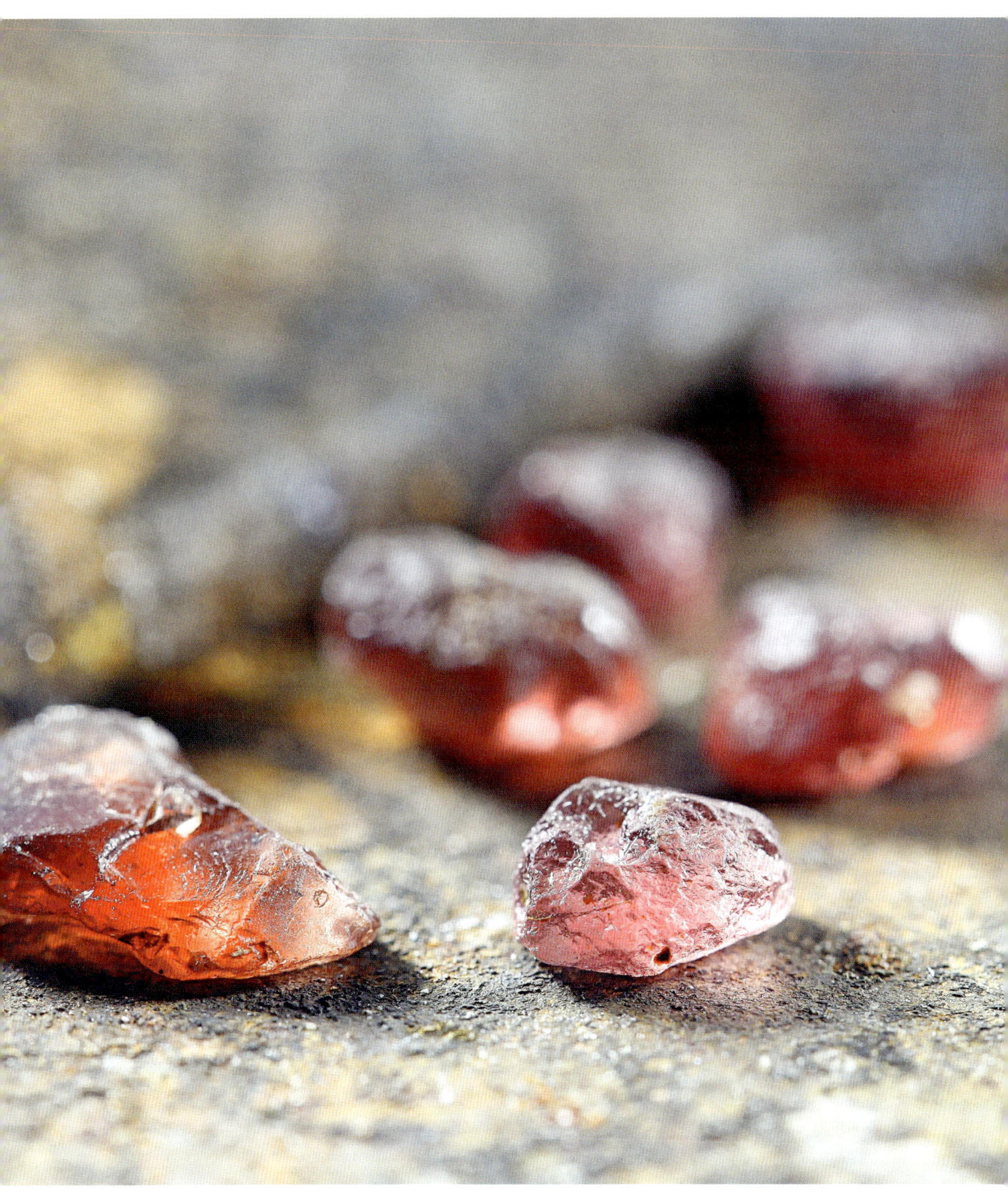

Oben *Die Arche Noahs soll er erleuchtet haben, in der Antike war er heilig: Granat (Almandin).*

Granat-Trommelsteine. Meist handelt es sich dabei um roten Almandin bzw. Almandinmatrix (Almandin, der in anderes Gestein »eingewachsen« ist). Sie können aber auch Ihren geschliffenen Granat-Kristall-Schmuck verwenden.
Allgemein stärkt roter Granat die Fortpflanzungsorgane. Er verbessert den Stoffwechsel und fördert daher auch die Regeneration nach Erkrankungen. Er hilft gegen Erschöpfung, Arthritis, Rheuma, Haut-/Schleimhautleiden und (unterstützend!) gegen Depressionen.
Almandin kann eine besonders positive Wirkung auf die Darmfunktion (Optimierung der Eisenverwertung bzw. der Nährstoffaufnahme überhaupt) und damit auch auf die Blutbildung ausüben.
Pyrop soll die Muskulatur entkrampfen, Blutkreislauf bzw. Durchblutung sowie das gestresste Herz stärken.
Legen Sie den **roten Granat** täglich für ungefähr 15 Minuten auf das Wurzelchakra oder die betroffenen Körperbereiche auf bzw. halten Sie ihn häufiger in der Hand oder stecken ihn in die Hosentasche. Auch soll roter Granat – z.B. als Halskette getragen – vor manch ansteckender Krankheit (z.B. Erkältung) schützen.
Granatwasser soll übrigens besonders intensiv wirken (Stein über Nacht in stilles Wasser legen, morgens herausnehmen und das Wasser vor dem Frühstück trinken).
Grüner Grossular kann wie roter Granat das Herz stärken und bei Arthritis, Rheuma und Hautleiden helfen, aber auch bei Osteoporose, Leber- und Gallenleiden (Anregung des Fettstoffwechsels) wirksam sein. Legen Sie ihn täglich für ca. 15 Minuten auf das Herzchakra auf.
Die hl. Hildegard empfiehlt, bei schweren, fiebrigen Erkrankungen, Viruserkrankungen oder Gicht einen »Karfunkel« um Mitternacht für ca. 1 Stunde auf den Bauchnabel des Kranken zu platzieren.
Wichtig: Der Stein darf nur so lange dort liegen, bis sich der Kranke ein wenig »erwärmt« fühlt!
Unter Karfunkel versteht sie dabei mit großer Wahrscheinlichkeit einen roten Granat. Es könnte sich aber auch um einen Rubin oder roten Spinell handeln.
Empfehlung: Falls Sie unter hohem Blutdruck leiden, verwenden Sie rote Steine bitte nur mit Vorsicht. Testen Sie ggf. vor einer Heilanwendung kurz aus, ob Sie sich mit roten Steinen, hier dem roten Granat, wohlfühlen! Ansonsten verwenden Sie alternativ bitte andersfarbige Heilsteine, die zu Ihren Beschwerden passen.

Mentale Kraft & ganzheitliches Wohlbefinden:
Roter Granat soll das Liebesleben intensivieren, sogar bis ins hohe Alter. Er fördert auch die Lebensfreude allgemein, den Drang nach Selbstverwirklichung und die Willensstärke. So sind persönliches Wohlergehen und persönlicher Erfolg vorprogrammiert. Granat verleiht die nötige Kraft und das Durchhaltevermögen, um eine berufliche oder geschäftliche Talfahrt zu beenden und endlich den Gipfel zu erklimmen. Dabei fördert er allerdings nicht den Egoismus, sondern lässt seinen Anwender auch an das Wohlergehen seiner Mitmenschen denken. Zudem soll roter Granat seinen Träger vor Gefahren schützen.
Grüner Grossular entspannt besonders gut und kann daher vor psychosomatischen Erkrankungen bewahren.
Hessonit soll erfolgreich machen.

Energiezentren: vor allem Wurzel-, aber auch Sakralchakra (roter Granat); Herzchakra (grüner, z.T. aber auch roter Granat).
Tierkreiszeichen: Löwe, Skorpion, Steinbock, Widder.
Geburtsmonat: Januar.

Unten *Granat muss nicht immer rot sein: kostbarer gelbgrüner Demantoid.*

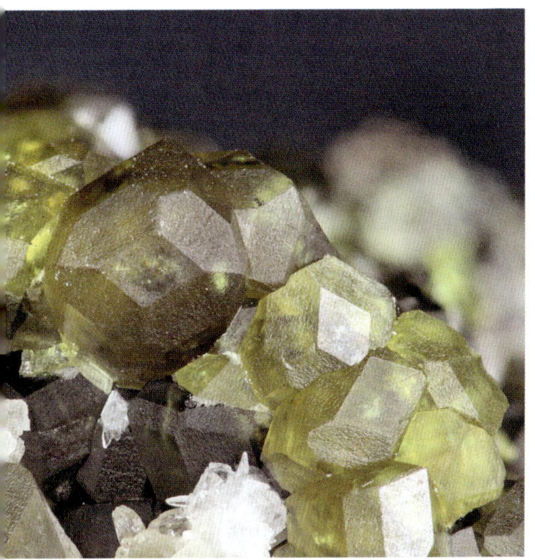

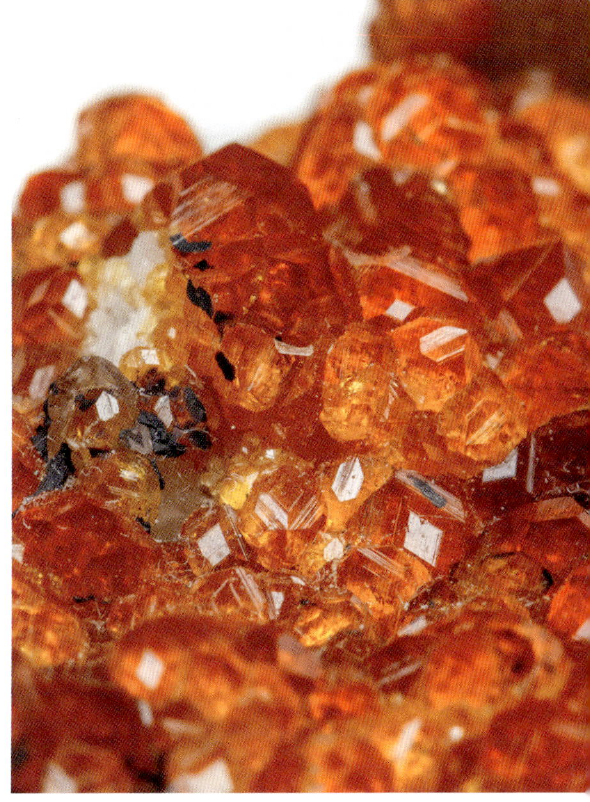

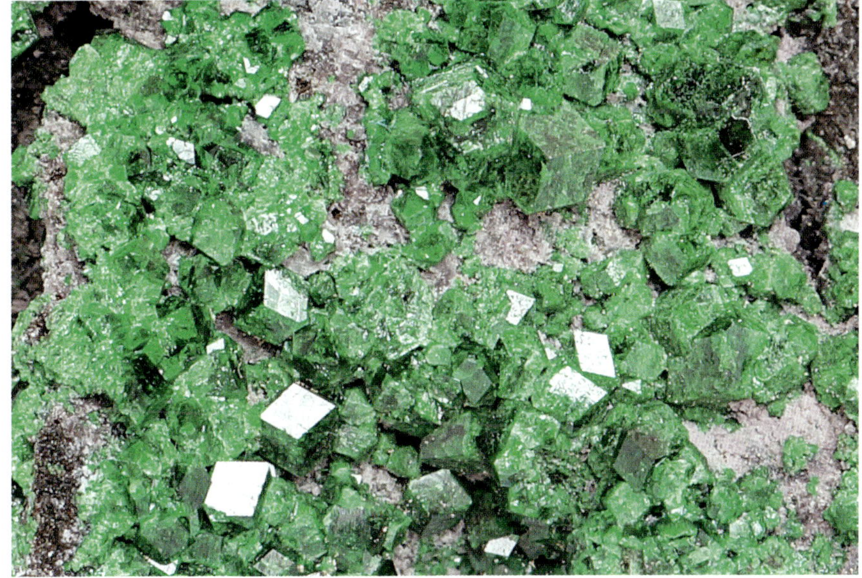

Oben *Soll vor Angst bewahren: orangefarbener Spessartin (hier aus Tansania).*

Links *Hilft bei Entzündungen: Uwarowit (hier: Kristalle auf Muttergestein).*

Hämatit

Fördert Blutbildung und Zellaufbau, schenkt Mut und Lebenslust

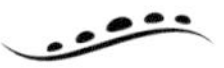

Merkmale: Härte: 5,5–6,5; Dichte: 5,2–5,3; Formel: Fe_2O_3. Der u.a. auch als Eisenglanz, Roteisenerz, Sanguin oder Specularit (»Spiegelstein«) bekannte Hämatit gehört zur Mineralklasse der Oxide. Er ist schwarz bis braunrot und undurchsichtig. Poliert zeigt er oft einen silbrigen Metallschimmer. Beim Schleifen des Steins wird das Schleifwasser durch Hämatitstaub blutrot gefärbt. Daher stammt auch ein weiteres Synonym: »Blutstein«.
In der Steinzeit wurde Hämatit für Höhlenmalereien verwendet. In Pharaonengräbern fand man Amulette aus Hämatit. Zu Beginn des 20. Jahrhunderts diente er als Schmuck für trauernde (weibliche) Personen. Und heute fertigt man Modeschmuck aus ihm. Achtung: Oft werden Magnetit bzw. Magnetit-Hämatit-Gemenge oder auch aus Eisenoxidpulver geformte »Steine« als Hämatit verkauft.
Hämatit verträgt aufgrund seines Eisengehalts kein Wasser! Man kann ihn z.B. zwischen Bergkristallspitzen ent- und aufladen. Zur Herstellung von Hämatitwasser kann man die Reagenzglasmethode verwenden, bei der der Hämatit in ein trockenes Reagenzglas o.Ä. gelegt und dieses wiederum in ein Glas mit Wasser gestellt wird (→ S.57).

Körperliches Wohlbefinden: Hämatit fördert die Eisenaufnahme im Körper und damit Blutbildung, Zellaufbau sowie allgemein die Stärkung und Regeneration nach Krankheiten. Bei Eisenmangel, z.B. in Folge von starker Monatsblutung, gestörter Eisenverwertung oder Verletzungen mit hohem Blutverlust, sollte man ihn daher als Kette oder in der Hosentasche tragen. (Aber nicht mit offenen Wunden bzw. entzündeten Hautbereichen in Berührung bringen!)
Auch zur allgemeinen Kreislaufstabilisierung soll er gute Dienste leisten. Ferner wird er empfohlen gegen Herz- und Milzleiden, Krampfadern, Nackenverspannungen und Rückenschmerzen. Er entfaltet seine Kraft auch sehr gut über das Wurzelchakra. Legen Sie den Hämatit dort bei Bedarf für ca. 15 bis 20 Minuten täglich auf. Jedoch sollten Sie diesen Stein nicht bei hohem Blutdruck anwenden bzw. vor einer möglichen Langzeitanwendung erst testen, ob Sie sich mit dem Hämatit wohlfühlen!

Mentale Kraft & ganzheitliches Wohlbefinden: Hämatit soll Vitalität, Willenskraft und Mut steigern, von depressiv machenden Einflüssen befreien und Optimismus sowie Lebensfreude schenken. Er zeigt uns, worauf es im Leben wirklich ankommt, sodass wir uns auf die wichtigen Bedürfnisse und Aufgaben konzentrieren können. Dabei fördert er aber nicht nur das geplante und entschlossene, sondern auch (positives!) spontanes Handeln, das wiederum die Lust am Leben steigert. Hämatit lenkt unseren Fokus auf das eigene Wohl, das u.a. auch in solch schlichten bzw. elementaren Dingen wie dem Genießen von gutem Essen bestehen kann. Er ist also der Stein für gesunden Egoismus.

Energiezentrum: Wurzelchakra.
Tierkreiszeichen: Skorpion, aber auch Jungfrau und Widder.
Geburtsmonat: Dezember.

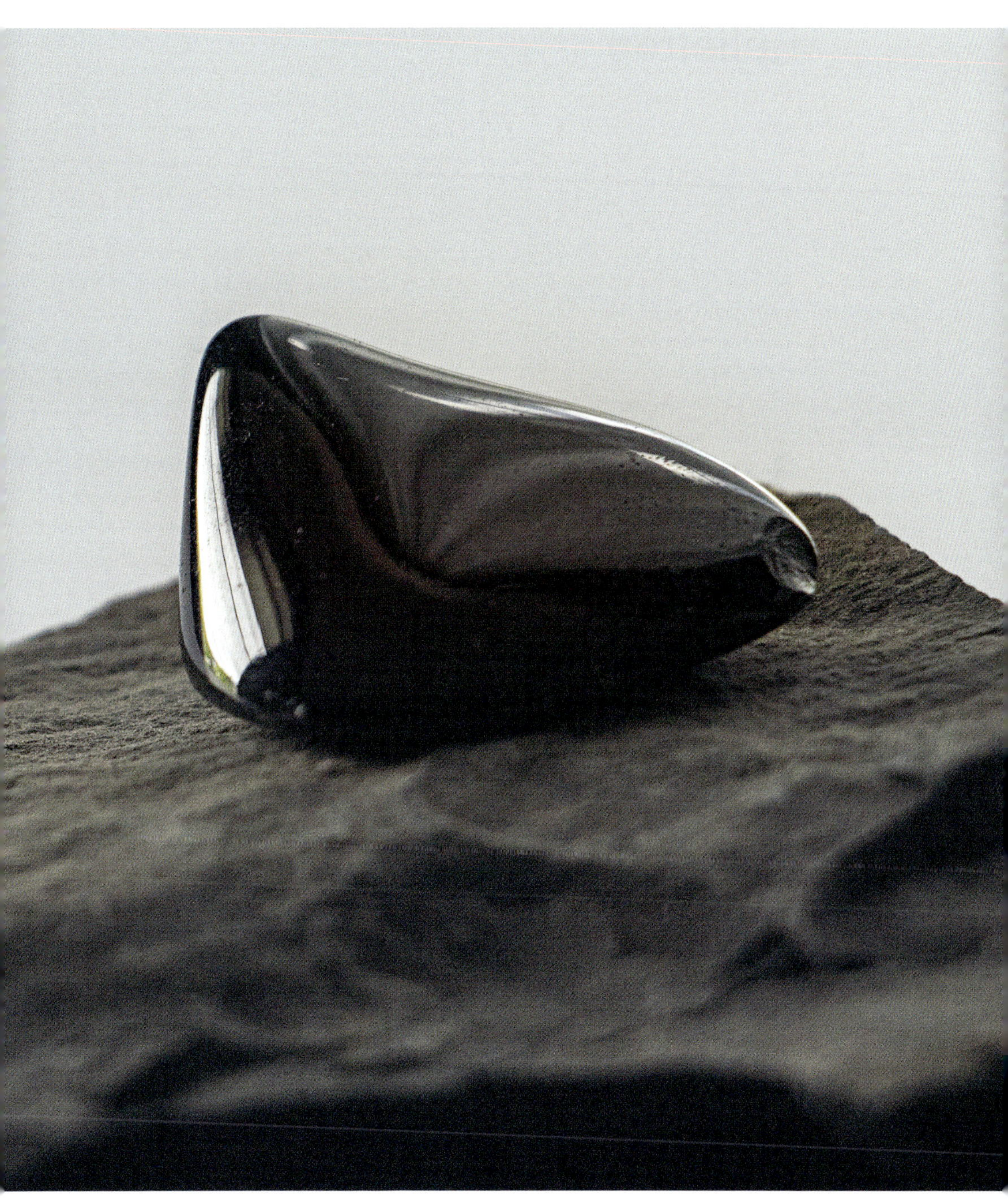

Oben *Ein wahres Energiebündel und auch ein guter Schutz(stein) vor negativen Energien: Hämatit.*

Heliotrop

Stärkt die Abwehrkraft und bewahrt vor Alpträumen

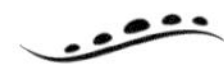

Merkmale: Härte: 6,5–7,0; Dichte: 2,58–2,64; Formel: SiO_2. Der Heliotrop aus der Familie der Quarze bezeichnet einen undurchsichtigen grünen Chalcedon mit roten Eisenoxid-Einlagerungen. Heliotrop leitet sich von der griechischen Bezeichnung für Sonnenwende ab; die alten Griechen hielten ihn also für einen Sonnenwendstein. Da der Heliotrop kein Jaspis ist, ist sein im Deutschen gebräuchliches Synonym »Blutjaspis« eigentlich nicht korrekt. Im Englischen wird er treffender bloodstone genannt, wobei die Übersetzung Blutstein in unserem Sprachraum wiederum dem Hämatit (→ S. 126) vorbehalten ist. Im Mittelalter hielt man die roten Eisenoxidflecken für Blutstropfen Christi und schrieb dem Heliotrop daher allerlei magische Kräfte zu. Man fertigte und fertigt auch noch heute u.a. Ziergegenstände und (Tier-) Figuren aus diesem Stein. Im Mineralienhandel gibt es ihn u.a. als Trommelstein und Anhänger.

Körperliches Wohlbefinden: Heliotrop soll gegen Eisenmangel/Blutarmut helfen, also Blutbildung und Zellaufbau fördern. Er stärkt das Immunsystem und schützt daher vor mancher Erkrankung. Entzündungen können mit ihm schnell gelindert werden, wenn man ihn vorbeugend oder beim ersten Anzeichen einer Erkältung/Grippe als Kette trägt. Bei Blasenentzündung kann man einen Heliotrop auf den Bereich über der Blase legen (ein bis mehrere Male täglich für ca. 20 Minuten). Auch zur »Entgiftung« und Verbesserung der Funktion von Milz, Leber, Gallenblase, Magen, Darm und Nieren wird er empfohlen: auf das Sonnengeflecht oder bei Nierenbeschwerden im Nierenbereich auflegen. Selbst grünen Star (Glaukom) soll er lindern können (täglich für ca. 20 Minuten auf die geschlossenen Lider legen).
Ferner hat sich das Auflegen eines Heliotrops auf entzündete Insektenstiche oft als hilfreich erwiesen.
Er wird außerdem zur Stillung von Blutungen, bei Hämorrhoiden und Nasenbluten sowie gegen Durchblutungsstörungen des Herzens und Herzrhythmusstörungen verwendet.
Gegen Tinnitus (Ohrgeräusche) und Mittelohrentzündung soll man wiederholt einen großen Heliotrop auf das Ohr legen. Vorsicht vor kleinen Steinen: Sie könnten in den Gehörgang rutschen!
Gegen Warzen klebt man einen flachen Heliotrop mit einem Pflaster über der betreffenden Stelle fest.

Mentale Kraft & ganzheitliches Wohlbefinden: Der Heliotrop soll den Intellekt stärken sowie Konzentrationsfähigkeit, Lebenskraft und Mitgefühl fördern. Er hilft uns, wenn wir unter Druck stehen (vom Arbeitgeber/von falschen Freunden) und schützt damit auch vor den aus Stress resultierenden Krankheiten. Er gilt als Stein des Ausgleichs, denn er beruhigt bei Angst und Aggressivität und aktiviert bei Erschöpfung und Antriebslosigkeit. Zudem kann er für erholsamen Schlaf ohne Alpträume sorgen.

Energiezentren: Herz-, aber auch Solarplexuschakra.
Tierkreiszeichen: Jungfrau, Skorpion, Waage, Widder.
Geburtsmonat: März.

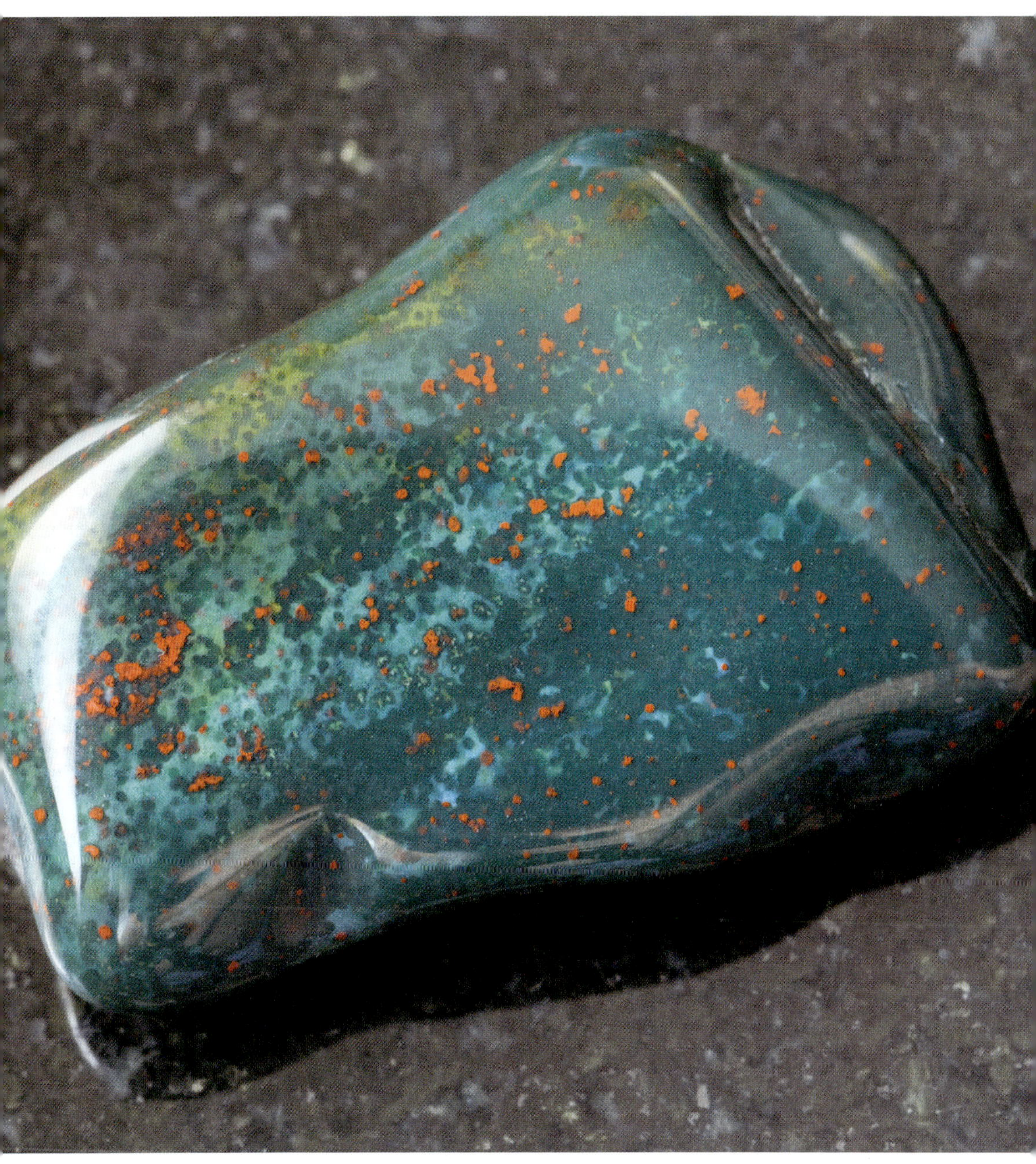

Oben *Es heißt: Ritter trugen Heliotrop zum Schutz vor Feinden beziehungsweise Verletzungen.*

Holzstein

AKTIVIERT DEN STOFFWECHSEL, HARMONISIERT DAS ZUSAMMENLEBEN

Merkmale: Härte: 5,5–7,0; Dichte: 2,58–2,91; Formel: SiO_2. Holzstein ist im Laufe von Jahrmillionen versteinertes bzw. verkieseltes Holz. Er zeigt sich oft erdig braun bis graubraun, aber auch fast alle anderen Farbtöne können zumindest in Spuren vorkommen. Holzstein ist meist opak. Bestimmend sind die bei der Versteinerung beteiligten Mineralien: Holzstein entsteht, indem – durch Wasserkraft – immer wieder kleine Teile aus dem Holz herausgelöst und die so entstandenen Hohlräume z. B. durch kieselige Mineralien wie Chalcedon ausgefüllt werden. (Seltener ist ein Ausfüllen der Hohlräume durch Jaspis oder Opal.) Auf diese Weise können selbst filigrane Holzstrukturen in Stein überliefert werden. Die bekannteste Holzsteinlagerstätte »Versteinerter Wald« liegt in Arizona (USA). Dort wurden gewaltige Baumstamm-Massen zusammengeschwemmt und dann von hohen Sedimentschichten überdeckt, unter denen sich Holzstein bilden konnte. Im Mineralienhandel findet man u. a. Trommelsteine, Scheiben, Anhänger und Dekoartikel aus Holzstein.

Körperliches Wohlbefinden: Holzstein soll den Körper »entgiften«, den Stoffwechsel aktivieren und die Abwehrkräfte steigern. Er kann Herz, Gelenke und Knochen stärken und schmerzhafte Beschwerden, wie Gicht, Arthritis und Arthrose, lindern. Zur Stärkung von Zähnen und Zahnfleisch sind Spülungen mit Holzsteinwasser zu empfehlen. Dazu legen Sie den Stein über Nacht in stilles Mineralwasser, nehmen ihn morgens heraus und spülen Ihren Mund morgens, mittags und abends nach dem Essen bzw. Zähneputzen mit diesem Wasser. Holzstein in erdigen Tönen ist dem Wurzelchakra zugeordnet. Auf das Herzchakra aufgelegte rötliche bis rotbraune Steine sollen Energie verleihen. Genauso wirksam ist es, Scheiben bzw. Trommelsteine als Anhänger zu tragen oder in der Hosentasche mit sich zu führen.

Mentale Kraft & ganzheitliches Wohlbefinden: Holzstein fördert die Verbundenheit mit der Natur und »erdet«, macht also bodenständig, in sich ruhend, geduldig und zufrieden. Er stärkt das Gedächtnis und gibt uns Muße zum Nachdenken bzw. für fantasievolle Gedankenspiele. Unruhiges, überdrehtes, aggressives Verhalten kann er in sanftes und bedächtiges umkehren. Auch bei Alltagsstress wirkt er beruhigend und kann Erholung und Konzentration fördern. Ideal für eine entspannende Atmosphäre in den eigenen 4 Wänden sind größere Dekostücke aus Holzstein, die man zentral, z. B. im Wohnzimmer, aufstellt. Sie verströmen ihre Schwingungen im ganzen Raum und fördern somit das »Runterkommen« nach einem anstrengenden Arbeitstag sowie ein harmonisches Familienleben. Mehrere kleine Holzsteinscheiben oder -stücke eignen sich auch für die Meditation im Steinkreis (z. B. anstatt Kieselstein; → S. 52).

Energiezentren: Wurzelchakra (Holzstein in Brauntönen); Herzchakra (Holzstein in rötlich braunen Tönen).

Rechts *Oft erkennt man in ihm noch die Maserung des ursprünglichen Holzes: Holzstein.*

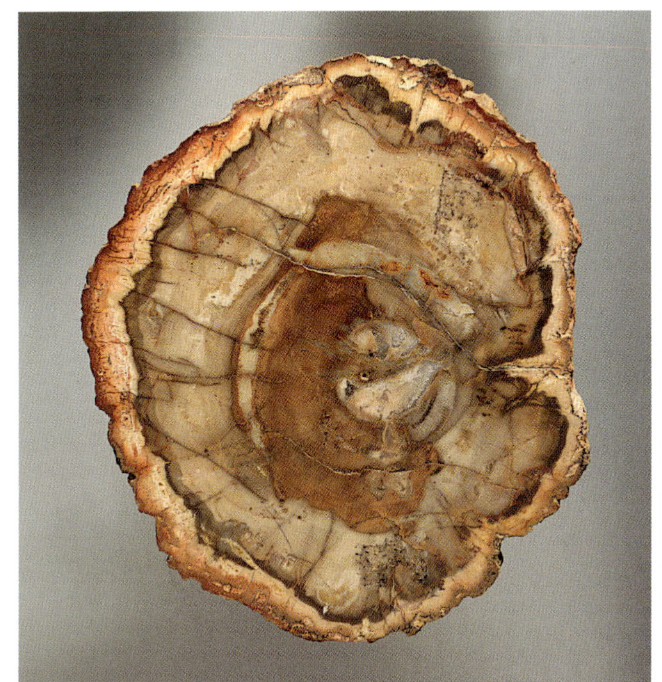

Unten *Ein großer Deko-Holzstein im Wohnzimmer kann uns wie ein Waldspaziergang »erden«.*

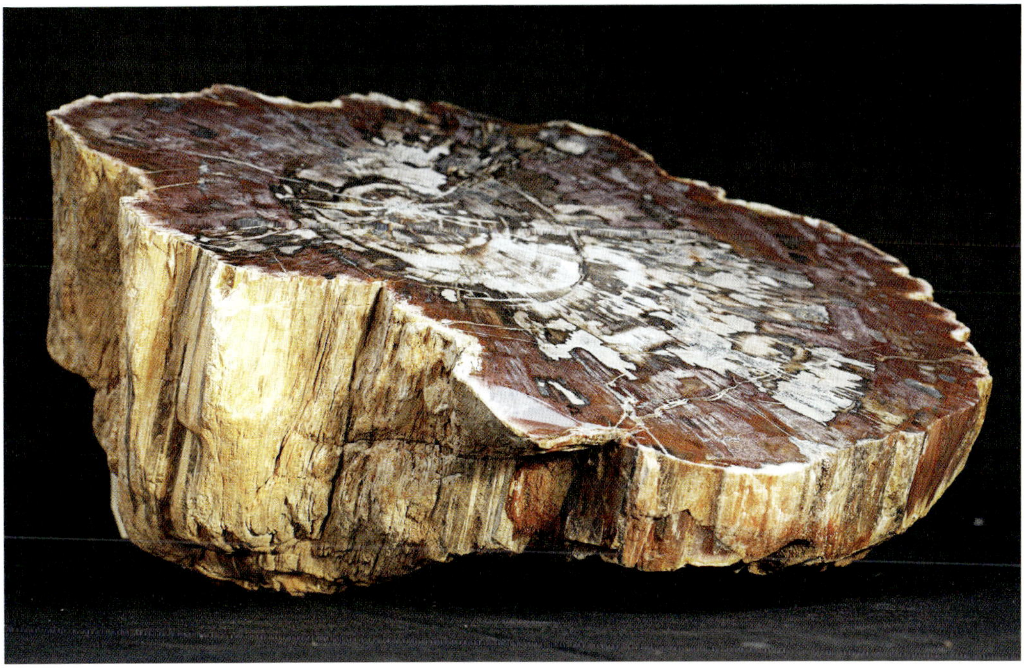

Jade – Jadeit, Lavendeljade und Nephrit

Die Steine für die Nieren und für inneren Frieden

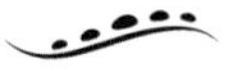

Merkmale: Jade ist ein Kettensilikat und umfasst 3 Mineralien: **Jadeit, Nephrit** und **Chloromelanit** (→ S. 217). Im Folgenden geht es um das Natrium-Aluminium-Silikat Jadeit (Härte: 7; Dichte: 3,30–3,38; Formel: $NaAl[Si_2O_6]$) und das etwas weichere Calcium-Magnesium-Silikat Nephrit (Härte: 6,5; Dichte: 2,90–3,03; Formel: $Ca_2(Mg,Fe)_5[(OH,F)/Si_4O_{11}]_2$).
Jade kann braun, gelb, grün, orange, rötlich, violett **(Lavendeljade)**, hellblau, schwarz oder weiß und dabei durchscheinend bis undurchsichtig sein, wobei Nephrit oft hell- bis gelbgrüne oder cremefarbene Töne zeigt. Am begehrtesten sind smaragdgrüne Varietäten, die jedoch leider auch häufig entsprechend gefärbt werden. Grüner Jadeit und grüner Nephrit können dabei selbst von Fachleuten oft nur schwer unterschieden werden. Auch gibt es eine Menge Jade-Imitationen. Aus der zähen Jade werden seit jeher Schmuckstücke, Amulette und kleine Figuren, Vasen usw. gefertigt. Schon im alten China, im alten Ägypten sowie bei den Maya in Mexiko hatte Jade als Schmuck- bzw. Kraftstein hohe Bedeutung. – Vor grellem Licht und Hitze schützen!

Körperliches Wohlbefinden: Vor allem **grüne Jade (Jadeit** und **Nephrit)** kann gegen Migräne, Neuralgien, Milz-, Magen- und Verdauungsbeschwerden, Grippe, Gelbsucht, Gürtelrose und Herpes helfen (täglich für ca. 20 Minuten auf die betroffenen Körperstellen auflegen).
Ferner soll grüne Jade das Herz stärken, bei Bedarf zur Entwässerung des Körpers beitragen und gegen Unfruchtbarkeit sowie Beschwerden bei der Entbindung helfen: Man legt sie ggf. der werdenden Mutter in die Hand. Berühmt ist grüne Jade für ihre Wirkung auf Blase und Nieren. Heute wie früher wird sie bei Blasen- oder Nierenerkrankungen direkt auf den betreffenden Körperbereich platziert. Jadeit oder Nephrit sollen auf diese Weise die Nierenfunktion anregen und so die »Entgiftung« des Körpers unterstützen. Dabei gilt besonders grüner **Nephrit** (»Nierenstein«) als wirksam gegen Nieren- und Nierenbeckenentzündungen und er soll auch vor Nierensteinen schützen. Aber auch **Lavendeljade** (ein Jadeit) kann Nierenleiden, Entzündungen und Nervenschmerzen lindern. **Helle Jade** allgemein soll gegen Krampfadern, Hämorrhoiden und Darmträgheit helfen.

Mentale Kraft & ganzheitliches Wohlbefinden: **Jade allgemein** symbolisiert ein langes Leben. Vor allem **grüne Jade (Jadeit** und **Nephrit)** wird als entkrampfend, beruhigend bzw. ausgleichend eingeschätzt. Sie sorgt für inneren Frieden sowie Selbsterkenntnis, Selbstverwirklichung und Kreativität.
Zudem kann sie das Empfinden für Gerechtigkeit, die Toleranz und ein angemessenes Verhalten fördern. So vertieft sie auch familiäre Beziehungen. Und sie sorgt für einen heilsamen Schlaf sowie schöne Träume. **Gelbe Jade** macht zielstrebig.
Lavendeljade hilft dabei, Rückschläge und Enttäuschungen zu überwinden.

Energiezentrum: Herzchakra (grüne Jade).
Tierkreiszeichen: Fische, Jungfrau (gelbe Jade), Krebs, Waage.

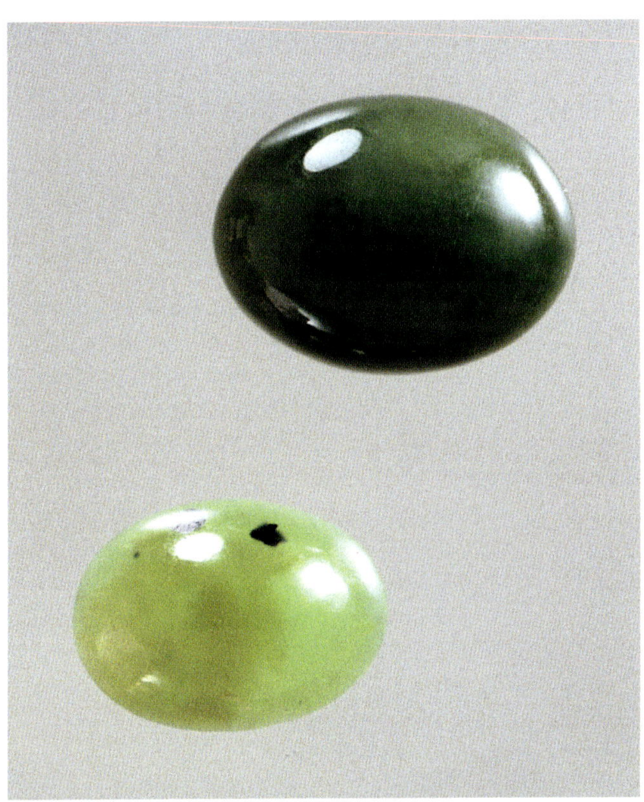

Links *Gelten seit jeher als Kraftsteine und stehen für langes Leben: Jadeit und Nephrit.*

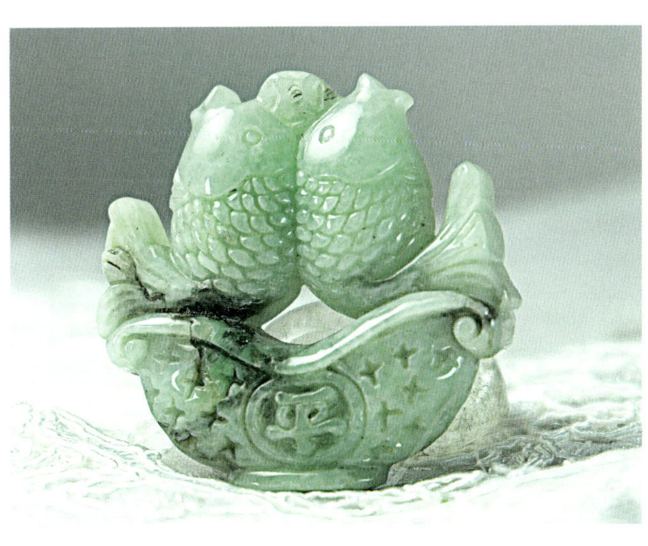

Oben *Jadeskulpturen sind besonders in China sehr beliebt.*

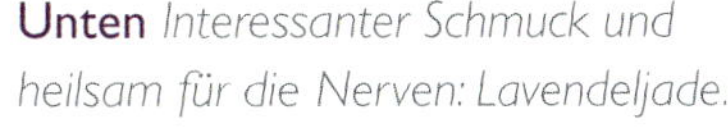

Unten *Interessanter Schmuck und heilsam für die Nerven: Lavendeljade.*

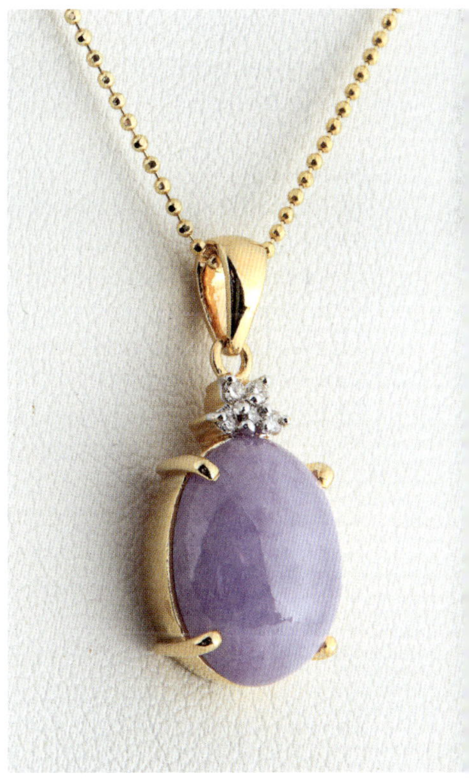

Jaspis – Mookait, Plasma, Leoparden- und Regenwaldjaspis

VERJÜNGEN UND SCHENKEN ENERGIE

Merkmale: Härte: 6,5–7,0; Dichte: 2,58–2,91; Formel: SiO_2. Jaspis gehört zur Quarzfamilie. Er zeigt sich in vielen Musterungen und Farbtönen, die jeweils durch Fremdbeimengungen bestimmt werden. U.a. ist er gelblich, beigefarben, braun, grau, grün oder rot bis rotbraun. Seit Jahrtausenden ranken sich viele Legenden um Jaspis, allerdings wurden bei verschiedenen Völkern auch verschiedene Steine als Jaspis bezeichnet! Feststeht: Schon seit alters werden aus dem Jaspis Schmuckstücke gefertigt. Im Mineralienhandel findet man ihn heute vorwiegend als Rohstein, Trommelstein, Kugelkette oder Anhänger bzw. in Form von Dekoartikeln.

Varietäten:

- **Plasma:** häufig verwendeter Handelsname für nahezu rein grünen Jaspis.
- **Landschaftsjaspis:** weist durch Eisenoxide entstandene landschaftsähnliche Zeichnungen auf. Das macht ihn zu einem begehrten Sammlerobjekt.
- **Leopardenjaspis:** sieht in der Zeichnung einem Leopardenfell ähnlich, ist meist beige oder rötlich.
- **Mookait:** australischer Jaspis in einer Kombination aus Weiß, Beige, Gelb und vor allem Rosa bis Hellrot; er vereint die Wirkung von gelbem und von rotem Jaspis in sich.
- **Regenwaldjaspis:** erinnert an die Luftansicht eines Regenwaldes.
- **Unakit:** Verwachsung von grünem Epidot und rotem Jaspis (→ Epidot S. 112).

Körperliches Wohlbefinden: Roter (bzw. **rotbrauner) Jaspis** soll blutbildend wirken und den Kreislauf und damit die Durchblutung aller Organe stärken. Auf diese Weise und über seinen intensiven Einfluss auf Leber und Nieren fördert er die Reinigung, Regeneration und Verjüngung des Körpers. Daneben soll er auf Gehör- und Geruchssinn, Bauchspeicheldrüse, Gallenblase, Magen und Darm, aber auch auf Gebärmutter und Eileiter positiv wirken sowie gegen Gicht helfen. Dazu legt man ihn täglich für etwa 20 Minuten auf die betreffenden Körperbereiche bzw. das zugehörige Chakra auf. Jaspiswasser kann beim Abnehmen helfen: Dazu den Stein über Nacht in ein Glas Wasser legen, morgens herausnehmen und vor jeder Mahlzeit etwas von dem Wasser trinken. Gegen Verstopfung und bei Alterdiabetes trinkt man das Jaspiswasser am besten morgens auf nüchternen Magen.

Grüner Jaspis (Plasma) soll gegen Übersäuerung helfen. Ferner werden ihm heilende Wirkungen auf Aorta, Gehirn, Magen (gegen Übelkeit) und bei Epilepsie nachgesagt. Sogar Radioaktivität soll er aus dem Körper ziehen. Überliefert ist auch, dass Jaspis bei Sehstörungen hilfreich sein soll.

Mookait unterstützt Blutreinigung und Vitalität. Eiternde Wunden, Ekzeme, Abszesse usw. soll er heilen. Zudem kann er die Funktion von Bauchspeicheldrüse und Milz stärken, eine Thromboseneigung abmildern und nach körperlicher Überanstrengung entspannend wirken.

Rechts *Vitalisieren: roter Rohjaspis und getrommelter roter Jaspis.*

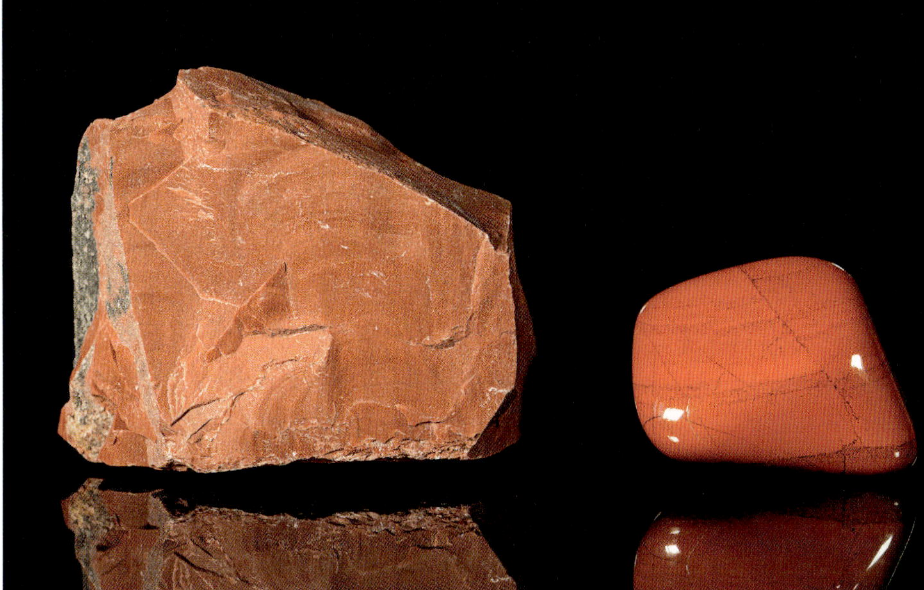

Unten *Starke Nerven – starkes Herz: dafür steht Regenwaldjaspis.*

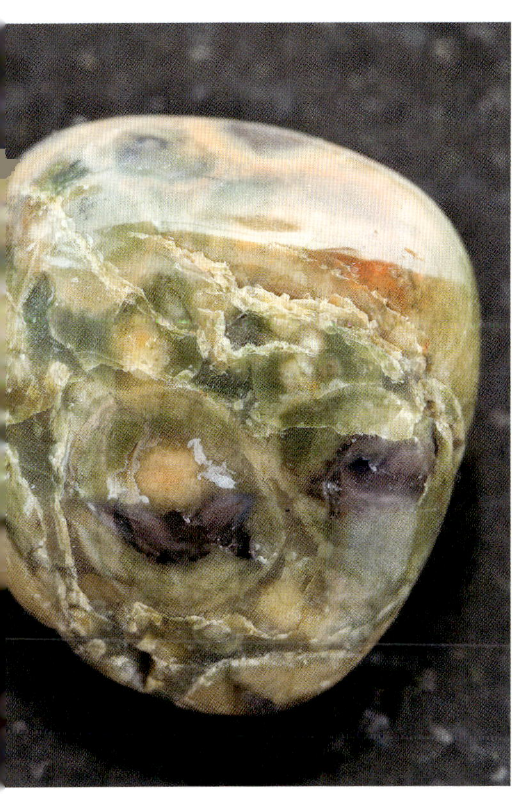

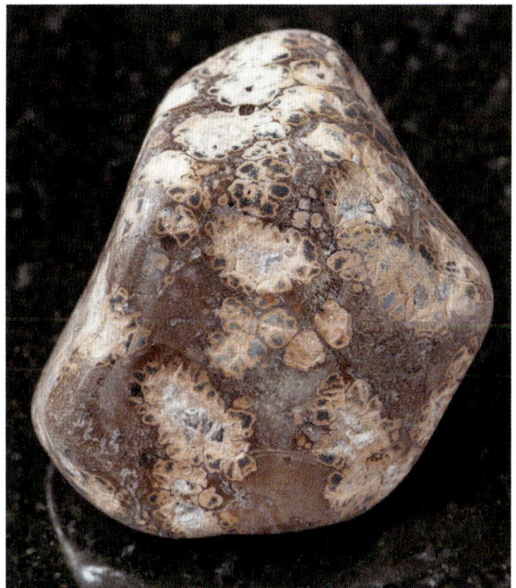

Oben *Lehrt uns Respekt vor Mensch, Tier und Natur: Leopardenjaspis.*

Landschaftsjaspis stärkt das Immunsystem.
Leopardenjaspis soll die Funktion von Leber, Gallenblase, Nieren und Blase positiv beeinflussen und daher »entgiftend«, aber auch krampflösend wirken. Auch hilft er gegen Nacken- und Rückenschmerzen.
Regenwaldjaspis soll ebenfalls die Blase und aufgrund seiner Grünanteile auch Herz und Nerven stärken.

Mentale Kraft & ganzheitliches Wohlbefinden: **Jaspis allgemein** soll die Angst nehmen, Ausgeglichenheit, Geduld und Selbstvertrauen stärken sowie Energie verleihen.
Mookait kann bei geistiger Überanstrengung helfen; zudem macht er geistig flexibel, kreativ und offen für neue Erfahrungen.
Besonders beruhigend und harmonisierend wirkt **grüner Jaspis** (**Plasma** oder **Regenwaldjaspis**).
Vor allem **gelblicher Jaspis** bzw. **Leopardenjaspis** macht verständig und stärkt den Respekt und die Achtung vor Mensch, Tier und Natur; er lässt uns gleichzeitig sensibler werden für die Meinungen und Gefühle anderer.
Landschaftsjaspis lässt uns schwierige Aufgaben leichter lösen und schenkt Lebensfreude.
Wo es an Elan und Willenskraft fehlt, um bestimmte Ziele anzupeilen, da verleiht **roter** bzw. **rotbrauner Jaspis** jede Menge Vitalität, Zielstrebigkeit und Durchsetzungskraft.

Energiezentren: Wurzelchakra (roter/rotbrauner Jaspis und Mookait); Solarplexuschakra (gelber Jaspis, Landschaftsjaspis); Solarplexus- oder Sakralchakra (Leopardenjaspis); Herzchakra (Regenwaldjaspis und grüner Jaspis/Plasma).
Tierkreiszeichen: Widder, aber auch Skorpion und Waage (roter bzw. rotbrauner Jaspis); Krebs und Zwillinge (gelber Jaspis); Jungfrau (Mookait).

Karneol – Sarder

REGEN DEN KREISLAUF AN, STÄRKEN DEN MUT

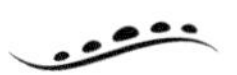

Merkmale: Härte: 6,5–7,0; Dichte: 2,58–2,64; Formel: SiO_2. Diese Chalcedonvarietät ist durchscheinend bis opak und rot bis rotbraun oder gelblich orange (durch Eisenoxide).

Varietäten:
- **Sarder:** tief rotbraune Karneolvarietät. Der Übergang zwischen Karneol und Sarder ist fließend.
- **Sardonyx** bzw. **Karneolonyx** (→ Onyx, S. 160).

Körperliches Wohlbefinden: Karneol gilt als hilfreich in Bezug auf: Kreislauferkrankungen, Durchblutungsstörungen, Krampfadern, Menstruationsbeschwerden, Unfruchtbarkeit, Impotenz, Rheuma und Hüftleiden. Er soll alle Ausscheidungsorgane stärken, blutreinigend wirken und (unterstützend) gegen Blutvergiftung helfen. (Auf die betreffenden Körperbereiche/Chakren auflegen bzw. in der Hosentasche tragen.)
Sarder kann bei Bluthochdruck, Arthritis, Rheuma, Gicht, Geschwüren, Fieber, Gelbsucht und Gehörverlust nach Infektion wirksam sein.

Mentale Kraft & ganzheitliches Wohlbefinden: Karneol stärkt Vitalität, Lebensfreude und Mut. Er lässt uns Probleme leichter bewältigen und fördert den Familienzusammenhalt.

Energiezentren: Sakral- oder Wurzelchakra.
Tierkreiszeichen: Jungfrau, Krebs, Skorpion, Widder (roter Karneol); Stier (orangefarbener Karneol); Zwillinge (gelber Karneol).
Geburtsmonate: Juli, September.

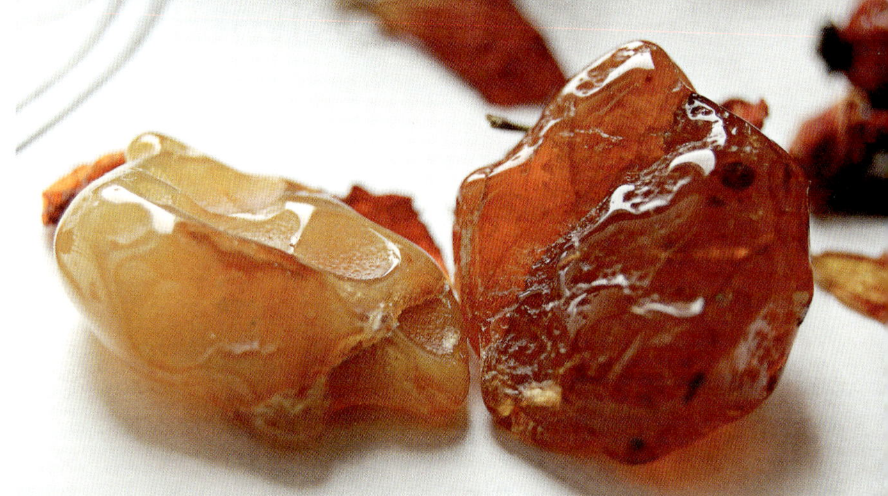

Rechts *Sarder ist eine tief rotbraune Karneolvarietät; der Übergang zwischen den Steinen ist fließend.*

Unten *Bei den alten Ägyptern stand er für Erneuerung und Lebenskraft: Karneol.*

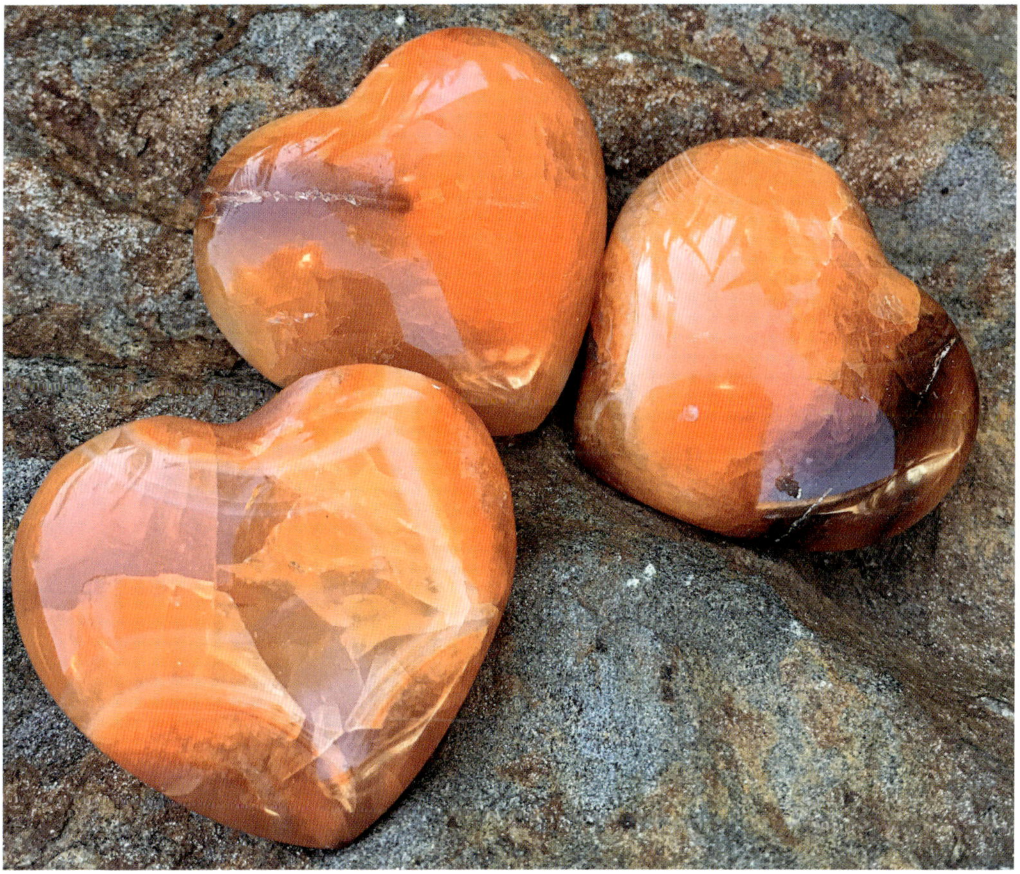

Kiesel(-stein)

HILFT GEGEN FRAUENLEIDEN UND LIEBESKUMMER

Merkmale: Quarzkies(el): Härte: 7; Dichte: 2,33; Formel: SiO_2. Kiesel ist ein Sammelbegriff für verschiedene Steine bzw. Gesteine (darunter vor allem Quarzkies/Quarzkiesel), die z.B. durch die Kraft von Flusswasser oder in Gletschern abgerundet und poliert wurden. Kiesel zeigt sich in weißen, beigefarbenen, braunen, grauen, schwarzen, aber auch gelblichen, rosafarbenen, rötlichen, leicht bläulichen oder grünlichen Tönen. Oft ist er mehrfarbig gemustert. Kieselsteine werden vielfältig für Haus, Garten und Wege genutzt.

Körperliches Wohlbefinden: Besonders der einfache Quarzkiesel kann eine heilsame Wirkung auf den Körper ausüben. Denn er hat die gleiche chemische Grundsubstanz wie Bergkristall oder Rosenquarz. Und zumindest weiße oder leicht rosa bzw. rötlich schimmernde Kiesel und Kiesel mit auffälligen Mustern bzw. Kristalleinschlüssen ziehen uns mit Recht in ihren Bann. Sogar die handschmeichelnde Form, die bei den meisten Edelsteinen erst mühsam erarbeitet werden muss, gibt es beim Kiesel umsonst. Wer ihn bei Spaziergängen an Flussufern bzw. im trockenen Flussbett sucht, hat dort die Wahl zwischen unzähligen, naturbelassenen, vom Wasser rundpolierten Exemplaren. Und jeder weiß, wie angenehm es ist, einen glatten runden oder flachen Stein in der Hand zu halten. Aber auch die noch leicht eckigen Kieselvertreter haben ihren Charme. Oft erinnern sie uns von ihrer natürlich entstandenen Form her an Menschen, Tiere, Pflanzen oder Gegenstände. Schon die Azteken, die Medizinmänner bei den Vorfahren der indigenen Völker Nordamerikas und die alten Chinesen verwendeten besonders geformte Kiesel für ihre heilenden Rituale oder arbeiteten daraus schützende Amulette. In China nutzt man noch heute die geheimnisvolle Wirkung von einfachen Steinen, indem man sie z.B. vorgewärmt auf die Energiezentren des Körpers auflegt und ihre heilenden Energieschwingungen wirken lässt. Die Steine halten ihre wohlige Wärme etwa 15 Minuten lang. Man kann sie aber auch zum Kühlen – z.B. gegen Schwellungen – verwenden, indem man sie eine Weile ins Tiefkühlfach legt und dann kalt für ca. 15 Minuten auf den zu behandelnden Körperteilen platziert. Besondere Wirkungen werden dem Kiesel bei Appetitlosigkeit, Magersucht bzw. Bulimie zugeschrieben. **Weiße Steine mit roten Adern** können gegen typische Frauenleiden helfen.

Mentale Kraft & ganzheitliches Wohlbefinden: Kieselsteine, vor allem die, die man aus Tausenden im Flussbett für sich ausgewählt und mit nach Hause genommen hat, eignen sich gut zur Meditation, z.B. im Steinkreis (→ S.52). Denn intuitiv ausgewählte Steine passen am besten zu unserer momentanen seelischen (und natürlich auch körperlichen) Situation.
Kiesel allgemein gelten als sehr hilfreich bei Kummer, z.B. Liebeskummer, sowie bei Stress und Erschöpfung. Tragen Sie Ihren Lieblingskiesel oft in der Hosentasche bei sich und halten ihn häufiger in der Hand.

Energiezentren: alle Chakren. Rötliche bzw. weiße Steine mit rötlichen Adern legt man am besten auf das Wurzelchakra.

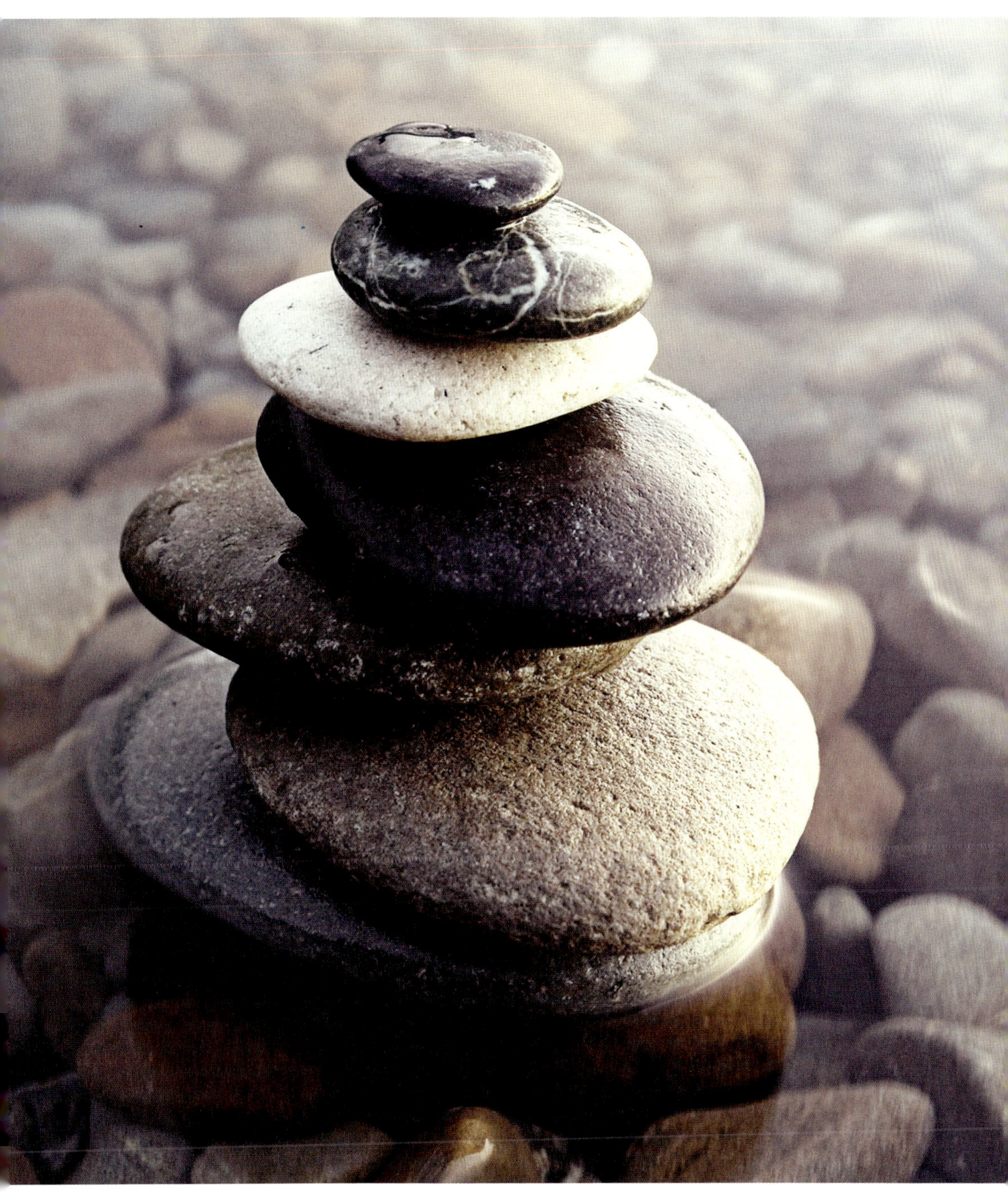

Oben *Das Türmchen-Bauen mit Kieselsteinen kann meditativ sein, schadet aber der Natur!*

Koralle – Edelkoralle, Engelshautkoralle

BITTE NUR ANTIKEN KORALLEN-SCHMUCK VERWENDEN

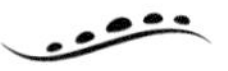

Merkmale: Härte: 3–4; Dichte: 2,6–2,7; Formel: $CaCO_3$. Es gibt viele Korallenarten, harte (nur diese sind für Schmuck geeignet) und weiche, weiße, blaue oder schwarze. Aber das rosarote bis tiefrote oder lachsfarbene Kalkskelett der Edelkoralle ist für die Schmuckherstellung besonders begehrt. (Poliert hat es einen feinen Glanz.) Korallenstöcke wachsen im Meer, indem Korallenpolypen eine kalkhaltige Substanz ausscheiden. Der jährliche Zuwachs der einzelnen Stöcke beträgt nur einige Millimeter. Aber die zunehmende Verschmutzung der Meere lässt immer mehr Polypen vorzeitig absterben. Und das Losreißen der Korallenstöcke mit modernen Mitteln bewirkt die Zerstörung ganzer Korallenriffe. Aus Naturschutzgründen sollte man daher genau abwägen, ob man Korallen(-schmuck) braucht und ggf. nur antike Stücke verwenden. Besser weichen Sie jedoch direkt auf andere »Edelsteine« aus, die zu den eigenen Bedürfnissen passen. Aus rosafarbenen und roten Korallen werden seit jeher Schmuckstücke gefertigt. Häufig werden kurze Korallenästchen zu Ketten aufgezogen; ansonsten verarbeitet man Korallen meist zu Cabochons oder Kugeln.
Korallenschmuck ist empfindlich gegen heißes Wasser, großen Druck und verschiedene Kosmetika. Ab und zu sollten die Korallen in Meersalzwasser gelegt werden.
Übrigens sind viele Nachahmungen – auch rein synthetische – auf dem Markt.

Varietät:
❋ **Engelshautkoralle:** zartrosafarbene Edelkoralle mit hellen oder rötlichen Flecken.

Körperliches Wohlbefinden: Rosafarbene Korallen (Engelshautkorallen) sollen das Herz beruhigen und gegen Blutarmut helfen. **Lachsfarbene bis rote Korallen** sollen Blutkreislauf, Blasen- und Nierentätigkeit und Entschlackung fördern. Auch bei Menstruationsbeschwerden und – wie die rosafarbene Koralle – bei Blutarmut werden rote Korallen eingesetzt. Zudem sollen sie die Fruchtbarkeit steigern.
Tiefrote Korallen stärken das Herz, **weiße Korallen** sollen bei Knochenkrankheiten/Rachitis helfen. Zu diesen Zwecken trägt man am besten eine Korallenkette um den Hals und legt Korallenstücke auf die erkrankten Körperbereiche auf. Vgl. auch »Versteinerte Koralle« (→ S. 223).

Mentale Kraft & ganzheitliches Wohlbefinden: Korallen allgemein können zugleich Beständigkeit und Flexibilität verleihen. Die **rote Koralle** steht für Energie, Sinnlichkeit und das offene, liebevolle Zugehen auf andere Menschen, die **rosafarbene** für absolute Harmonie und die **weiße** für klare Gedanken. **Rosafarbene Korallen** helfen (unterstützend!) bei der Behandlung von Depressionen und steigern die Lebensfreude: So wird es seit alters überliefert.

Energiezentren: Herzchakra (Engelshautkoralle); Wurzelchakra (rote Koralle).
Tierkreiszeichen: Fische, Krebs, Skorpion (rote Koralle), Stier (rotbraune Koralle) und Waage (Engelshautkoralle).

Rechts *Begehrt und daher im Bestand bedroht: tiefrote und rosafarbene Korallen.*

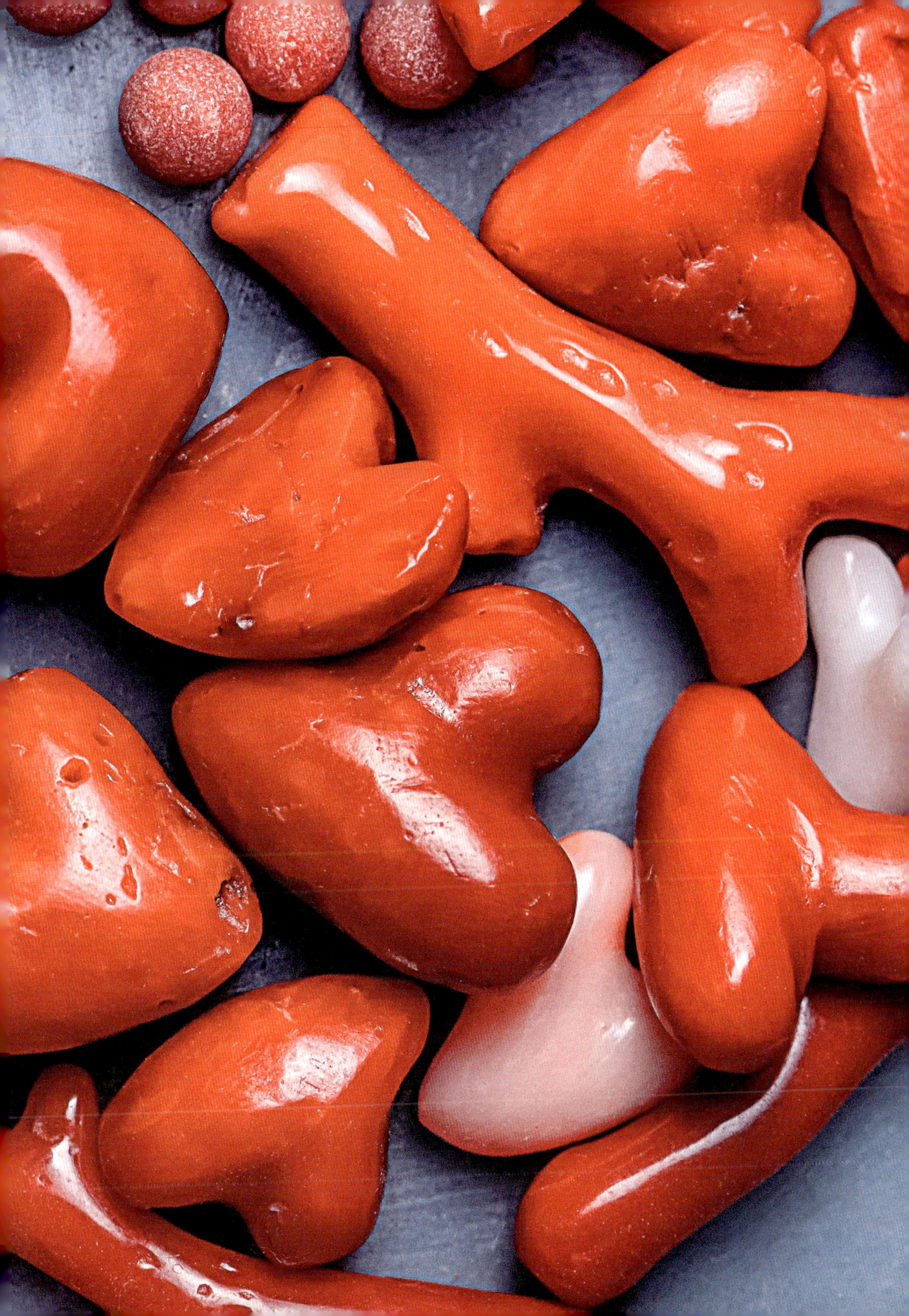

Korundvarietät: Rubin

Wirkt verjüngend und macht erfolgreich

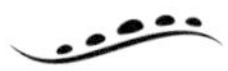

Merkmale: Härte: 9; Dichte: 3,97–4,05; Formel: Al_2O_3. Rubin ist ein Aluminiumoxid. Damit gehört er zur Mineralklasse der Oxide und dort wiederum zur Korundgruppe. Korund unterscheidet sich in Gemeinen Korund (unscheinbar, nicht zur Schmuckherstellung geeignet) und Edlen Korund (Rubin und Saphir). Die Abgrenzung zwischen Rubin und Saphir ist nicht eindeutig. Rubin ist meist tiefrot und durchsichtig (Kristall), kann aber auch opak sein. Rosa- bis hellrote Kristalle hingegen werden oft zu den Saphiren gerechnet, da sie bei den Rubinen als minderwertig eingestuft werden müssten. Zudem darf sich nur der Korund Rubin nennen, dessen Farbe durch Chrom verursacht wurde. Roter Korund, der kein Chrom enthält, zählt automatisch zu den Saphiren.
Rubinkristalle guter Qualität sind selten und manchmal wertvoller als vergleichbare Diamanten. Sie werden meist facettiert geschliffen und als Schmucksteine angeboten. Im Mineralienhandel gibt es daneben relativ preiswerte, opake Roh- oder Trommelsteine, die sich gut zu Heilanwendungen eignen.

Varietät:
Sternrubin: Rubin mit eingeschlossenen Rutilnädelchen, der nach dem Cabochonschliff einen sechsstrahligen Lichtschimmer zeigt. Bewegt man den Stein, wandert dieser Schimmer über die Oberfläche hinweg.

Körperliches Wohlbefinden: Rubine wirken blutreinigend und verbessern über ihre blutbildende Wirkung die Sauerstoffversorgung des Körpers sowie die Abwehrkräfte. Sie sollen Lunge, Herz und Kreislauf stärken sowie die Durchblutung des gesamten Körpers fördern. Davon können auch die Augen profitieren (verbesserte Sehkraft). Daneben soll der Rubin Kopfschmerzen und schmerzhafte Menstruationsbeschwerden lindern sowie vor Fehlgeburten bewahren. Und er kann gegen typische Rückenbeschwerden im Bereich Kreuzbein/Steißbein helfen, wenn man ihn dort mehrmals täglich für ca. 20 Minuten auflegt.
Als Mittel zur Heilung und Verjüngung wird auch Rubinwasser verwendet. Dazu legt man einen Rubin über Nacht in ein Glas Wasser, nimmt ihn am Morgen heraus und trinkt das Wasser über den Tag verteilt (mehrere Wochen lang).

Mentale Kraft & ganzheitliches Wohlbefinden: Der Rubin gilt seit jeher als starker Schutzstein (vor ansteckenden Krankheiten, aber auch vor Intrigen) und als Symbol für wahre Liebe. Er fördert die zwischenmenschliche Harmonie. Er spendet viel Energie und kann daher die Lebenskraft, die Begeisterungsfähigkeit für Menschen und erfüllende Aufgaben sowie die Lebensfreude steigern. Er stärkt das Selbstvertrauen und das Selbstwertgefühl. Dadurch gilt der Rubin auch als guter Helfer auf dem Weg zum Erfolg.

Energiezentren: Wurzelchakra, aber auch Herzchakra.
Tierkreiszeichen: Löwe, Skorpion, Widder.
Geburtsmonat(e): Juli (zuweilen auch dem Monat Dezember zugeordnet).

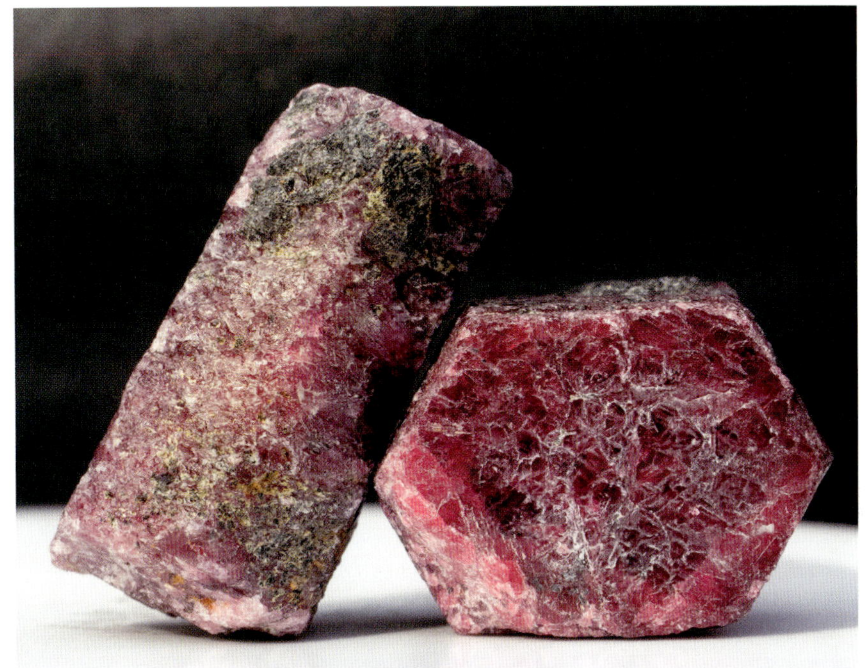

Links *Eignet sich auch gut zu Heilzwecken: vergleichsweise preiswerter opaker Rohrubin.*

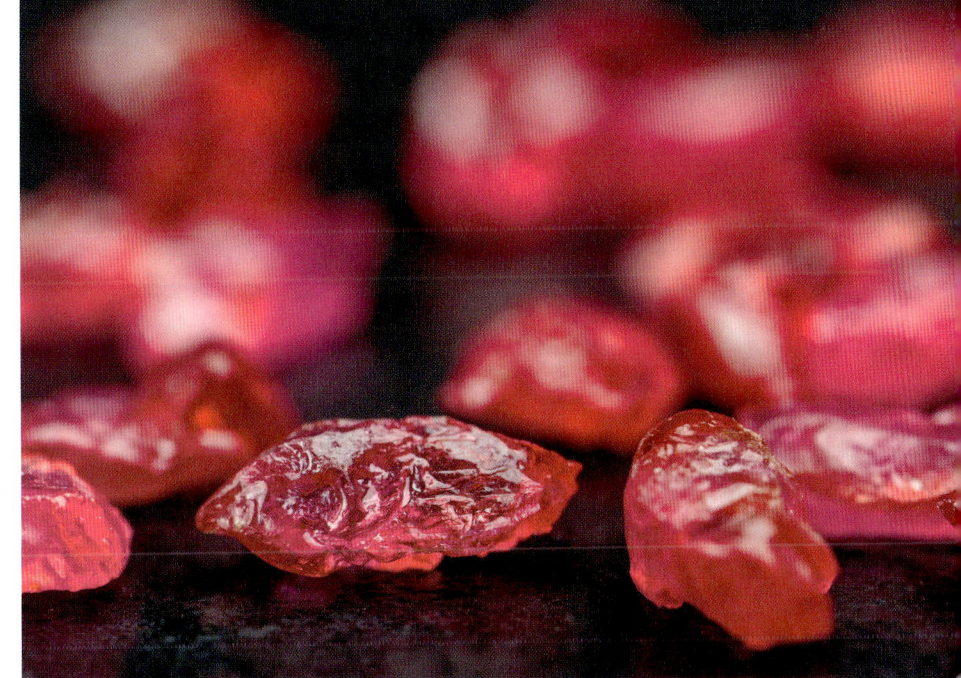

Rechts *Früher glaubte man, Rubinkristalle hätten die Kraft der Sonne in sich gespeichert.*

Korundvarietät: Saphir (blau, gelb, rosa …)

GUT FÜR DIE AUGEN, STÄRKT DIE WEISHEIT

Merkmale: Härte: 9; Dichte: 3,97–4,05; Formel: Al_2O_3. Wie der Rubin gehört auch der Saphir zur Korundgruppe (Edle Korunde) und zur Mineralklasse der Oxide. Saphire und Rubine sind die härtesten Edelsteine nach den Diamanten. Zu den Saphiren zählen alle Farbvarianten außer den roten Korunden, deren Farbe durch Chrom verursacht wird (= Rubin). Saphir kann also blau, braun, gelb, grün, orangefarben, weiß oder farblos, aber auch rosafarben bis hellrot sein. Denn einerseits werden blasse Rubine oft als Saphir ausgegeben, weil sie als qualitativ schlechte Rubine noch niedrigere Preise erzielen würden, andererseits zählen hellrote Exemplare, deren Farbe nicht durch Chrom verursacht wurde, sowieso automatisch zu den Saphiren. Die Abgrenzung zwischen Saphir und Rubin ist also nicht immer eindeutig.
Meist ist der Saphir durchsichtig (Kristall), er kommt aber auch opak vor. Das begehrte tiefe Blau der Saphire wird z.T. durch Brennen von hellen Saphiren bei sehr hohen Temperaturen (über 1550 Grad Celsius) bewirkt. Solche »gefärbten« kornblumenblauen Saphire sind nur von Fachleuten von »echten« zu unterscheiden. Für farblose und blaue Saphire besteht eine Verwechslungsmöglichkeit mit Topas oder Spinell. Und es sind viele Saphirfälschungen auf dem Markt! Saphirkristalle guter Qualität werden meist facettiert geschliffen und als Schmucksteine angeboten. Nur Saphire mit vielen Einschlüssen erhalten einen Cabochonschliff. Im Mineralienhandel gibt es daneben opake Roh- oder Trommelsteine, die sich gut zu Heilanwendungen eignen.

Varietäten:
❁ **Leukosaphir:** farbloser Korund.
❁ **Padparadscha:** lachs- bis orangefarbener Saphir, der neben dem blauen Saphir ebenfalls sehr begehrt ist.
❁ **Sternsaphir:** Saphir mit eingeschlossenen Rutilnädelchen, der nach dem Cabochonschliff einen sechsstrahligen Lichtschimmer zeigt (analog zum Sternrubin).

Körperliches Wohlbefinden: Wie Rubine werden **blaue Saphire** zur Förderung der Sehkraft und gegen Augenleiden, sogar bei grauem Star, empfohlen. Dazu werden sie für ca. 20 Minuten täglich zwischen die Augenbrauen und auf die geschlossenen Augenlider gelegt.
Die hl. Hildegard riet, bei geröteten Augen einen Saphir auf nüchternen Magen mit der Zunge zu befeuchten und mit diesem Speichel über die Augen zu streichen. Gegen Gicht und zur Steigerung intellektueller Fähigkeiten soll man einen Saphir jeden Morgen ca. 1 Stunde lang in den Mund nehmen. Vor dem Verschlucken bewahrt dabei ein durchbohrter Stein am Band. Allerdings wird vermutet, dass damals unter »Saphir« eher unser heutiger Lapislazuli verstanden wurde. Doch zurück zum heutigem Verständnis: **Blaue Saphire** werden bei hohem Blutdruck, gegen Fieber und rheumatisch bedingte Kopf- sowie Ischiasschmerzen, Geschwüre und Tumore eingesetzt. Asthmatikern soll ein an einer längeren

Rechts *Saphir. Seine Farbpalette ist groß, aber am begehrtesten ist der kornblumenblaue Saphir.*

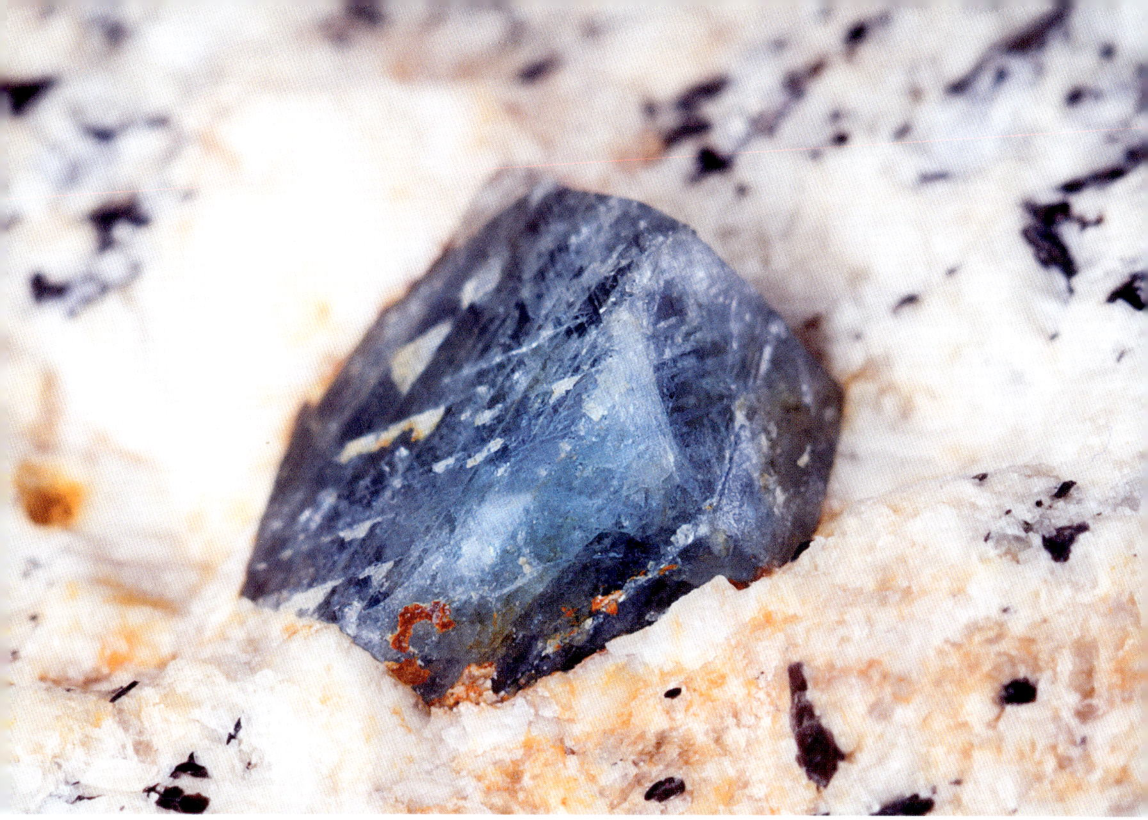

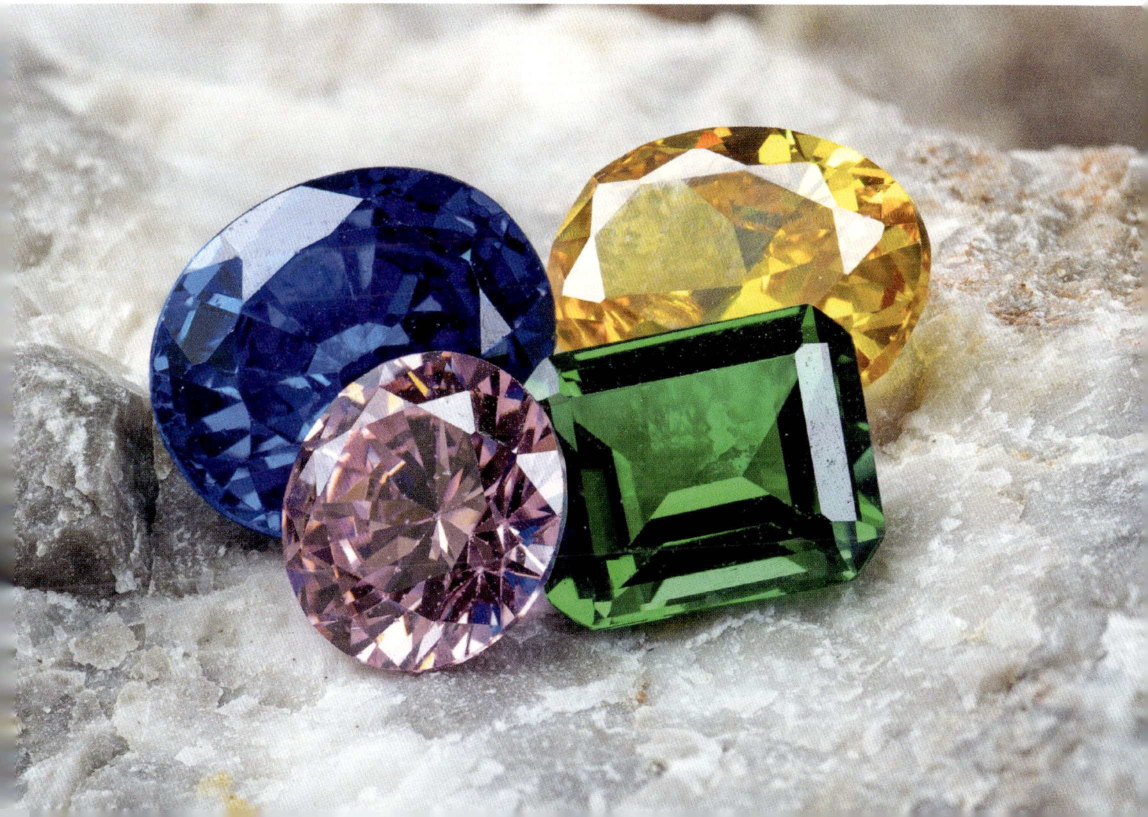

Kette getragener Saphir helfen. Blaue Saphire sollen darüber hinaus gegen Stottern helfen, die Gehirnfunktion steigern und bei Ohrenerkrankungen und Schwindelanfällen für Besserung sorgen.
Gelber Saphir kann die Funktion der Bauchspeicheldrüse sowie von Milz, Magen und Darm unterstützen (»Entgiftung des Körpers!«). Edelsteinwasser aus blauem oder gelbem Saphir wird – analog zu Rubinwasser – zum Trinken und Abreiben bei Hauterkrankungen und gegen Alterserscheinungen verwendet.
Rosa Saphir soll das Herz und **Leukosaphir** die Selbstheilungskräfte stärken.
Padparadscha verbessert die Darmfunktion und soll die Fruchtbarkeit steigern, wenn er im Beckenraum aufgelegt wird.

Mentale Kraft & ganzheitliches Wohlbefinden: Vor allem **blauer Saphir** mildert das Stressempfinden, beruhigt die Nerven und entspannt. Er soll uns an die Allgegenwart von Gott erinnern und uns auf den rechten Weg führen. Zudem kann er vor Neid und bösen Wünschen anderer bewahren. Er zieht das Gute an und stärkt positives Denken, Wahrheitsliebe, Weisheit sowie vorausschauendes Handeln. Auch wird er als Hilfe bei geistigen Störungen und Gemütsschwankungen angeraten. **Padparadscha** hilft gegen Traurigkeit und weckt neue Lebensfreude. **Dunkelblauer Saphir** kann den gesunden Schlaf fördern.

Energiezentren: Stirnchakra (blauer Saphir); Scheitelchakra (Leukosaphir); Sakralchakra (Padparadscha).
Tierkreiszeichen: Fische, Jungfrau, Steinbock, Stier, Waage (blauer Saphir); Wassermann (hellblauer Saphir); Schütze (dunkelblauer Saphir); Zwillinge (gelber Saphir).
Geburtsmonate: April (weißer Saphir); September (blauer Saphir).

Labradorit

GEGEN WETTERFÜHLIGKEIT, FÜR INTENSIVE GEFÜHLE

Merkmale: Härte: 6,0–6,5; Dichte: 2,65–2,75; Formel: $(Ca,Na)[(Al,Si)_2Si_2O_8]$. Labradorit gehört zur Feldspatgruppe. Benannt ist er nach der kanadischen Halbinsel Labrador. Meist ist Labradorit dunkelgrau bis bräunlich mit schönem Farbspiel (»Labradoreszenz«) in Grün und Blau. Die beste Labradoritqualität, Spektrolith aus Finnland, zeigt jedoch das gesamte Farbspektrum metallischer Töne. Labradorit ist durchsichtig bis opak und wird als Schmuck- oder Trommelstein (empfindlich!) angeboten.

Körperliches Wohlbefinden: Labradorit gilt als Helfer gegen Wetterfühligkeit, alters-/abnutzungsbedingte Knochen-, Wirbelsäulen- und Gelenkbeschwerden sowie Rheuma und Gicht. Er kann Lunge, Leber und Nieren stärken und den Säure-Basen-Haushalt ausgleichen (häufig in der Hand halten). Zudem soll er den Kreislauf stabilisieren und zu hohen Blutdruck senken (auf das Herzchakra auflegen oder als Anhänger tragen).

Mentale Kraft & ganzheitliches Wohlbefinden: Labradorit beruhigt und kann hellsichtig machen. Man kann mit seiner Hilfe Aggressionen überwinden und sich selbst so sehen, wie man ist. Er stärkt das Gedächtnis und lässt tiefe positive Gefühle, die man bisher unterdrückt hat, endlich zu. Offen im Wohnraum aufgestellt, befreit er von negativen Energien.

Energiezentren: alle Chakren.
Tierkreiszeichen: Wassermann, aber auch Fische und Steinbock.

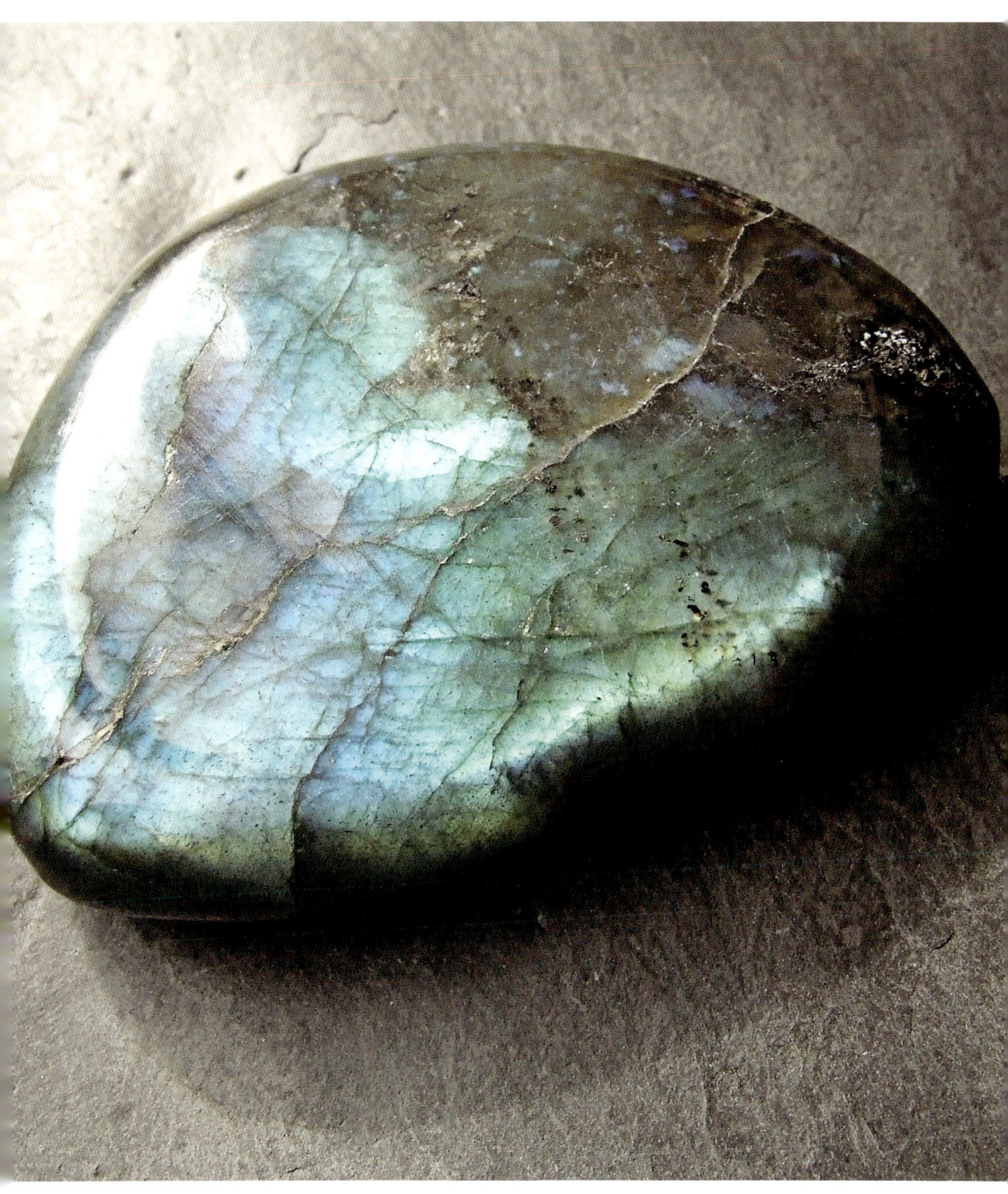

Oben *Sein schönes Farbspiel in Grün und Blau macht offen für neue Ideen: Labradorit (Trommelstein).*

Lapislazuli

Bringt die Wahrheit ans Licht

Merkmale: Härte: 5–6; Dichte: 2,4–3,0; Formel: Natrium-Calcium-Aluminium-Silikat. Dieses auch als Lasurstein bekannte Gestein gehört zur Mineralklasse der Silikate. Es ist überwiegend blau oder blau und weiß und undurchsichtig. Bei Lapislazuli handelt es sich meist um ein Gemisch aus Lasurit, Pyrit, Calcit sowie geringen Mengen anderer Minerale. Je höher der tiefblaue Lasuritanteil ist und je besser darin golden funkelnde Pyritsprenkel zur Geltung kommen, desto wertvoller ist der Lapislazuli.
Lapislazuli wird seit alters für Schmuck, Ziergegenstände, Möbelintarsien, Altäre und Wandverkleidungen verwendet. Er galt früher, z. B. im alten Ägypten, als heiliger Stein, wurde jedoch gemahlen auch zu weltlichen Dingen, wie Farben und Augenschminke, verarbeitet. Napoleon soll ihn als Schutzstein getragen haben. Heute gibt es ihn im Handel vor allem als Roh- oder Trommelstein oder Anhänger. Es sind einige Nachahmungen – auch rein synthetische – auf dem Markt.
Lapislazuli ist empfindlich gegen heißes Wasser, Seifen und starken Druck.

Körperliches Wohlbefinden: Lapislazuli soll gegen gerötete Augen, Gicht, hohen Blutdruck und Blutkrankheiten wirken. Bei Über- oder Unterfunktion der Schilddrüse empfiehlt es sich, eine Lapislazulikette zu tragen.
Auch hilft Lapislazuli gegen Kopf- und Nervenschmerzen sowie Menstruationsbeschwerden. Er soll Fieber senken und Entzündungen der Atemwege lindern. Bei Gelbsucht legt man ihn im Leberbereich auf. Einem Schlaganfall oder der Wassersucht (Ödemen) soll er vorbeugen, Hautausschläge heilen und gemeinsam mit Gold sogar Multiple Sklerose hemmen. Zu diesen Zwecken wird er – möglichst vorher von der Sonne erwärmt – auf die betroffenen Stellen aufgelegt. Man soll ihn jedoch niemals im Schlaf tragen.
Die hl. Hildegard riet zwar, bei geröteten Augen einen Saphir auf nüchternen Magen mit Speichel zu befeuchten und damit über die Augen zu streichen. Und gegen Gicht sowie zur Steigerung intellektueller Fähigkeiten sollte man laut ihrer Empfehlung einen Saphir jeden Morgen ca. 1 Stunde lang in den Mund nehmen. (Vor dem Verschlucken bewahrt dabei ein durchbohrter Stein am Band.) Allerdings wird vermutet, dass zu Lebzeiten der hl. Hildegard unter »Saphir« eher unser heutiger Lapislazuli verstanden wurde!

Mentale Kraft & ganzheitliches Wohlbefinden: Lapislazuli kann das Selbstbewusstsein, die Intuition und den Mut stärken. Er soll Kontaktfreude, Harmonie und zwischenmenschliche Beziehungen fördern und »weise« machen. Trägt man ihn als Halsschmuck, fällt es leichter, die Wahrheit zu sagen oder auch kritische Worte entgegenzunehmen. Lapislazuli sorgt somit für die notwendige Einsicht und stärkt auch den Sinn für Gerechtigkeit. Unterstützend wird Lapislazuli auch bei der Behandlung von Depressionen eingesetzt.

Energiezentren: Stirnchakra, aber auch Scheitelchakra.
Tierkreiszeichen: Jungfrau, Schütze.
Geburtsmonat: September.

Rechts *Begehrte Optik: Lapislazuli in leuchtendem Blau mit funkelnden Pyriteinschlüssen.*

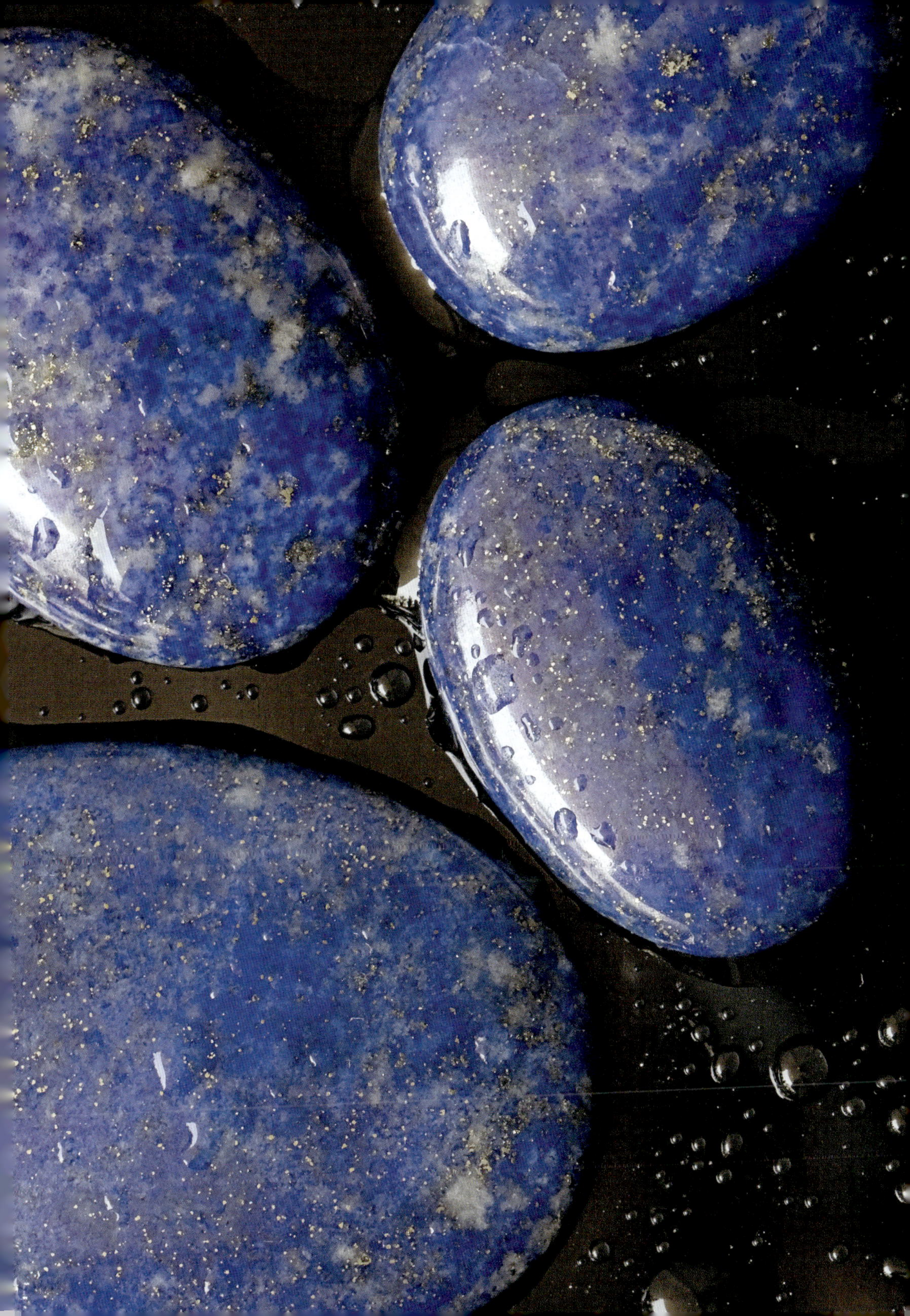

Magnesit

ENTKRAMPFT UND ENTSPANNT – KÖRPERLICH UND SEELISCH

Merkmale: Härte: 4–4,5; Dichte: 3; Formel: $MgCO_3$. Das auch als Bitterspat bekannte Magnesiumcarbonat gehört zur Mineralklasse der Carbonate und Nitrate. Es ist meist gelblich, bräunlich, weiß oder farblos und dabei durchsichtig bis durchscheinend. Dichte Knollen sind gelblich weiß, undurchsichtig und wirken wolkenartig. Magnesit wird aufgrund seiner hohen Temperaturbeständigkeit vor allen Dingen industriell genutzt. Man verwendet ihn z.B. zur Herstellung keramischer Feuerfestmaterialien. Als Schmuckstein kommt Magnesit meist gefärbt in den Handel. Er dient also u.a. leider auch häufig dazu, andere Schmucksteine zu imitieren (z.B. Türkis). Der Mineralienhandel führt jedoch auch ungefärbte Roh- oder Trommelsteine.

Körperliches Wohlbefinden: Magnesit fördert aufgrund seines Magnesiumanteils den Stoffwechsel, wirkt entwässernd und soll u.a. auch zur Reduktion von Übergewicht beitragen. Dazu trinkt man am besten Magnesitwasser (Stein über Nacht in ein Glas mit stillem Wasser legen, morgens herausnehmen und das Wasser auf nüchternen Magen trinken). Eine Kombination von Bergkristall, rotem Jaspis und Magnesit hat sich ebenfalls für die Herstellung von verdauungsförderndem Edelsteinwasser bewährt.
Auch den Abbau von Ablagerungen in den Gefäßen soll Magnesit fördern (Vorbeugung vor Herzinfarkt). Über seine krampflösende Wirkung soll er zudem gegen schmerzhafte Magen-, Darm- sowie Unterleibsbeschwerden, Nackenverspannungen und bei ernährungsbedingter, regelmäßig wiederkehrender Migräne helfen. Dazu trägt man am besten eine Magnesitkette. (Zur Migräne siehe auch Amethyst, Rhodochrosit und Rosenquarz.)
Gegen Übersäuerung und Sodbrennen kann man einen Magnesit auf den Magenbereich auflegen. Dem Stein werden darüber hinaus positive Wirkungen auf den Nasen-/Stirnhöhlenbereich sowie auf Mund (einschließlich Zähne), Atmungsorgane, Schilddrüse, Milz und Knochen zugeschrieben. In beide Hände genommen, soll er etwaige Umweltgifte und Radioaktivität aus dem Körper ziehen. Aber bitte verwenden Sie zu Heilzwecken nur ungefärbten Magnesit.

Mentale Kraft & ganzheitliches Wohlbefinden: Magnesit fördert das Abschalten von grübelnden Gedanken und damit das Loslassen bzw. Überwinden quälender Alltagsprobleme. Er hilft gegen Ängste und sorgt für psychische und physische Entspannung.
Menschen, die stressbedingt schlecht ein- oder durchschlafen, kann der Magnesit unter dem Kopfkissen helfen. (Es gilt jedoch auszuprobieren, ob Sie sich mit diesem Stein in der Nacht wirklich wohler fühlen. Ansonsten sollten Sie ihn nur tagsüber anwenden.)
Auch die Behandlung von Hyperaktivität kann Magnesit positiv unterstützen (häufig anschauen und in den Händen halten). Zudem verstärkt er das Verständnis für andere Menschen und bewahrt vor falschen Freunden.

Energiezentrum: Handinnenfläche (Nebenenergiezentrum).
Tierkreiszeichen: Waage, Wassermann.

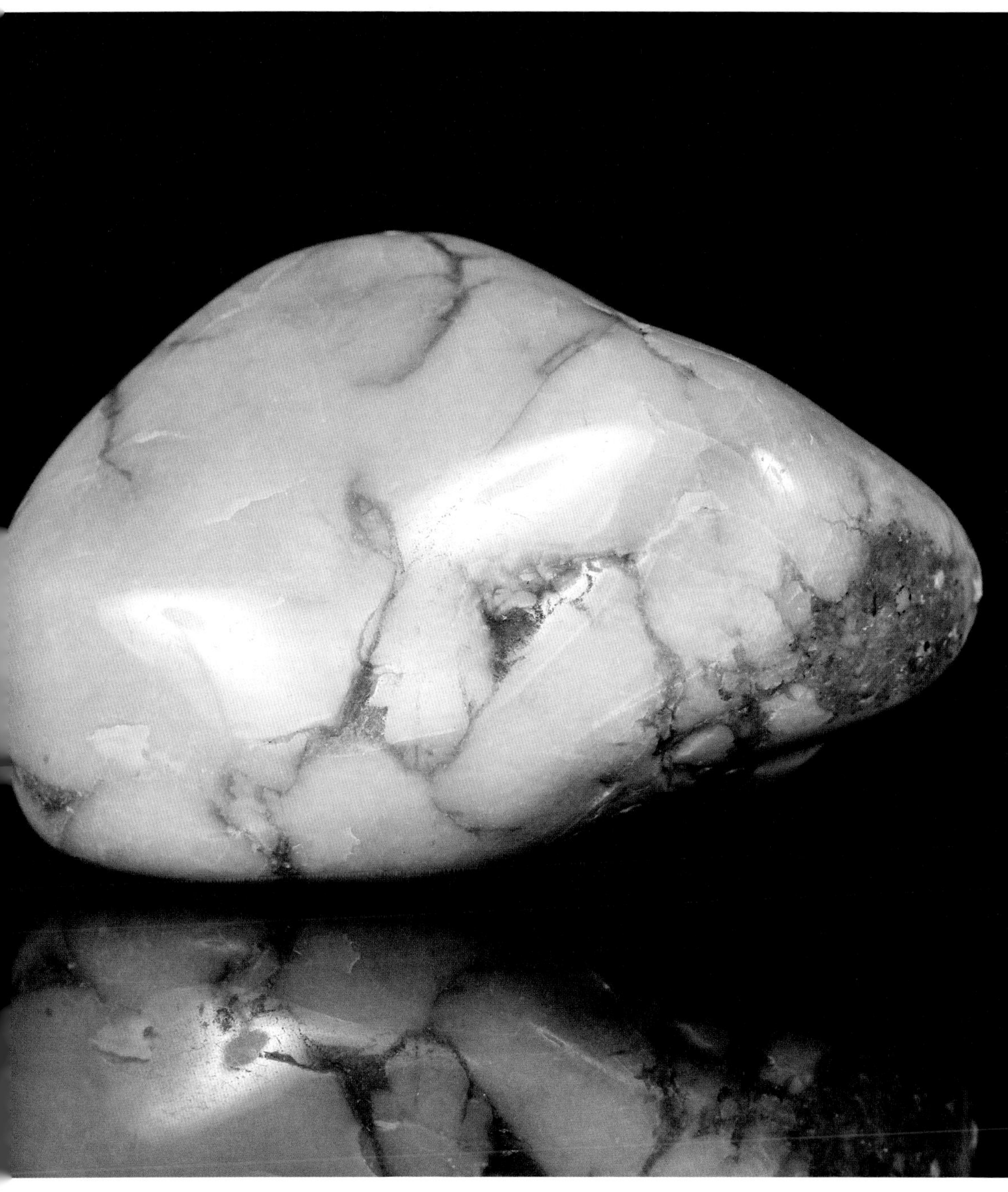

Oben *Gilt als »Schlankmacher« und fördert auch sonst das »Loslassen«: Magnesit.*

Magnetit

STÄRKT DRÜSEN UND TATENDRANG

Merkmale: Härte: 5,5; Dichte: 5,0–5,2; Formel: Fe_3O_4. Magnetit (Magneteisenerz, Magneteisenstein) ist ein Eisenoxid, schwarz bis bräunlich schwarz, undurchsichtig und metallisch glänzend. Er verträgt kein Wasser und ist folglich auch als Wasserstein ungeeignet!
Zuweilen kommt Magnetit (bzw. Magnetit-Hämatit-Gemenge) fälschlicherweise unter der Bezeichnung Hämatit auf den Markt. Magnetit ist jedoch im Gegensatz zu Hämatit magnetisch.

Körperliches Wohlbefinden: Magnetit kann Leberfunktion und Blutreinigung verbessern und gegen Lungenentzündung sowie Rheuma helfen. Gelenk-, Nacken- und Rückenschmerzen (inklusive Hexenschuss) sowie Nervenschmerzen allgemein soll er lindern. Auch kann er die Funktion der Bauchspeicheldrüse steigern und gegen Altersdiabetes helfen. Und Magnetit regt die Hormondrüsen sowie die Zellneubildung an und stärkt das Bindegewebe. Dazu trägt man ihn am besten häufig bei sich.

Mentale Kraft & ganzheitliches Wohlbefinden: Früher hielten die Menschen Magnetit für einen »Zauberstein«. Er erdet und lässt uns erkennen, was für uns gut und was schlecht ist. Er entspannt und lässt uns gleichzeitig schneller als sonst reagieren. Er stärkt Vitalität und Unternehmungsgeist bzw. Tatendrang. Und er hilft gegen psychosomatische Beschwerden.

Energiezentren: Scheitel-, Stirn- oder Wurzelchakra.
Tierkreiszeichen: Skorpion, Widder, Zwillinge.

Malachit

LINDERT ENTZÜNDUNGEN,
MACHT ENTSCHEIDUNGSFREUDIG

Merkmale: Härte: 3,5–4,0; Dichte: 3,25–4,10; Formel: $Cu_2[(OH)_2/CO_3]$. Dieses basische Kupfercarbonat ist undurchsichtig und hat eine gebänderte Struktur in verschiedenen Grüntönen – von hell- bis schwarzgrün.
Malachit wird, obwohl er relativ weich ist, zu Schmucksteinen für Ringe, Armbänder, Ketten und Anhänger verarbeitet. Zuweilen wird dabei seine Oberfläche mit Kunstharz geschützt.
Auch als Schmeichelstein findet man ihn im Mineralienhandel. Früher hat man aus Malachit auch häufig Ziergefäße und -figuren hergestellt. In Russland wurde Malachit seit dem 18. Jahrhundert für Einlegearbeiten, Säulenverkleidungen und Wandvertäfelungen in Schlössern und anderen Prachtbauten verwendet.
Malachit ist sehr stoß- und kratzempfindlich. Auch heißes Wasser und große Hitze sowie Ammoniak und Säuren verträgt er nicht. Polierter Malachit sollte jedoch von Zeit zu Zeit kurz und ganz vorsichtig mit klarem Wasser gereinigt und sofort trocken getupft werden, damit er seinen Glanz nicht verliert.
Bitte beim Einkauf beachten: Es gibt relativ viele Malachit-Nachahmungen, die man jedoch beim Vergleich mit echtem Malachit meist schnell erkennt.

Varietät:
❁ **Eilatstein:** So nennt man die Verwachsung von Malachit mit Chrysokoll (→ S. 98) und Türkis (→ S. 202).

Rechts *Richtungsweisend: Magnetit lässt uns (geistig) den richtigen Weg einschlagen.*

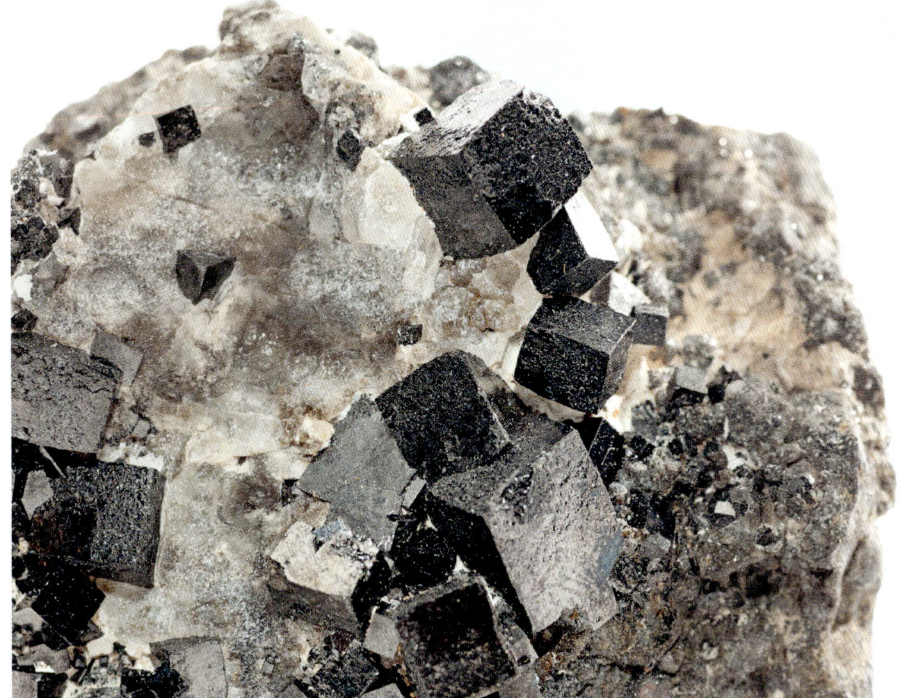

Unten *Macht verständnisvoll und gilt als »Hebammenstein«: Malachit.*

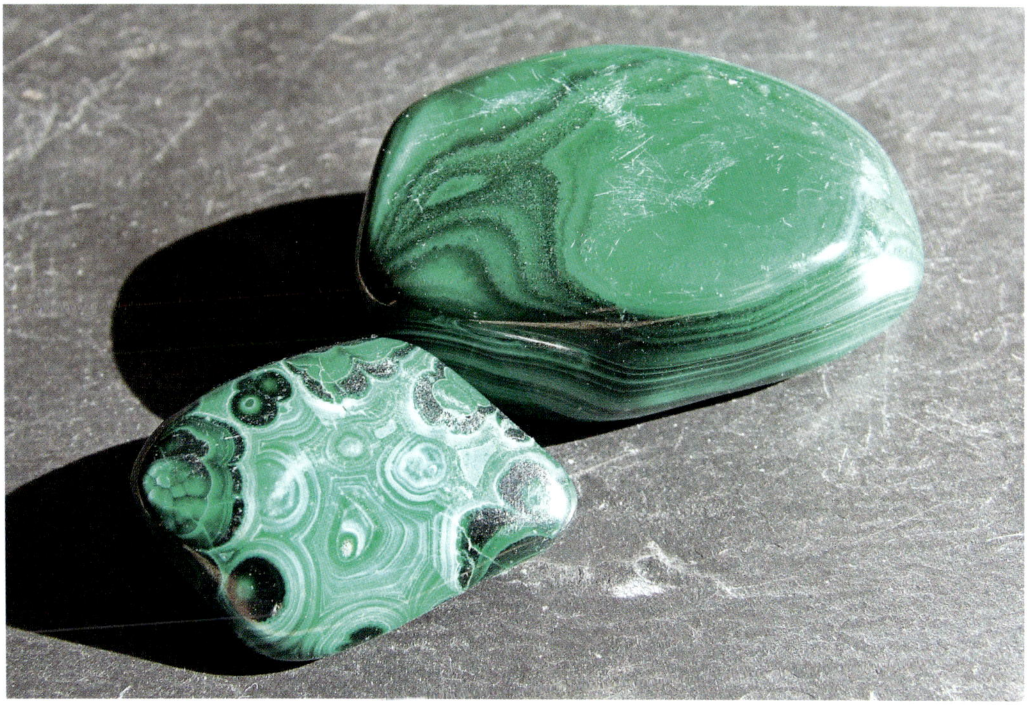

Körperliches Wohlbefinden: Über seine Leber anregende Wirkung fördert Malachit die »Entgiftung« des Körpers, er stärkt das Immunsystem und wird deshalb gegen alle Entzündungen empfohlen. Er kann Asthma, Rheuma, Cholera, Milzerkrankungen, Multiple Sklerose und Parkinson'sche Krankheit abmildern.
Und er soll gegen Herzschmerzen, Beschwerden an Knochen, Wirbelsäule und Gelenken sowie Magenkrämpfe, Koliken und Menstruationsbeschwerden helfen. Dazu kann man den Malachit für ca. 20 Minuten täglich (bzw. bei Bedarf mehrfach täglich) auf jede kranke bzw. schmerzende Stelle (außer auf offene Wunden) auflegen. Besonders gut wirkt Malachit jedoch über das Herzchakra.
Und: In der Hand gehalten soll Malachit außerdem Geburtswehen erträglicher machen. Man nennt ihn daher auch »Hebammenstein«.
Achtung: Sie sollten niemals Malachitpulver einnehmen; es ist im wahrsten Sinne des Wortes lebensgefährlich! Auch Malachitwasser oder -elixier, bei dem der Malachit direkt mit dem Wasser in Berührung kam, darf auf keinen Fall eingenommen werden!

Mentale Kraft & ganzheitliches Wohlbefinden: Malachit soll die Selbsterkenntnis und das Verständnis für andere fördern. Er holt bisher unterdrückte Sehnsüchte in unser Bewusstsein. Mit seiner Hilfe können wir die Dinge genau und vor allem realistisch betrachten und bewerten. Das erleichtert eine schnelle und gute Entscheidungsfindung. Außerdem: Wer sehr schreckhaft ist, sollte zum Schutz vor unangenehmen Überraschungen stets einen Malachit bei sich tragen.

Energiezentrum: Herzchakra.
Tierkreiszeichen: Skorpion, Steinbock, Wassermann, aber auch Stier und Waage.

Markasit

NUR KURZZEITIG ANWENDEN!

Merkmale: Härte: 6,0–6,5; Dichte: 4,92; Formel: FeS_2. Markasit gehört zur Klasse der Sulfide und Sulfosalze, ist messinggelb mit Grünstich und opak (kann anlaufen). Markasitschmuck erlebte von 1920 bis 1940 seine Hochblüte. Jedoch handelte es sich dabei großteils um Pyrit (→ S. 172) und nicht wirklich um Markasit. Heutzutage wird Markasit z. B. in der chemischen Industrie zur Herstellung von Schwefelsäure genutzt.

Körperliches Wohlbefinden: Markasit wird selten zu Schmuck verarbeitet, da er innerhalb von Jahren zerfallen kann. Man sollte im Mineralienhandel erhältlichen Markasit daher nur kurzzeitig anwenden. Markasit soll die Leber stärken, von Verdauungsstörungen befreien und so die »Entgiftung« des Körpers sowie die Abwehr- und Selbstheilungskräfte fördern. Zuweilen wird er gegen Hautausschlag und Warzen empfohlen, doch hier ist selbst die kurzzeitige Anwendung kritisch, da Markasit Eisensulfid abgeben kann, das der Haut schadet. Markasit darf zudem nicht als Wasserstein verwendet werden!

Mentale Kraft & ganzheitliches Wohlbefinden: Markasit fördert den Intellekt. Er hilft dabei, sich von Zwängen zu befreien, unterdrückte Wünsche und Lebensziele zu erkennen und neue Prioritäten zu setzen bzw. sein Leben neu auszurichten. So macht er auch zufriedener und ausgeglichener.

Energiezentrum: Solarplexuschakra (kurz auflegen, ansonsten nur aus der Nähe betrachten).
Tierkreiszeichen: Löwe.

Rechts *Ein außergewöhnlich schnell vergänglicher Stein: der schlichte Markasit.*

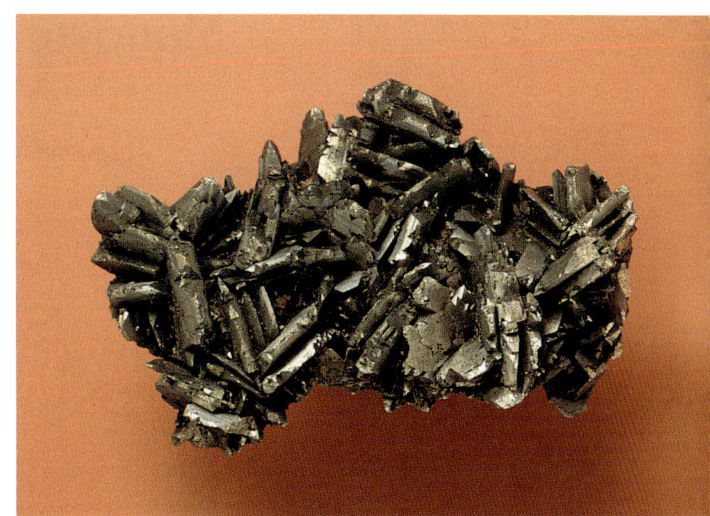

Unten *Wird an der Luft stumpf und läuft bunt an: der ansonsten messinggelbe Markasit.*

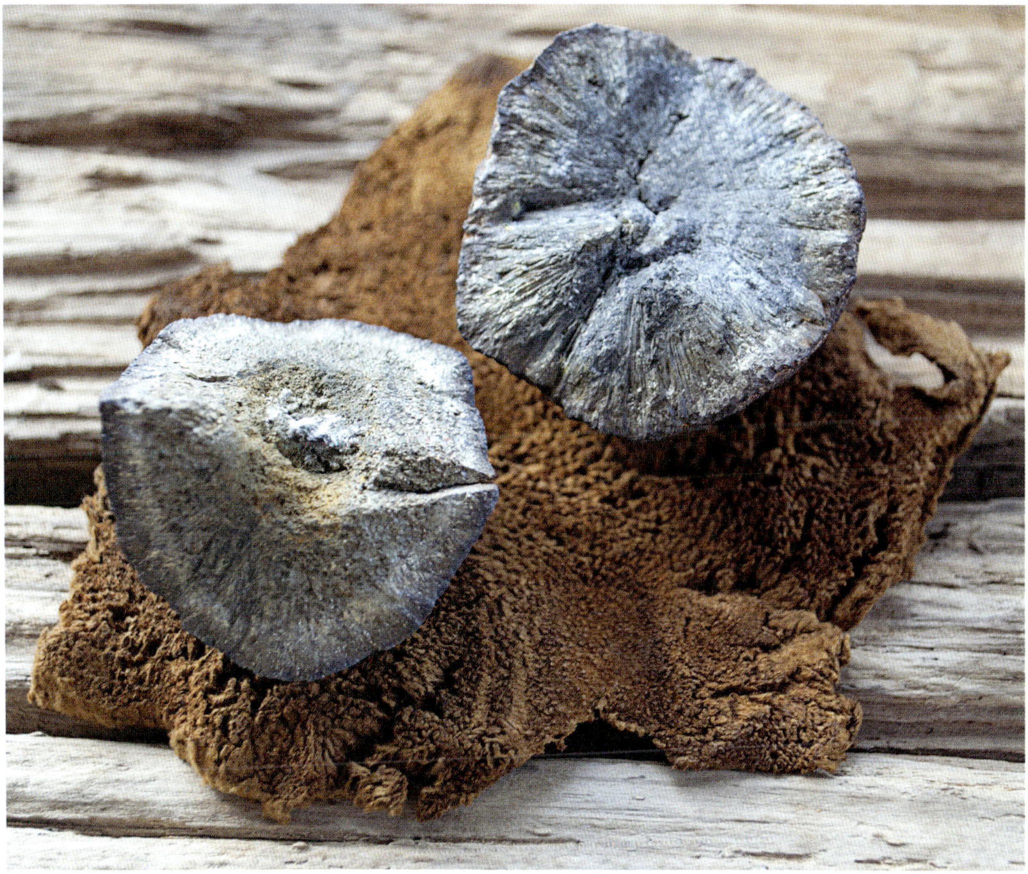

Mondstein

DER STEIN FÜR DIE FRAU

Merkmale: Härte: 6,0; Dichte: 2,53–2,56; Formel: $K[AlSi_3O_8]$. Mondstein ist eine Orthoklasvarietät (auch Adular/Adularia genannt; → S. 164), also ein Kalifeldspat, und gehört damit zur Feldspatgruppe. Er ist farblos bis milchig weiß, grau bzw. gelblich braun und durchscheinend. Als Cabochon geschliffen zeigt Mondstein aus Sri Lanka einen milchig weißen bis bläulichen Schimmer, der an Mondlicht erinnert und über die Oberfläche gleitet, sobald man den Stein bewegt. Man spricht hier vom Adularisieren. Der Wert solcher Cabochons, die meist als Ringsteine verwendet werden, steigt übrigens mit dem Vorhandensein und mit der Intensität des bläulichen Schimmers. Allerdings gibt es im Mineralienhandel auch preiswerte Trommelsteine. Zu beachten: Mondstein sieht zuweilen einem weißen Chalcedon ähnlich, kann also verwechselt werden, und es sind auch einige Fälschungen auf dem Markt.

Körperliches Wohlbefinden: Mondstein wird u.a. gegen Lymphstauung, Wassersucht (Neigung zu Ödemen) und Schilddrüsenerkrankungen empfohlen (auf die betreffenden Stellen bzw. das Halschakra auflegen oder an einer Kette tragen). Wegen seiner positiven Wirkung auf den Hormonhaushalt wird Mondstein auch bei Menstruationsbeschwerden (vor und nicht während der Menstruation tragen!), gegen Unfruchtbarkeit und bei Wechseljahrsbeschwerden eingesetzt. Dazu legt man ihn für ca. 20 Minuten täglich im Bereich über den Eierstöcken auf. Hormonell bedingtem Haarausfall und Osteoporose kann er vorbeugen. An einer Kette zwischen den Brüsten getragen, soll er Müttern bei der Milchbildung helfen. (Er ist also mehr noch als andere Schmucksteine ein echter Frauenstein.) Auch Wachstumsstörungen soll er beseitigen. Mondstein eignet sich gut für die Herstellung eines Heilsteinwassers (→ S.57).

Mentale Kraft & ganzheitliches Wohlbefinden: Mondstein galt in vielen Kulturen als magischer oder heiliger Stein und als das Symbol der Weiblichkeit. Mondstein soll Ängste vertreiben. Er kann die Erinnerung an Träume und damit deren Verarbeitung erleichtern und so für ein emotionales Gleichgewicht sorgen, aber auch ganz allgemein die Psyche stärken. Er verhilft damit zu größerer Lebensfreude und Ausgelassenheit und verleiht seiner Trägerin eine jugendlichere Ausstrahlung, egal in welchem Alter. Auch lässt Mondstein Gefühle intensiver wahrnehmen, stärkt speziell das Einfühlungsvermögen und die Intuition und festigt Liebesbeziehungen. Er hilft zudem bei seelischen Beschwerden in der Schwangerschaft oder in den Wechseljahren. Ferner gilt er als Schutzstein für Mutter und Kind während der Schwangerschaft und der Entbindung. Gegen Mondsucht sollte man ihn ab Neumond bis kurz vor Beginn der Vollmondphase unters Kopfkissen legen.

Energiezentren: Sakral-, aber auch Scheitel- oder Halschakra.
Tierkreiszeichen: Fische, Krebs, aber auch Schütze, Steinbock, Wassermann, Zwillinge.
Geburtsmonat: Juni (besonders gelblich brauner Mondstein).

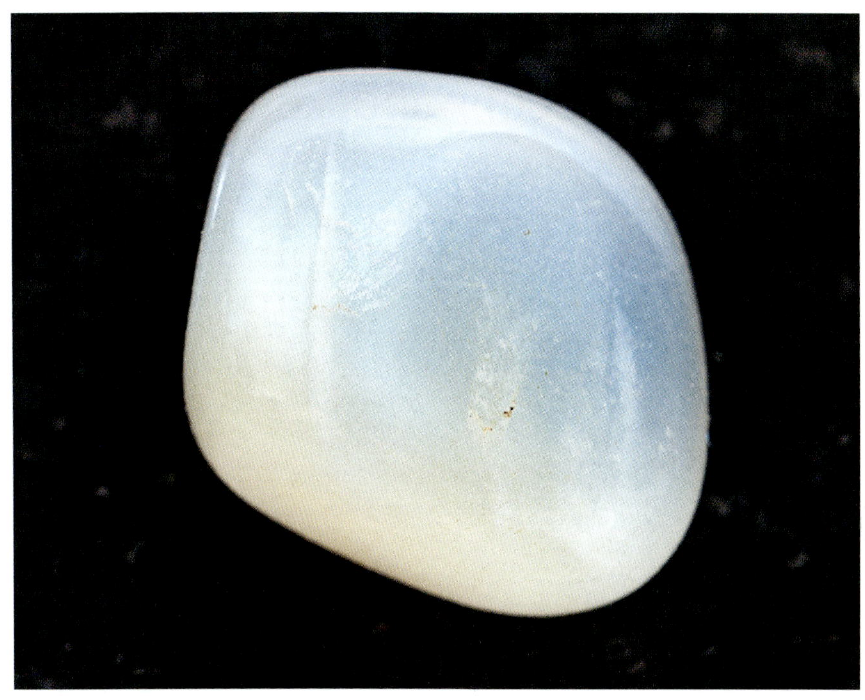

Links *Erinnert an Mondlicht und kann gegen Mondsucht helfen: Mondstein (Trommelstein).*

Unten *Schutzstein, magisch, heilig … Mondstein vereint viele Geheimnisse in sich.*

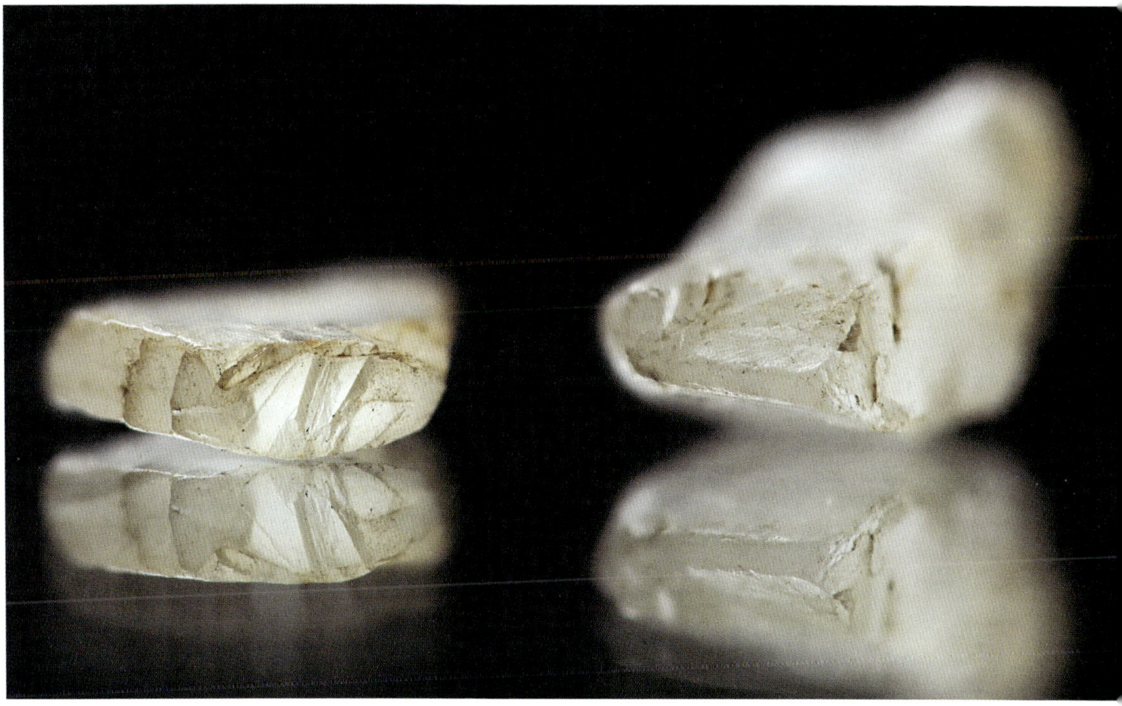

Obsidian – Apachenträne, Regenbogen- und Schneeflockenobsidian

Helfen gegen Schmerzen und Schock

Merkmale: Härte: 5,0–5,5; Dichte: 2,35–2,60; Formel: Lavagestein. Dieses vulkanische Gesteinsglas, auch als Lavaglas bekannt, ist meist schwarz, opak bzw. an den Kanten durchscheinend. Obsidian wurde bereits in der Steinzeit zu Werkzeugen wie Pfeilspitzen und Messern verarbeitet.

Varietäten:
- **Apachenträne:** grauschwarz bis schwarz.
- **Gold-** oder **Silberobsidian:** Eingeschlossene Gasbläschen reflektieren das Licht, sodass sich auf der Oberfläche polierter Steine ein gold- oder silberfarbener Schimmer ergibt. Der Oberbegriff für beide Steine lautet: Seidenglanzobsidian.
- **Mahagoniobsidian:** durch Eisenoxidgehalt rotbraun mit holzstrukturähnlicher Zeichnung.
- **Regenbogenobsidian:** mit vielfarbigen konzentrischen Ringen auf der polierten Oberfläche (seltener Stein).
- **Schneeflockenobsidian:** schwarz mit weißen bzw. hellgrauen Flecken (Einschlüsse von Cristobalit).

Körperliches Wohlbefinden: Obsidian (schwarz oder **Regenbogenobsidian)** soll Schmerzen lindern und die Wundheilung fördern. Auch gegen Durchblutungsstörungen – wie bei kalten Händen und Füßen und bei der Schaufensterkrankheit (Raucherbein bzw. arterielle Verschlusskrankheit) – wird er empfohlen. Ebenso bei durch Viren hervorgerufenen Krankheiten, wie Herpes, Masern und Windpocken, und gegen Hauterkrankungen.

Zudem soll **schwarzer Obsidian gemeinsam mit Bergkristall** gegen Sehschwäche wirken (die Steine täglich für ca. 20 Minuten auf die geschlossenen Augen auflegen).
Die **Apachenträne** kann mit ihrem Einfluss auf Magen und Darm die Verdauung regulieren, vor allem bei stressbedingten Beschwerden.
Noch besser als Obsidian allgemein soll der **Schneeflockenobsidian** gegen Durchblutungsstörungen (kalte Füße/Schaufensterkrankheit usw.) wirken. Dazu legt man je einen kleinen flachen Stein in den Schuh bzw. trägt ihn in der Hosentasche bei sich.

Mentale Kraft & ganzheitliches Wohlbefinden: Obsidian hilft dabei, emotionale Probleme zu klären und innere Blockaden zu lösen, sodass man sich selbst wieder in einem besseren Licht sehen kann.
Bei großer Angst oder Schock legt man dem Betroffenen den Obsidian oder **Goldobsidian** in die Hand. Selbst nach quälenden traumatischen Erlebnissen kann Obsidian bei der Verarbeitung derselben helfen.
Schneeflockenobsidian soll seinen Träger für negative Einflüsse sensibel machen und ihn so vor Unheil bewahren. Die **Apachenträne** fördert ganz allgemein die Intuition, sodass wir erkennen, was gut und was schlecht für uns ist.

Energiezentren: Wurzel-, aber auch Stirnchakra.
Tierkreiszeichen: Skorpion, Steinbock (schwarzer Obsidian); Waage (Schneeflockenobsidian).

Rechts *Mit typisch scharfen Bruchkanten: schwarzer Obsidian (Lavaglas) aus Russland.*

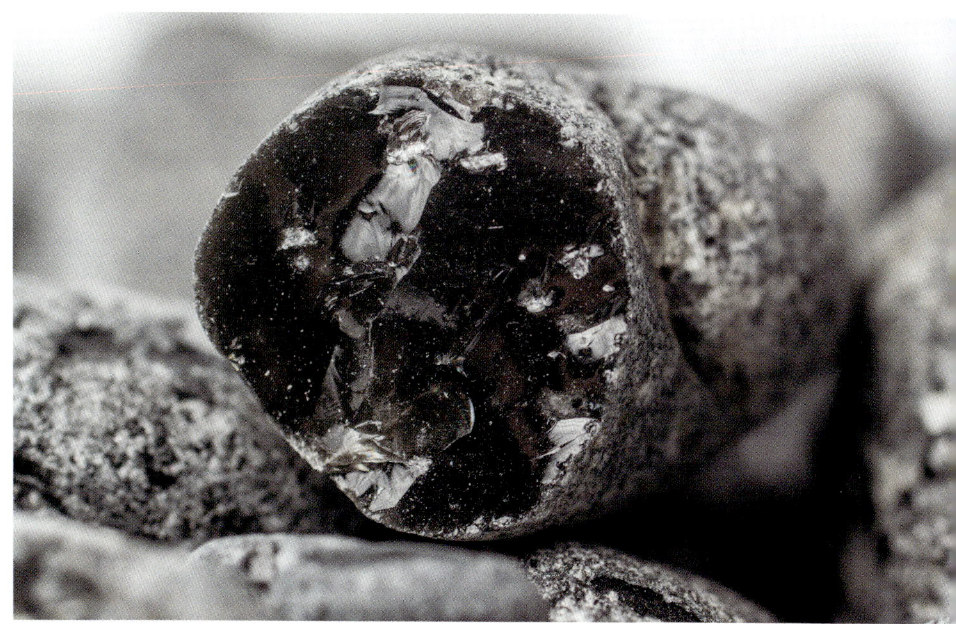

Unten *Soll auch vor bösen Mächten schützen: Schneeflockenobsidian.*

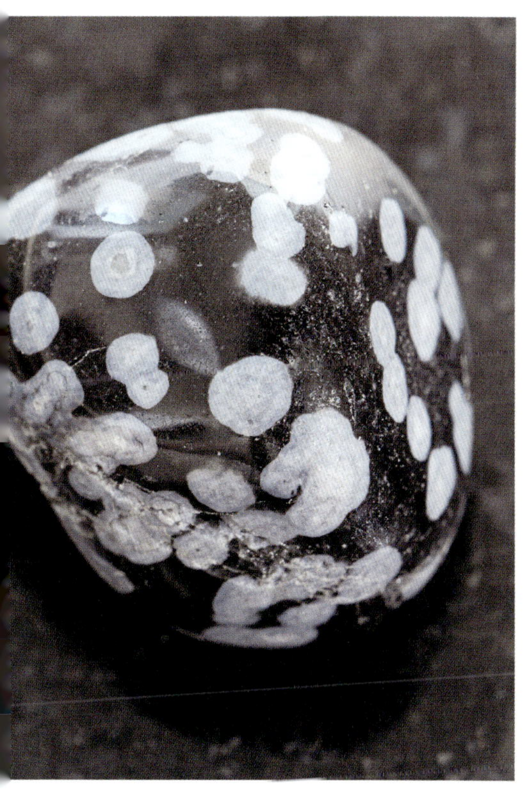

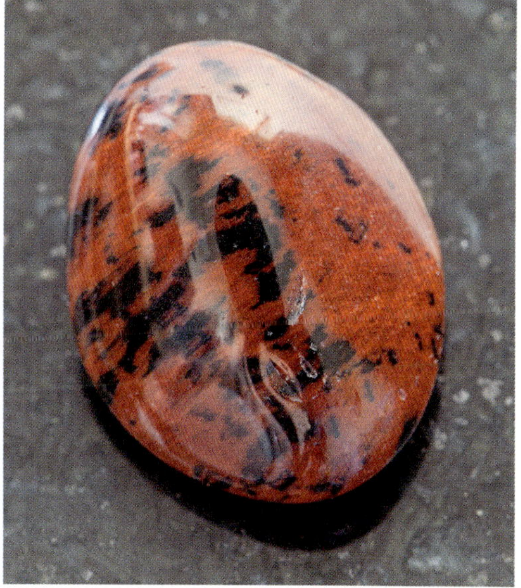

Oben *Eine »feurige« Varietät: Mahagoniobsidian (hier: poliert).*

Onyx – Sardonyx

Stärken Knochen, alle Sinne und die Zuversicht

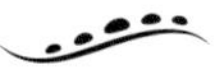

Merkmale: Härte: 6,5–7,0; Dichte: 2,65, Formel: SiO_2. Onyx, eine Chalcedonvarietät aus der Quarzgruppe, ist in der Regel ein rein schwarzer oder ein schwarzer Stein mit feinen weißen Linien. Daneben versteht man unter Onyx auch einen Lagenstein mit schwarzer Grundschicht und weißer Oberlage, der früher gerne zu Gemmen für Ringe, Anhänger und Broschen verarbeitet wurde. Alle Onyxvarietäten sind selten und werden daher meist durch künstliche Färbung von andersfarbigem Achat oder Chalcedon imitiert. Auch bestehen für schwarzen Onyx viele Verwechslungsmöglichkeiten mit anderen natürlich schwarzen Mineralen. – Schwarzer Onyx sollte nie im direkten Sonnenlicht liegen, da er ausbleicht.

Varietät:
❁ **Sardonyx:** (rot-)braune Grundschicht (Sarder bzw. Karneol), weiße Oberlage (reiner Chalcedon), dazu z.T. das Schwarz von Onyx. Wurde früher bei rötlicher Grundschicht auch Karneolonyx genannt.

Körperliches Wohlbefinden: Naturschwarzer Onyx wirkt positiv auf Beine, Knie und Füße sowie den Knochenbau allgemein. Augen, Bauchspeicheldrüse und Herz kann er in ihrer Funktion stärken sowie Blutbildung und Durchblutung fördern. Auch bei Angina Pectoris, Hautentzündungen, Magengeschwüren und Milzerkrankungen kann er helfen.
Die hl. Hildegard empfiehlt Onyx (womit sie jedoch eventuell einen schwarzweißen Achat meinte) gegen schwache Augen/Augengeschwüre, Herz- und Magenleiden sowie Milzerkrankungen. Bei Augenleiden soll man die Augenlider mit Wein bestreichen, in dem zuvor 15 bis 30 Tage lang ein Onyx gelegen hat. Gegen Herz- und andere Leiden soll heißer Wein getrunken werden, in dessen Dampf zuvor ein Onyx »geschwitzt« hat, der anschließend auch noch ganz hineingelegt wurde (Stein wird vor dem Trinken herausgenommen).
Sardonyx stärkt alle Sinnesorgane und soll auch bei Hörsturz und Tinnitus helfen (großen Stein, der nicht in den Gehörgang rutschen kann, auf das Ohr legen).

Mentale Kraft & ganzheitliches Wohlbefinden: Bereits in Antike und Mittelalter galten Onyxamulette als Schutz vor bösen Mächten. Auch heute sieht man in **Onyx** einen Schutzstein, der z.B. vor Alpträumen, aber auch vor negativen Erlebnissen am Tag bewahren soll. Er kann Melancholie und Traurigkeit vertreiben sowie die Willenskraft stärken. Selbst schüchternen, introvertierten Menschen bzw. solchen, die sich leicht von anderen für deren Zwecke einspannen lassen, verhilft er zu mehr Selbstwertgefühl und zu selbstbewusstem Auftreten. So können sie sich von negativen Einflüssen befreien und ihre eigenen Wünsche und Vorhaben realisieren.
Sardonyx soll den Verstand und den Sinn für Gerechtigkeit schärfen, Zuversicht verleihen und Beziehungen festigen.

Energiezentren: Wurzelchakra; mehrfarbig oder zusammen mit anderen Steinen für alle Chakren geeignet.
Tierkreiszeichen: Steinbock (Onyx, Sardonyx).
Geburtsmonate: Februar oder Juli (Onyx); August (Onyx und Sardonyx).

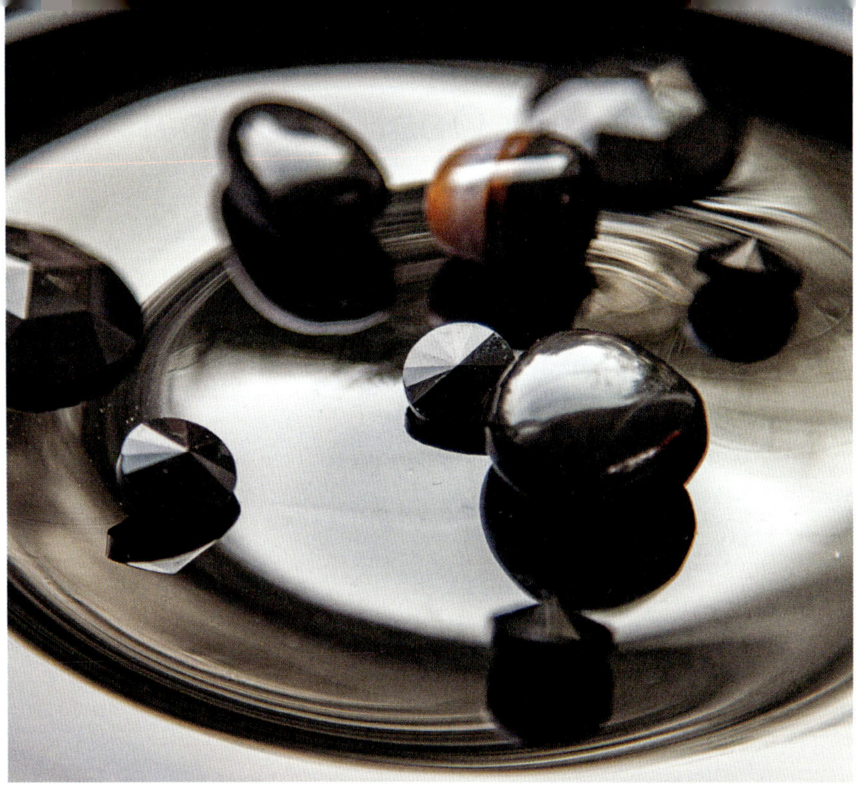

Links *Rein schwarzer Onyx und Sardonyx mit rotbraunen, weißen und schwarzen Lagen.*

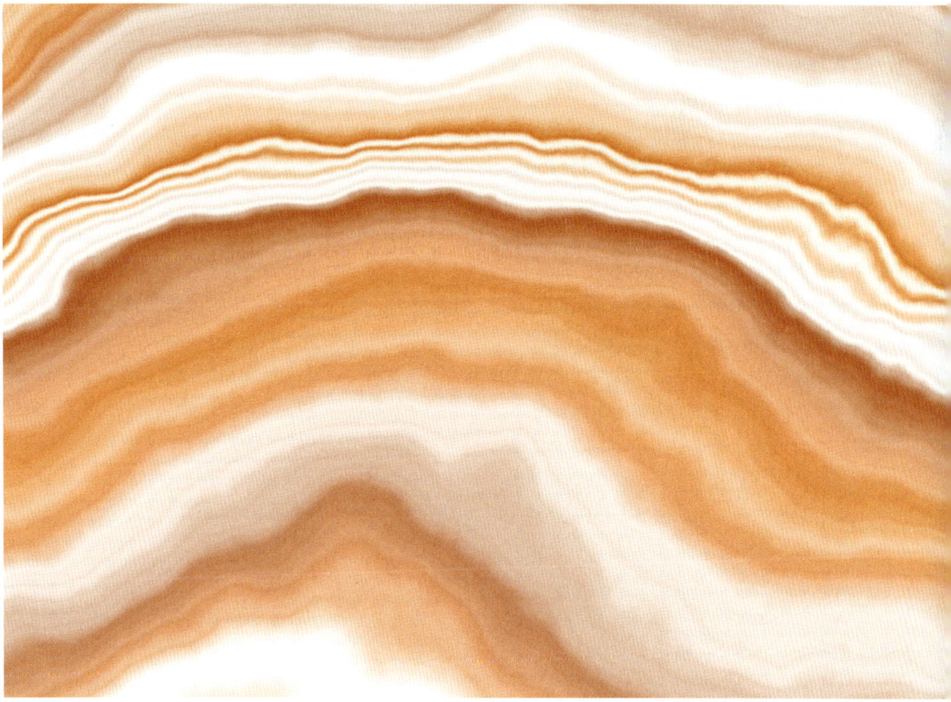

Rechts *Sardonyx (Querschnitt) mit wechselnden rotbraunen und weißen Lagen.*

Opal – Gemeiner Opal, Edelopal

GUT FÜRS BLUT UND GUTE MUNTERMACHER

Merkmale: Härte: 5,5–6,5; Dichte: 1,98–2,50; Formel: $SiO_2 \cdot nH_2O$. Opal gehört zur Mineralklasse der Oxide und Hydroxide. Er besteht aus Kieselsäure, etwas Wasser und Spuren von Cristobalit und Tridymit. Er ist amorph, oft durchscheinend bis opak, z.T. aber auch durchsichtig. Edelopal weist im Gegensatz zum gemeinen Opal den Schiller der Regenbogenfarben (»Opalisieren«) auf, der sich je nach Betrachtungswinkel ändert. Nur Feueropal gehört in seiner begehrten – durchsichtigen orangeroten – Form ebenfalls zu den Edelopalen, auch wenn er (meist) kein Farbspiel zeigt.
Oft sind die Opaladern im Muttergestein nur wenige Millimeter dick. Deshalb gibt es im Handel Ringe und Anhänger mit Dubletten – dünne Edelopal-Plättchen, die mit dunklem Material (oft Onyx) unterlegt sind – und Tripletten. Letztere werden zusätzlich oben von einer dünnen Schicht (z.B. Bergkristall) geschützt. Größere Edelopale werden meist zu Cabochons geschliffen, um ihren Schiller gut zur Geltung zu bringen. Auch gemeine Opale sind als Cabochons erhältlich. Schöne orangerote Feueropale erhalten hingegen einen Facettenschliff.
Opal ist empfindlich gegen Stoß, Hitze, Öl, Reinigungsmittel und Sonne. Von Zeit zu Zeit etwas anfeuchten, damit er nicht rissig wird. Unter lauwarmem Wasser reinigen/entladen und in einer Bergkristallgruppe aufladen. Vorsicht: Es gibt viele Opalimitate!

Varietäten:
Die Zahl der Opalvarietäten ist fast unüberschaubar; hier die wichtigsten:

❁ **Gemeiner Opal:** ohne Farbspiel; dazu gehören u.a. gemeiner milchig weißer Milchopal, bräunlicher Holzopal (durch Verkieselung von Holz entstanden) und gelblicher Honigopal.
❁ **Andenopal:** meist heller, grüner oder rosafarbener *gemeiner Opal*. In Pink auch als Pinkopal bekannt.
❁ **Hyalit** oder **Glasopal:** farbloser *gemeiner Opal*.
❁ **Edelopal:** Weißer oder schwarzer Opal mit buntem Farbspiel. Bei geometrischer Anordnung der Farbflecken als Harlekinopal bezeichnet. Nicht nur gemeiner milchig weißer Opal ohne, sondern auch milchig weißer Edelopal mit Farbspiel wird oft Milchopal genannt.
❁ **Boulderopal:** Dieser *Edelopal* wird gemeinsam mit dem ihn umgebenden braunen Eisenstein zu Schmucksteinen verschliffen.
❁ **Crystal Opal:** Durchsichtiger australischer *Edelopal* mit Farbspiel; oft etwas ungenau als Kristallopal bezeichnet, denn Crystal bedeutet nicht nur Kristall, sondern auch kristallklar. Dunkle bis schwarze durchsichtige Crystal Opale heißen Dark bzw. Black Crystal.
❁ **Wasseropal:** farbloser bis leicht gelber mexikanischer *Edelopal*.
❁ **Feueropal:** *Edelopal*, in guter Qualität durchsichtig orangerot; zuweilen mit leichtem Farbspiel. Intensiv rot = Cherry Opal.
❁ **Girasol:** Verwachsung von Quarz und Opal; → S.218.

Körperliches Wohlbefinden: Gemeiner Opal (u.a. **rosa/grüner Andenopal**) wird gegen Magen-/Darm- und Atemwegsbeschwerden und zur

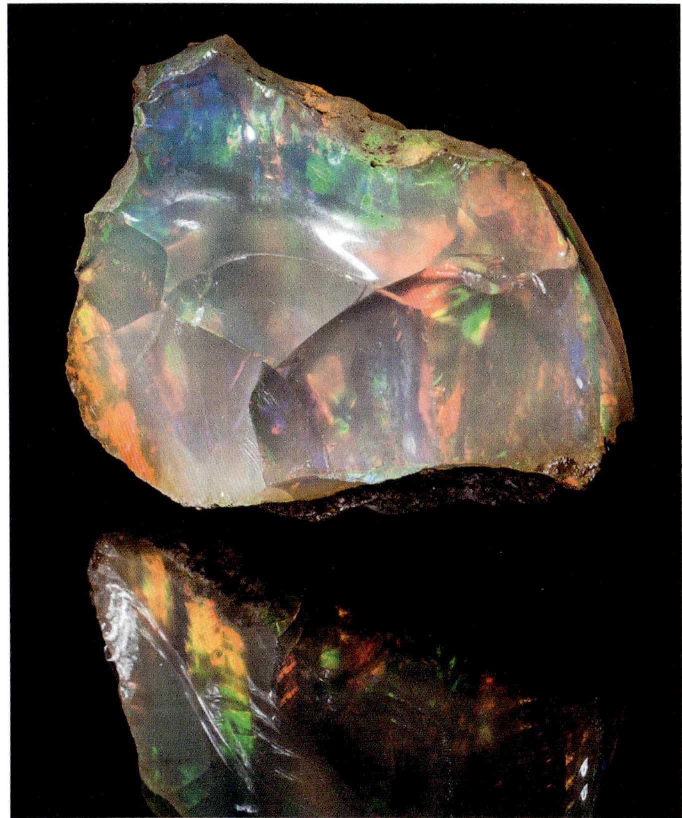

Links *An Farbenpracht kaum zu übertreffen: wunderschöner Edelopal.*

Unten *Aus Queensland/Australien: Boulderopal – Edelopal umgeben von Eisenstein.*

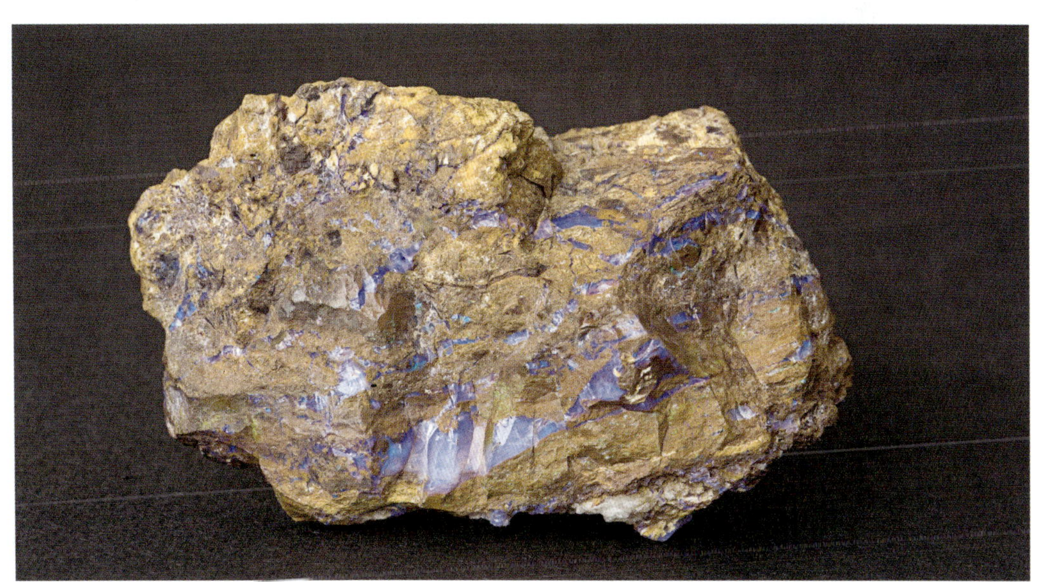

Stärkung/Beruhigung des Herzens empfohlen. Auch **Pinkopal** ist ein Herzstein. **Honigopal** hilft bei stressbedingten Verdauungsstörungen. **Edelopal** allgemein kann die Augen stärken. Bei geschwollenen Lymphknoten und Infektionen soll man ihn als Kette tragen. Auch soll Edelopal vor Anämie (Blutarmut) und sogar Leukämie (Blutkrebs) schützen.
Feueropal aktiviert den Stoffwechsel, entspannt den Unterleib, steigert die Fruchtbarkeit und hilft bei Verdauungsbeschwerden (nur kurzzeitig auf das Sakralchakra auflegen).

Mentale Kraft & ganzheitliches Wohlbefinden: **Opal allgemein** macht seinem Träger die innersten Sehnsüchte bewusst und hilft dabei, sich den – bisher vernachlässigten – schönsten Seiten des Lebens zu öffnen.
Vor allem **Edelopal** symbolisiert allein durch seine schillernden Lichteffekte pure Lebensfreude. Die überträgt sich schon beim intensiven Betrachten seiner Farbvielfalt. Edelopal macht gelassen und offen für neue Ideen bzw. neue Freunde, die das Leben bereichern können. Dadurch wirkt er auch körperlich stark gesundheitsfördernd. **Schwarzer Edelopal** ist bei Angst vor Dunkelheit und zur unterstützenden Behandlung bei Depressionen hilfreich. Feueropal wirkt gegen Müdigkeit und macht aktiv.

Energiezentren: Scheitel-/Halschakra (heller Opal); Sakralchakra (Feueropal).
Tierkreiszeichen: Fische, Krebs, Löwe, Schütze (Opal allgemein); Jungfrau (Pinkopal); Skorpion (schwarzer Opal); Wassermann (Edelopal); Zwillinge (gelber Opal); Widder (Feueropal).
Geburtsmonat: Oktober (alle Opale).

Orthoklas – Goldorthoklas

VERZÖGERN ALTERUNG (VORZEITIGE)

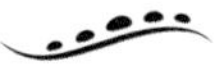

Merkmale: Härte: 6,0; Dichte: 2,53–2,56; Formel: $K[AlSi_3O_8]$. Orthoklas ist ein Kalifeldspat. Er ist farblos, weiß, gelb, rot oder braun und durchsichtig bis opak. Im Mineralienhandel bekommt man ihn u.a. als Trommelstein oder Anhänger.

Varietäten:
- **Adular (Adularia):** farbloser bis weißer bzw. milchig trüber Orthoklas; Begriffe werden aber auch als Synonyme für Orthoklas benutzt.
- **Goldorthoklas:** goldgelb durchsichtig bis durchscheinend.
- **Mondstein** (→ S. 156).

Körperliches Wohlbefinden: Stressbedingte Beschwerden, wie Herz- oder Magenschmerzen, kann **Goldorthoklas** lindern. Er soll auch vorzeitige Alterserscheinungen, wie Sehschwäche, Knochen- und Gelenkerkrankungen, Gicht und Kreislaufbeschwerden, abmildern.

Mentale Kraft & ganzheitliches Wohlbefinden: **Goldorthoklas** ist der Stein gegen Kummer, leichte Depressionen oder Angst vor dem Älterwerden. Er beruhigt, vertreibt die Sorgen, verhilft zu einer positiven Lebenseinstellung.
Gold- oder **weißer Orthoklas** schärft auch unsere Wahrnehmung, sodass wir zum richtigen Zeitpunkt das Richtige tun.

Energiezentrum: Solarplexuschakra (Goldorthoklas).
Tierkreiszeichen: Löwe.

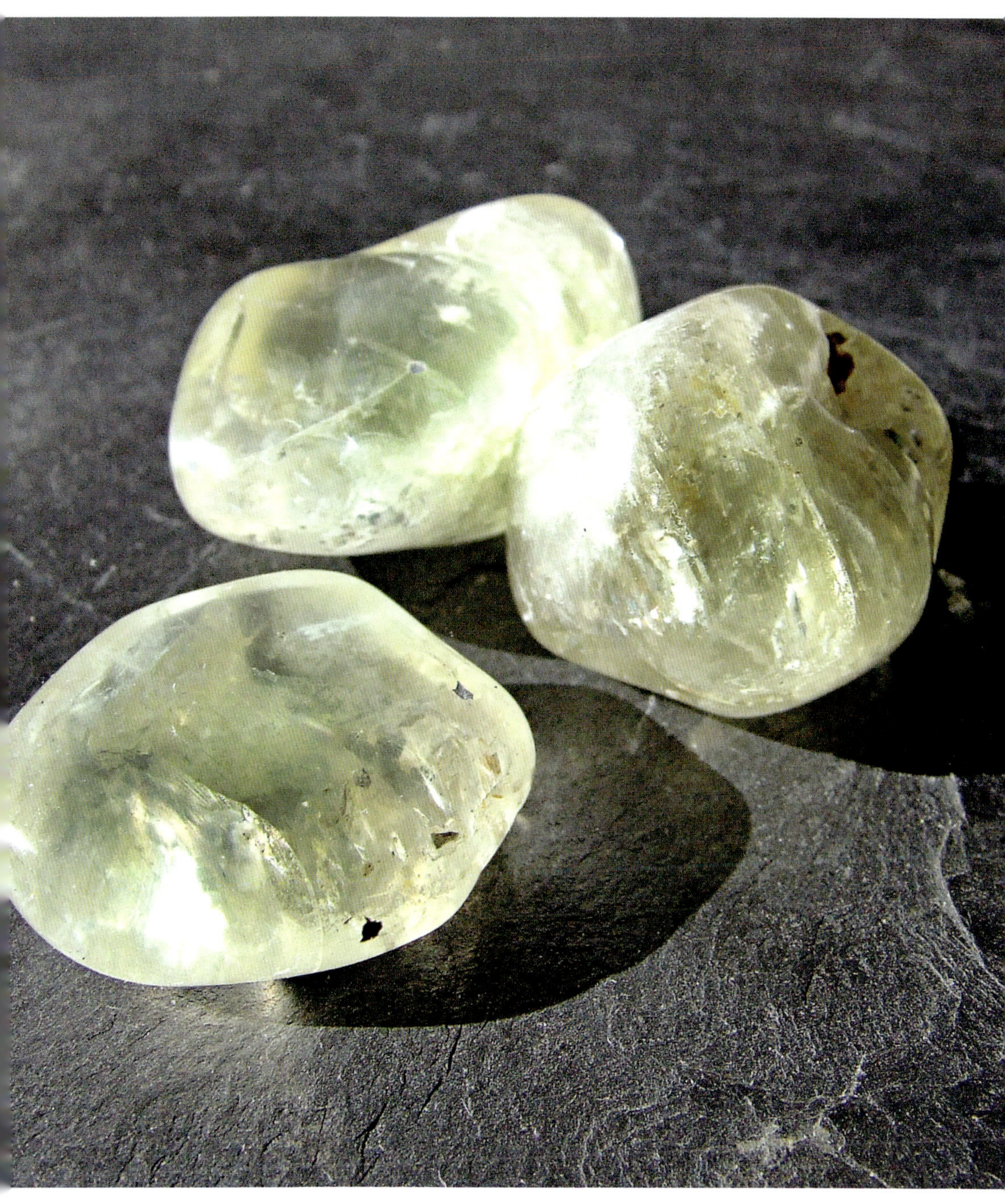

Oben *Ihr helles Sonnengelb schenkt Zuversicht und Frohsinn: Orthoklas-Trommelsteine.*

Peridot (Chrysolith)

EIN STEIN FÜRS HERZ

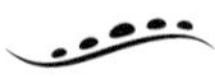

Merkmale: Härte: 6,5–7,0; Dichte: 3,28–3,48; Formel: $(Mg,Fe)_2SiO_4$. Bei dem auch als Chrysolith bekannten Peridot handelt es sich um ein Magnesium-Eisen-Silikat aus der Abteilung der Inselsilikate. Daneben werden auch die Begriffe Peridot und Olivin oft als Synonyme benutzt. Man kann den Peridot andererseits aber auch begrifflich vom einfachen Olivin abgrenzen und somit als die edle Varietät des Olivins verstehen. Die seltenen, schönen Kristalle in Farbtönen von gelblich, gelbgrün, bräunlich bis zum begehrten Apfelgrün werden dann dem Peridot zugeordnet und dem Olivin nur die häufig vorkommenden einfachen Steine. Doch es gibt noch eine dritte Variante: So wird die Bezeichnung Olivin oft in der Mineralogie und die Bezeichnung Peridot oft in der Edelstein-Heilkunde als Oberbegriff für Olivin und Peridot verwendet.
Edle Peridotkristalle werden gerne zu Schmucksteinen verarbeitet und meist facettiert geschliffen. Der einfache Olivin dagegen wird u.a. bei der Glasherstellung genutzt und ist auch ein beliebter Aufguss-Stein in der Sauna.
Peridotkristalle kann man u.a. verwechseln mit Diopsid, Smaragd, grünem Granat, grünem Turmalin und mit gelbgrünem Chrysoberyll oder Vesuvianit (→ S. 108, 186, 122, 204, 96, 208). Auch gibt es einige Peridotfälschungen auf dem Markt.

Körperliches Wohlbefinden: Peridot (oder Olivin) soll (über der Leber aufgelegt) »entgiften«, Gallenfunktion und Verdauung fördern. Er kann bei Gicht, Rheuma, Arthrose, Arthritis, Entzündungen allgemein, Hautleiden, Wetterfühligkeit, Erkrankungen der Herzkranzgefäße und Herzrhythmusstörungen helfen sowie Thymusdrüse und Lunge stärken. Zudem soll er stressbedingte Verspannungen lösen. Und Peridot soll Warzen abheilen lassen. Dazu klebt man einen einfachen flachen Olivin mit einem Pflaster über der Warze fest und wiederholt die Prozedur bis zum Erfolg. Vorsicht: Es ist zwar unwahrscheinlich, aber sehr empfindliche Menschen könnten allergisch auf die im Olivin enthaltenen Spuren von Nickel reagieren!
Die hl. Hildegard von Bingen empfiehlt gegen Fieber, einen Chrysolith (Peridot) über heißem Wein »schwitzen« zu lassen, den Wein dann zu trinken und ca. 1 Stunde lang den Stein in den Mund zu nehmen: Aber Vorsicht vor dem Verschlucken, am besten einen durchbohrten Stein am Band verwenden! Bei Herzbeschwerden soll man den Stein in Olivenöl tauchen und danach mit ihm über den Herzbereich streichen.

Mentale Kraft & ganzheitliches Wohlbefinden: Peridot reinigt – laut der hl. Hildegard – das Herz. Das heißt, er hilft dabei, Trauer, Schuldgefühle, Aggressionen gegen sich selbst, Neid, Melancholie und Pessimismus zu überwinden und mit sich selbst ins Reine zu kommen. Und wenn das Herz im übertragenden Sinne rein wird, hat das natürlich eine beruhigende bzw. auch körperlich stärkende Wirkung auf das zuvor mit Wut, Sorgen und Trauer überladene, stressgeplagte Herz.

Energiezentrum: Herzchakra.
Tierkreiszeichen: Fische, Jungfrau, Krebs, Löwe, Schütze und Waage.
Geburtsmonate: August, September.

Rechts *Im alten Rom hieß er Abendsmaragd, weil er auch im Abendlicht noch glänzt: Peridot.*

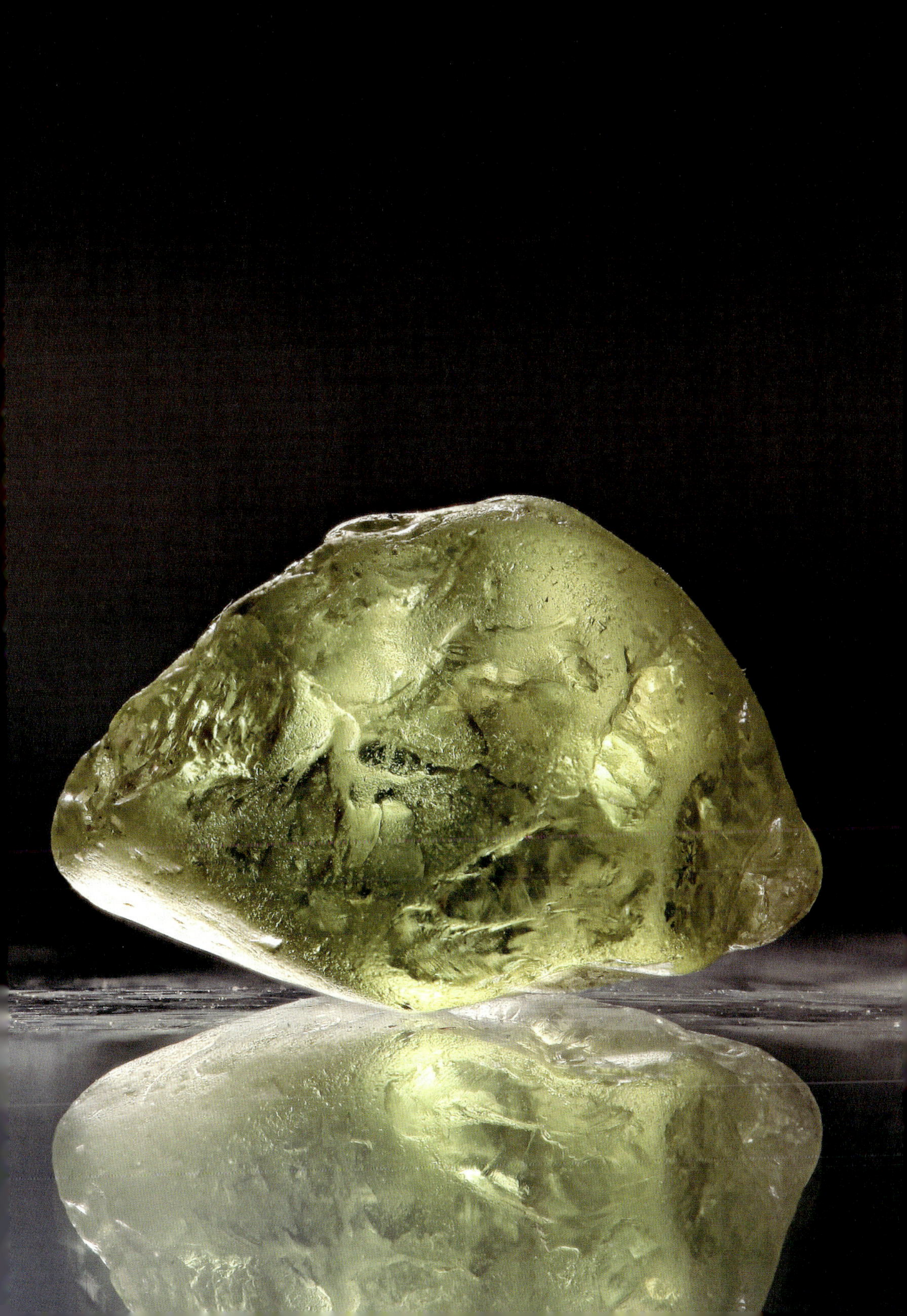

Perlen – Meerwasser-, Süßwasser- und Zuchtperlen

Für schöne Haut, starke Knochen und gesundes Essverhalten

Merkmale: Härte: 2,5–4,5; Dichte: 2,6–2,8; Formel: $CaCO_3$ + organische Substanz + H_2O.
Perlen sind Produkte von »Wasserbewohnern«, wie Muscheln und Schnecken. Diese Tiere umschließen eingedrungene Fremdkörper – wie z. B. Parasiten oder Sandkörner – mit Perlmutter. Perlmutt ist übrigens Calciumcarbonat in der Modifikation des Aragonits. Die Perlmuttlagen werden durch Conchyn, eine komplexe organische Substanz, gekittet. Perlen können stecknadelkopf- bis taubeneigroß sein und werden zu Schmuck verarbeitet.
Sie zeigen sich als perlmuttweiße, aber auch bläuliche, gelbliche, grünliche, gold- oder rosafarbene bzw. schwarz schimmernde kugelige Gebilde. Der Wert einer Perle hängt von ihrer Farbe, Form und Größe sowie ihrem Glanz ab. Gelbliche und rosarote Perlen sind wertvoller als vergleichbare weiße. Bläuliche, grünliche und schwarze Perlen stehen aufgrund ihrer Seltenheit noch höher im Kurs.
Perlen sind empfindlich gegen große Trockenheit, Hautfett, Kosmetika und Reinigungsmittel. Meist wird empfohlen, sie oft zu tragen, damit sie in Kontakt mit der Luftfeuchtigkeit sind, und außerdem Meeresperlen zuweilen kurz in Meerwasser (= Wasser mit etwas Meersalz) zu reinigen/entladen und z. B. in einer Pauaschnecke aufzuladen.

Varietäten:

- **Meerwasserperlen:** Perlen erzeugende Meeresmuscheln leben in den warmen Gewässern, insbesondere beiderseits des Äquators. Die Muschelbänke werden teilweise – zum Schaden des natürlichen Gleichgewichts – durch Perltaucher systematisch ausgebeutet. Die schönste Perle (heute meist gezüchtet) liefert die Austern-Art *Pinctada fucata martensii.* Diese Perle wird auch Akoya genannt.
- **Süßwasserperlen/Flussperlen:** Perlen erzeugende Flussmuscheln findet man in den Flüssen gemäßigter Breiten. Durch Gewässerverschmutzung sind die Muscheln jedoch in ihrem Bestand enorm zurückgegangen.
- **Zuchtperlen:** Um den Bedarf an Perlen für die Schmuckindustrie zu decken, gibt es für Meerwasser- und für Süßwasserperlen Zuchtbetriebe.
Hier wird der Natur nachgeholfen, indem in die Muscheln größere Fremdkörper – meist aus Perlmutt – eingesetzt werden, die dann nur noch mit einigen echten Perlschichten ummantelt werden müssen. So entstehen relativ große und je nach der Form des eingesetzten Fremdkörpers auch besonders runde Perlen. Die Zeit der außergewöhnlich großen und damit besonders wertvollen Perlen ist allerdings auch in den Zuchtbetrieben aufgrund der Gewässerverschmutzung vorbei.
- **Barockperlen:** So werden unregelmäßig geformte Perlen genannt.
- **Blisterperlen:** Halbkugelige Perlen, die entstehen, wenn an der inneren Muschelschale angewachsene Perlen abgeschnitten werden.

Rechts *Ob schwarz, weiß oder farbig: Meerwasserperlen wachsen (meist) in Muscheln.*

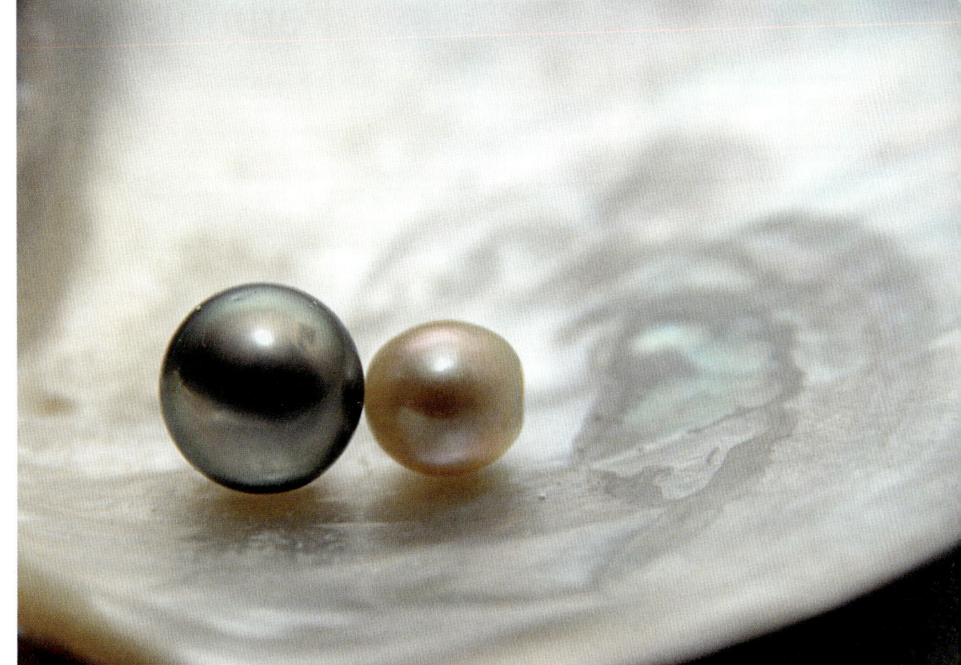

Unten *Unterscheiden sich optisch deutlich von Meerwasserperlen: Flussperlen.*

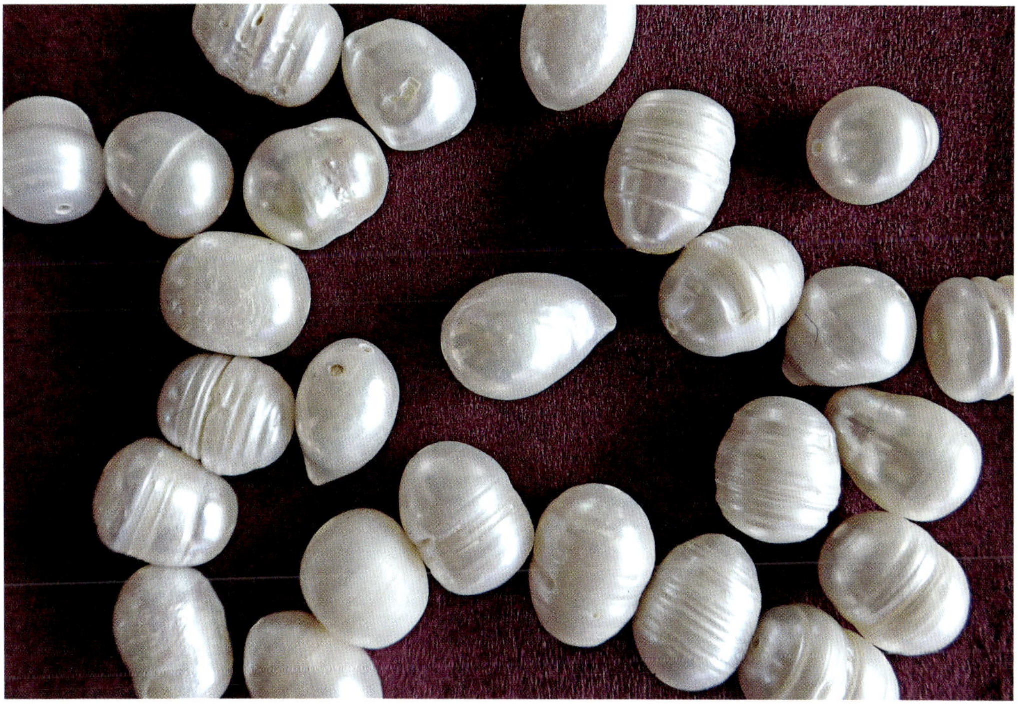

Körperliches Wohlbefinden: Perlen bestehen überwiegend aus Calcium. Kalk-/Calciummangel kann u.a. Knochen, Zähne, Haut, Haare und Nägel schädigen. Ggf. wird daher zusätzlich zur Calciumeinnahme das Tragen einer Perlenkette empfohlen. Naturperlen gelten dabei als besonders wirksam.
Perlen sollen die körperlichen Reinigungs- und Ausscheidungsprozesse fördern, Fettsucht, aber (unterstützend) auch Magersucht bzw. Bulimie sowie Allergien lindern und Hautleiden, wie Mitesser und Pickel, bekämpfen.
Die hl. Hildegard rät, gegen Kopfschmerzen erwärmte Flussperlen auf die Stirn zu legen. Und gegen Fieber soll man die Perlen einige Zeit in Wasser legen und das Wasser – natürlich ohne Perlen – dann trinken.

Mentale Kraft & ganzheitliches Wohlbefinden: Die Perle ist das Symbol der Schönheit und soll die Schönheit ihrer Trägerin erhalten. Auch soll eine Perlenkette vor Unglück bewahren.
Da Fettsucht, Magersucht bzw. Bulimie sowie z.T. Allergien häufig psychisch bedingt sind, kann die regelmäßig getragene Perlenkette dabei helfen, emotionale Probleme und Traumata aus der Vergangenheit aufzuarbeiten. Sie lässt uns ggf. die Geborgenheit, in der wir aktuell leben, realisieren. So können wir positive Gefühle, die wir bisher verdrängt haben, wieder zulassen und ein zufriedeneres Leben führen.
Übrigens: Bevorzugen Sie unbedingt neue, d. h. nicht bereits von anderen Personen getragene Perlenketten! Auch einige Jahrzehnte alte, ungetragene Perlen sind ungeeignet.

Energiezentren: Scheitel-/Solarplexuschakra.
Tierkreiszeichen: Fische, Krebs, Waage (Perlen allgemein); Steinbock (schwarze Perlen).
Geburtsmonat: Juni.

Perlmutt und Seeopal

Für schöne Haut und gesundes Selbstbewusstsein

Merkmale: Härte: 2,5–4,5; Dichte: 2,6–2,8; Formel: $CaCO_3$ + organische Substanz + H_2O. Hell schimmerndes Perlmutt gewinnt man meist aus hellen Meeresmuscheln/-schnecken und Seeopal mit seinem tollen Farbspiel aus der neuseeländischen Pauaschnecke (oft auch Muschel genannt; Gattung der Seeohren/Abalone). Bei Perlmutt handelt es sich – wie bereits bei den Perlen erwähnt – um Calciumcarbonat in der Modifikation des Aragonits. Bitte zuweilen kurz in Wasser (mit etwas Meersalz) reinigen/entladen und z.B. in einer Pauaschnecke aufladen.

Körperliches Wohlbefinden: Wie Perlen haben **Perlmutt** und **Seeopal** einen hohen Calciumgehalt. Sie können den Calcium-Stoffwechsel unterstützen und für starke Knochen sowie schöne Haut, Haare und Nägel sorgen. Allgemein soll das Auflegen von **Perlmutt** aus Muschelschalen vor allem gegen Entzündungen von Mund, Zahnfleisch, Hals bzw. Mandeln helfen. Auch kann Perlmutt Muskelkrämpfe lindern. Noch stärker wirkt **Seeopal**. Er soll altersbedingte Bandscheiben-Schäden, Rückenschmerzen und Rheuma abmildern und Sportler vor Muskelkater bewahren.

Mentale Kraft & ganzheitliches Wohlbefinden: **Seeopal** weckt die Lebensgeister und stärkt die Lebensfreude. **Perlmutt** vermittelt Ruhe und Gelassenheit. Perlmutt und Seeopal sollen die Konzentration sowie ein gesundes Selbstbewusstsein fördern, Stress abbauen und zu Macht und Reichtum verhelfen.

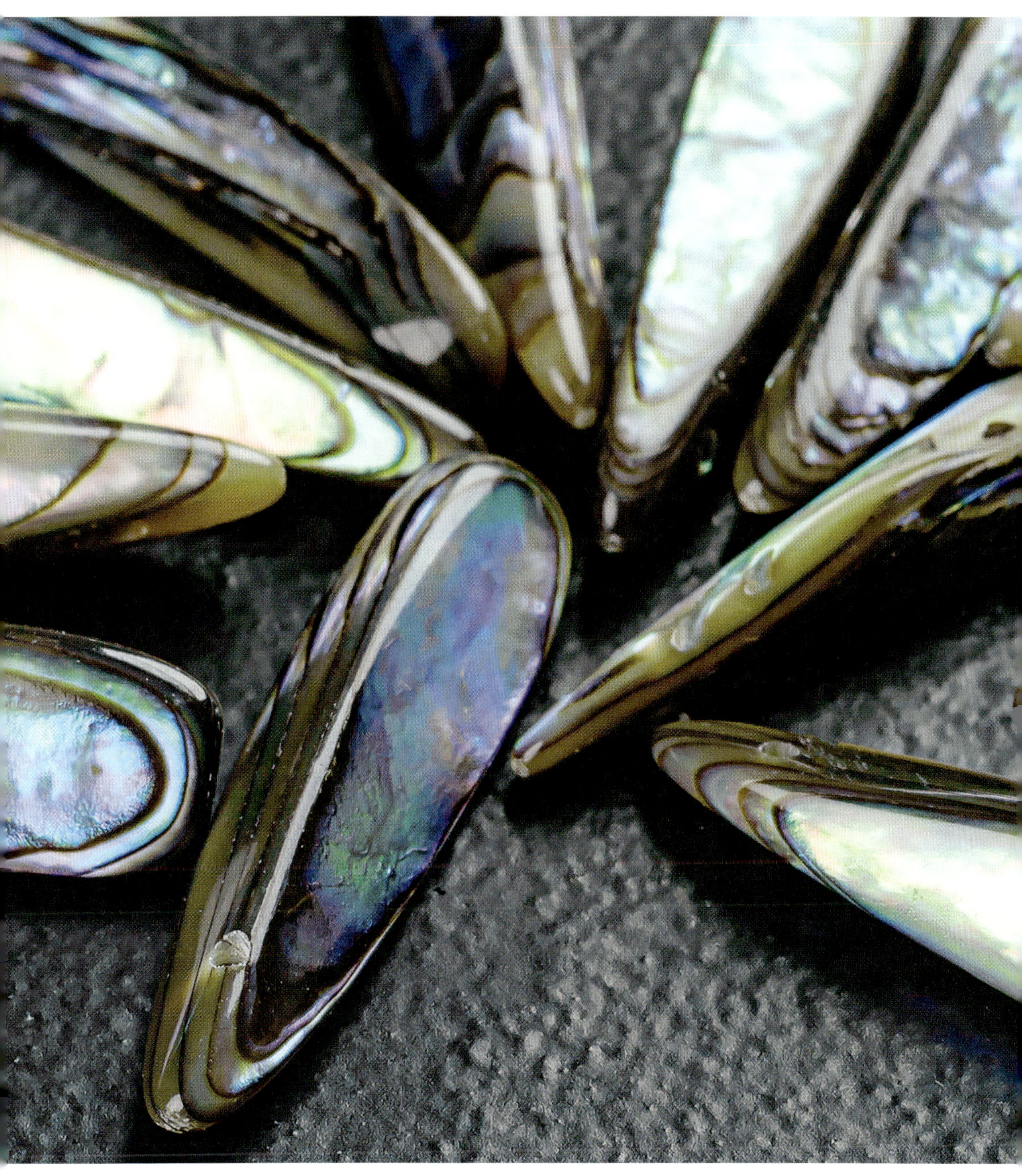

Oben *Seine Farben und sein Perlmuttschimmer versprühen Lebensfreude: Seeopal (Abalone).*

Pyrit – Pyritsonne

GUT ZUR LEBER UND GUT FÜR DEN NEUANFANG

Merkmale: Härte: 6,0–6,5; Dichte: 5,0–5,2; Formel: FeS_2. Das auch als Eisenkies, Schwefelkies oder Katzengold bekannte Mineral gehört zur Klasse der Sulfide und Sulfosalze. Es glänzt messinggelb und ist undurchsichtig. Pyrit erhält man in relativ großen Brocken, z.T. mit schön ausgebildeten Würfeln oder Oktaedern usw., die sich gut zur Raumdekoration eignen. Auch wird er geschliffen und zu Schmuckzwecken verwendet. Aus Verwachsungen mit dem schwarzen Hämatit werden Kugeln für Ketten hergestellt. Pyrit muss trocken aufbewahrt und vor Schlag und Stoß bewahrt werden.
Markasit (→ S. 154) ist ein dem Pyrit sehr ähnliches Material, nur eine Spur grünlicher. Markasitschmuck war in den 20er- bis 40er-Jahren des vorigen Jahrhunderts in Mode. Allerdings wurde schon damals Pyrit häufig als Markasit ausgegeben, da Markasit nicht sehr beständig und daher für die Schmuckherstellung nicht besonders gut geeignet ist. Doch auch Pyrit gilt als empfindlich, z.B. gegen Säuren, und in der Sonne wird Pyritschmuck schnell zu heiß, um auf der Haut getragen zu werden.
Pyrit ist auf keinen Fall als Wasserstein geeignet (Pyritwasser ist giftig) und sollte auch sonst nicht mit Wasser in Berührung kommen. Er kann in Hämatitsteinchen entladen und in einer Bergkristallgruppe aufgeladen werden.

Varietät:
Pyritsonne: So wird nicht kristallartig gewachsener, sondern kugeliger, radialstrahliger oder scheibenartiger Pyrit bezeichnet.

Körperliches Wohlbefinden: Pyrit soll vor allem die Funktion der Leber stärken (»Entgiftung«) und gegen chronische Erkrankungen und Schmerzen (wie z.B. Hexenschuss oder Regelschmerzen) helfen. Dazu legt man einen Pyrit für ca. 15 Minuten täglich auf die betroffenen Stellen auf oder hält ihn über diese. (Zu langer direkter Hautkontakt kann zu Reizungen führen!) Ferner soll Pyrit heilend bei Entzündungen von Lunge bzw. Bronchien und auf den Mageneingang wirken. Auch Sodbrennen kann er lindern. Noch intensiver als einfacher Pyrit sollen **Pyritsonnen** Schmerzen dämpfen. Sie gelten zudem als gute Helfer gegen Magen-Darm-Beschwerden (Verdauungsstörungen) und sollen die Abwehrkraft stärken.

Mentale Kraft & ganzheitliches Wohlbefinden: Für die Wirkung auf Seele und Geist genügt es, den **Pyrit** in unmittelbarer Nähe aufzustellen und häufiger zu betrachten. Pyrit soll Ängste (z.B. vor der Dunkelheit) lindern und kann unterstützend zur Behandlung von Depressionen eingesetzt werden. Er bringt »untergegangene« Erinnerungen zurück und lässt eigene Schwächen realistisch einordnen und bewerten. So kann man ggf. auch Ursachen für körperliche Beschwerden entdecken. Über die Selbsterkenntnis führt Pyrit zur Offenheit gegenüber alternativen Lebenszielen und -wegen.

Energiezentren: Vor allem Solarplexus-, aber auch Sakralchakra.

Rechts *Führt zur Selbsterkenntnis: Pyrit mit seinen ausgeprägten messinggelben Würfeln.*

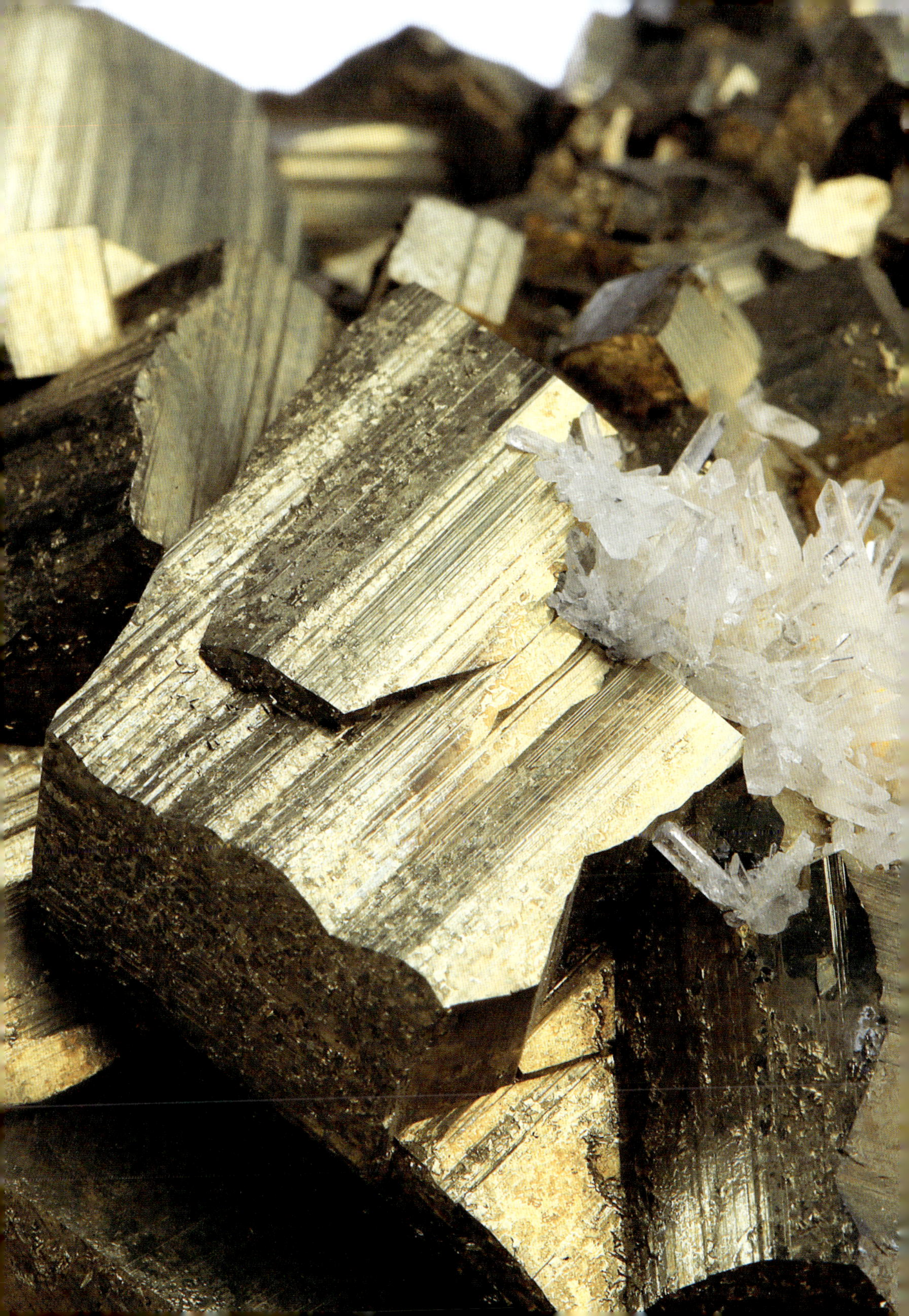

Rhodochrosit

Regt den Kreislauf an und vertieft Beziehungen

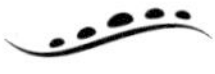

Merkmale: Härte: 4; Dichte: 3,3–3,7; Formel: $MnCO_3$. Rhodochrosit gehört zur Mineralklasse der Carbonate und Nitrate und ist auch als Himbeerspat, Manganspat oder Inka-Rose bekannt. In seiner begehrten Form ist Rhodochrosit entweder undurchsichtig, intensiv rosafarben und mit weißen Mustern versehen bzw. gebändert, oder er zeigt sich – als Kristall – durchsichtig und kräftig beerenrot. Seine Farbe stammt vom Mangan.
Die undurchsichtigen Steine erhält man als Trommelsteine oder sie werden zu Cabochons geschliffen. Auch werden aus ihnen Kugeln, Schalen und andere kunstgewerbliche Gegenstände hergestellt. Die durchsichtigen Kristalle sind zwar mit Facettenschliff zu bekommen, werden aber wegen ihrer geringen Härte nur selten zu Schmuck verarbeitet. Aufgrund ihrer schönen Farbe, die auch zur Bezeichnung »Himbeerspat« führte, sind sie jedoch als Sammlerstücke begehrt.
Man kann Rhodochrosit unter lauwarmem Wasser reinigen/entladen und in einer Bergkristallgruppe aufladen.

Körperliches Wohlbefinden: Rhodochrosit kann Kreislauf und Durchblutung anregen sowie den Stoffwechsel allgemein und die Nierentätigkeit speziell aktivieren. Über die Verbesserung von Kreislauf und Durchblutung hilft er auch gegen Müdigkeit und soll darüber hinaus das Sehvermögen stärken. Arteriosklerose soll er vorbeugen und das Herz stärken. Über die Stoffwechselanregung kann er zudem Akne lindern. Auch soll Rhodochrosit gegen zu viel Magensäure (Reflux) und bei Verdauungsstörungen helfen sowie Altersdiabetes lindern. Aber: Sie sollten Rhodochrositschmuck nicht länger als 1 bis 2 Wochen am Stück tagsüber tragen bzw. einen Trommelstein nicht länger als ca. 2 Wochen am Stück täglich für ca. 15 Minuten auflegen. Danach sollten Sie eine Pause von einigen Tagen einlegen. Und: Rhodochrosit ist bei hohem Blutdruck nicht zu empfehlen.
Gegen Migräne soll Rhodochrosit besonders wirksam sein, wenn man ihn ca. 30 Minuten lang genau an der Stelle auflegt, an der der Hals in den Hinterkopf übergeht. (Zu Migräne siehe auch Amethyst, Magnesit und Rosenquarz.)
Rhodochrositwasser wirkt entgiftend und eignet sich hervorragend zur Hautpflege.

Mentale Kraft & ganzheitliches Wohlbefinden: Rhodochrosit gilt als starker Schutzstein und als Symbol der Liebe. Er löst Blockaden und kann die Vitalität, die Dynamik und auch die Fähigkeit zur selbstlosen Liebe fördern. Rhodochrosit lässt uns die eigenen Bedürfnisse genauer erkennen, positive Gefühle intensiver wahrnehmen und diese auch ehrlich äußern, sodass sich neue Kontakte ergeben oder Beziehungen verjüngen und gleichzeitig vertiefen. Auch im Berufsleben hilft Rhodochrosit, weil er uns ideenreicher, aufmerksamer, leistungsfähiger und zugleich heiter und gelassen macht. So können Aufgaben leicht, gut und stressfrei erledigt werden.

Energiezentren: Herzchakra, aber auch Sakral- oder Wurzelchakra.
Tierkreiszeichen: Stier, Krebs.

Rechts *Liebe geben und Liebe empfangen: dafür steht der wunderschöne rosafarbene Rhodochrosit.*

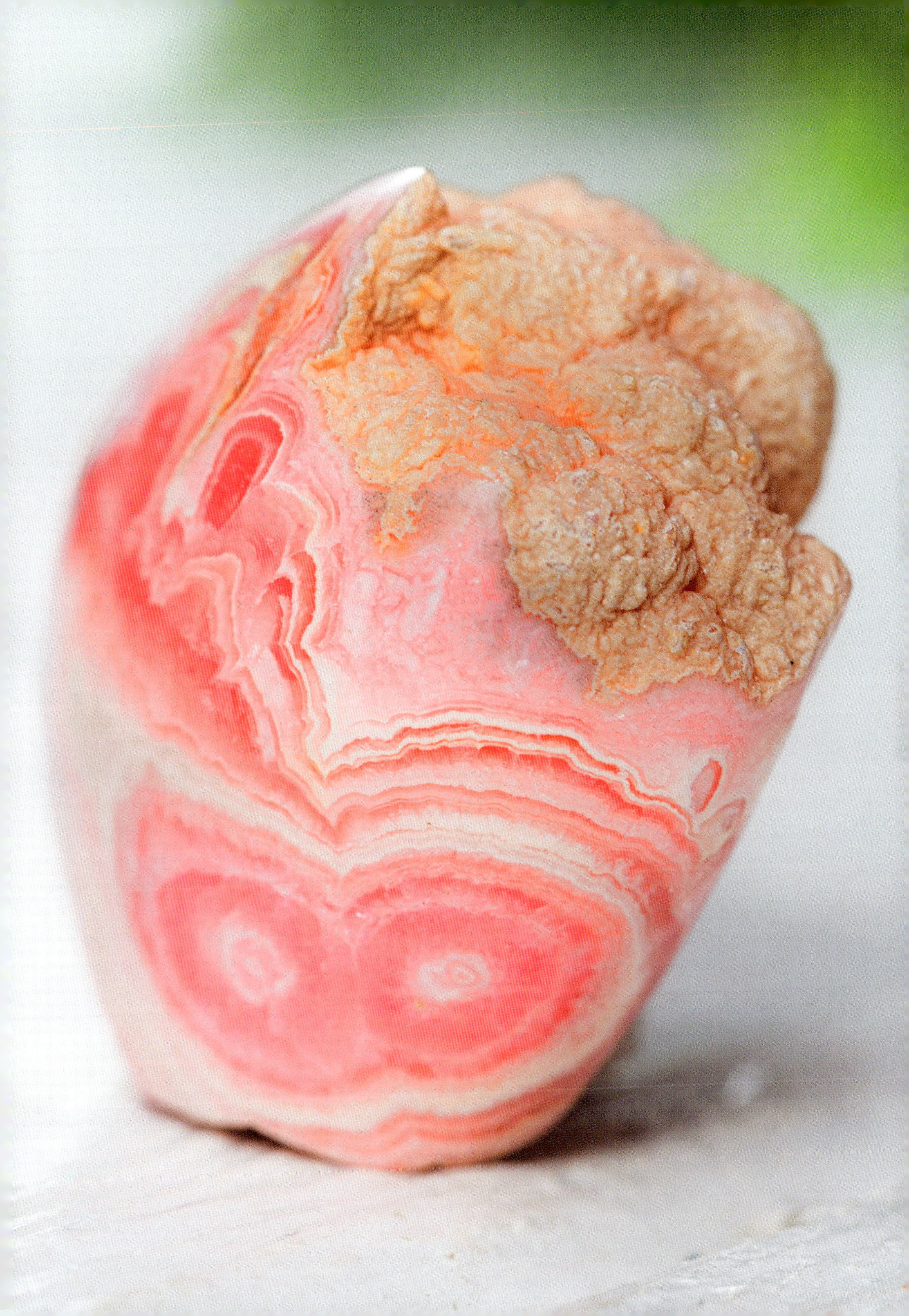

Rhodonit

Hilft bei körperlichen und seelischen Verletzungen

Merkmale: Härte: 5,5–6,5; Dichte: 3,4–3,7; Formel: $CaMn_4[SiO_3]_5$. Bei dem auch als Mangankiesel bekannten Rhodonit handelt es sich um ein Kettensilikat aus der Mineralklasse der Silikate und Germanate. Rhodonit ist durchsichtig bis undurchsichtig. Er zeigt sich rosafarben bis tiefrot, leicht bläulich rot oder graugelb und ist oft von schwarzen Adern durch Manganoxide (Dendriten) durchsetzt. Sein Name leitet sich vom griechischen Wort für Rose ab.
Man fertigt aus Rhodonit u.a. Kugeln für Halsketten und auch Trommelsteine. Berühmt ist die Rhodonit-Wandvertäfelung einer Moskauer U-Bahn-Station.
Verwechslungen (besonders bei Rhodonit ohne schwarze Adern) sind u.a. mit Rhodochrosit (→ S. 174) oder rotem Jaspis (→ S. 134) möglich.

Körperliches Wohlbefinden: Rhodonit stärkt die Abwehrkraft, Herz und Kreislauf sowie die Knochen (z.B. bei Osteoporose). Er soll bei Autoimmunerkrankungen und Atemwegsbeschwerden (z.B. Bronchitis oder Asthma) hilfreich sein. Speziell kann er die Sauerstoffaufnahme durch die Lunge erhöhen (im Lungenbereich an einem Band tragen). Und er kann kleine Wunden und leichte Verbrennungen schneller abheilen lassen, wenn man ihn (eventuell mit Speichel befeuchtet) neben der betreffenden Stelle auflegt. Auch soll er vor wulstigen Narben bewahren (immer wieder mit einem glatten Trommelstein leicht über die Narbe streichen bzw. dort auflegen) und er kann bei Insektenstichen helfen. Außerdem lindert Rhodonit auch die mit Verletzungen verbundenen Schmerzen. Rhodonitwasser sollte man nur aus Rhodonit ohne schwarze Adern und nur per Reagenzglasmethode (→ S. 57) herstellen. Denn wenn man zur Herstellung von Rhodonitwasser einen Stein (vor allem einen mit schwarzen Adern) einfach ins Wasser legt, könnte das so hergestellte Wasser gesundheitsschädlich wirken.

Mentale Kraft & ganzheitliches Wohlbefinden: Rhodonit galt schon in der Antike als Schutzstein für Reisende. Außerdem soll er das Bewusstsein klären, bei Trauer und gegen innere Ängste (auch vor Prüfungsangst!) helfen sowie besänftigend wirken. Als Stein des Vergebens und Vergessens ist er ein wichtiger Helfer für Menschen, die sich selbst das Leben schwer machen, weil sie erfahrene Ungerechtigkeiten nicht verarbeiten bzw. vergessen und auch nicht verzeihen können. Denn nur über das Verzeihen können sie ihren seelischen Schmerz überwinden und sich wieder den schönen Seiten des Lebens zuwenden.
Bei alltäglichen Streitereien bzw. heftigen beruflichen oder privaten Diskussionen hilft der Rhodonit dabei, der Gegenseite genauer zuzuhören, sie zu beschwichtigen und mit ihr gemeinsam nach konstruktiven Lösungen zu suchen. Nach Unfall oder Schock kann Rhodonit vor seelischen Folgewirkungen bewahren, wenn man ihn dem Betroffenen in die Hand legt.

Energiezentren: Herz-, Sakral- oder Wurzelchakra; auch Nebenchakren (z.B. Hände).
Tierkreiszeichen: Stier.

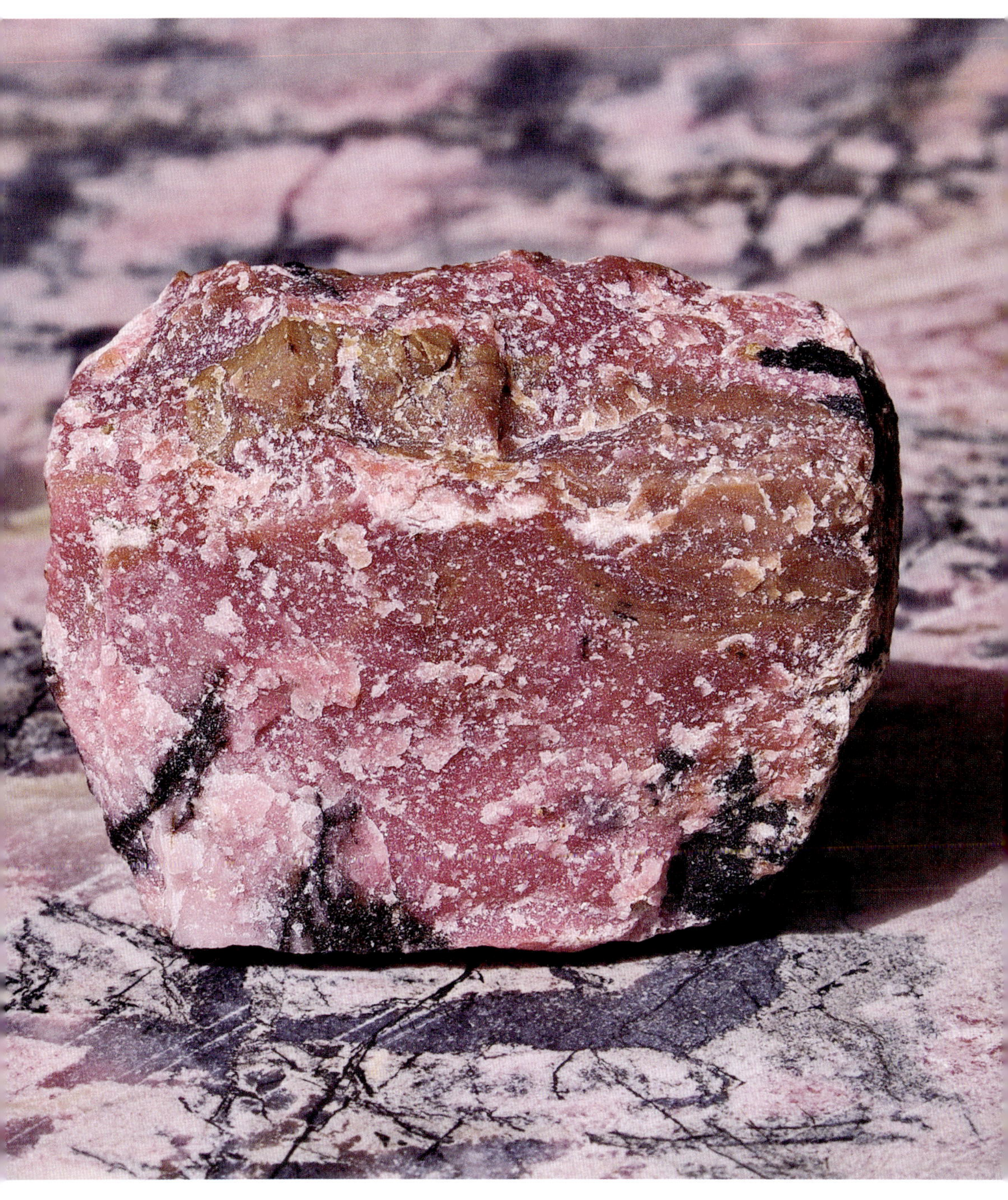

Oben *Gilt als Stein des »Vergebens und Vergessens«: Rhodonit (mit typischen schwarzen Dendriten).*

Rosenquarz – Rosaquarz

STÄRKEN DAS HERZ UND DIE LIEBE

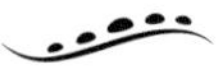

Merkmale: Härte: 7; Dichte: 2,65; Formel: SiO_2. Rosenquarz ist eine Quarzvarietät, rosafarben, derb und durchscheinend. Farbgebend sind wohl eingeschlossene Spuren eines Minerals, das wiederum Spuren von Titan und Eisen enthält. Wobei die Frage der Farbgebung wissenschaftlich noch nicht abschließend geklärt ist.
Es gibt Rosenquarz, der an der Sonne ausbleicht, und solchen, dessen Farbe in der Sonne nicht leidet. Rosenquarz wird oft zu Cabochons oder Kugeln für Schmuckstücke geschliffen. Auch in anderen Formen – z.B. als Tierfigur oder Kunstgegenstand – und als einfachen Trommelstein findet man ihn häufig.

Varietät:
❋ **Rosaquarz:** Sehr selten vorkommende auskristallisierte Form von Rosenquarz; hellrosa bis helllavendel. Fälschlicherweise wird Rosaquarz häufig als Synonym für Rosenquarz verwendet.

Körperliches Wohlbefinden: Rosenquarz wird eine beruhigende Wirkung auf das Herz und damit eine mögliche Heilung psychosomatischer, aber auch organischer Herzerkrankungen zugeschrieben (an einer Kette im Herzbereich tragen, täglich für ca. 20 Minuten auf das Herzchakra auflegen oder ins Badewasser legen). Ferner soll er heilsam auf das Blut, den Nasen-/Stirnhöhlenbereich sowie den Dickdarm wirken.
Auf Blutergüsse und Narben soll er zur schnelleren Abheilung bzw. Glättung aufgelegt werden. Um ältere Narben zu glätten, kann man immer wieder mit einem Rosenquarz-Trommelstein darüber streichen. Gemeinsam mit Gold wird er zur unterstützenden Behandlung der Multiplen Sklerose verwendet. Ähnlich wie Amethyst, Magnesit und Rhodochrosit wird Rosenquarz gegen Migräne empfohlen.
Ein Rosenquarz neben dem Computer soll vor den Auswirkungen der Strahlung bewahren (ggf. oft unter fließendem Wasser reinigen/entladen und im Mondlicht aufladen). **Rosaquarz** wirkt wie Rosenquarz beruhigend und harmonisierend.

Mentale Kraft & ganzheitliches Wohlbefinden: Rosenquarz steht für Treue, Romantik, Liebe, Vertrauen und Harmonie. Daher kann er das Einfühlungsvermögen stärken und zwischenmenschliche Beziehungen – Freundschaft oder Liebe – vertiefen, neu beleben bzw. neu entstehen lassen. Er steigert das sexuelle Erleben und die Fruchtbarkeit der Frau. Doch als rosafarbener Stein wirkt er nicht nur anregend, sondern auch entspannend und damit sanfter als die tiefroten »Liebessteine«. Auch gilt er als guter Helferstein bei Liebeskummer. Dazu platziert man einen großen Rosenquarz mitten im Raum (z.B. Wohnzimmer) und trägt außer Haus einen Rosenquarzanhänger. Rosenquarz ist auch gut für die Meditation im Steinkreis (→ S.52) geeignet.
Rosaquarz hilft dabei, die eigenen Bedürfnisse zu erkennen und entsprechend zu handeln, d.h., sich selbst zu entfalten.

Energiezentren: Herzchakra; für die Fruchtbarkeit: Wurzelchakra.
Tierkreiszeichen: Stier, Waage, aber auch Fische.
Geburtsmonat: Januar.

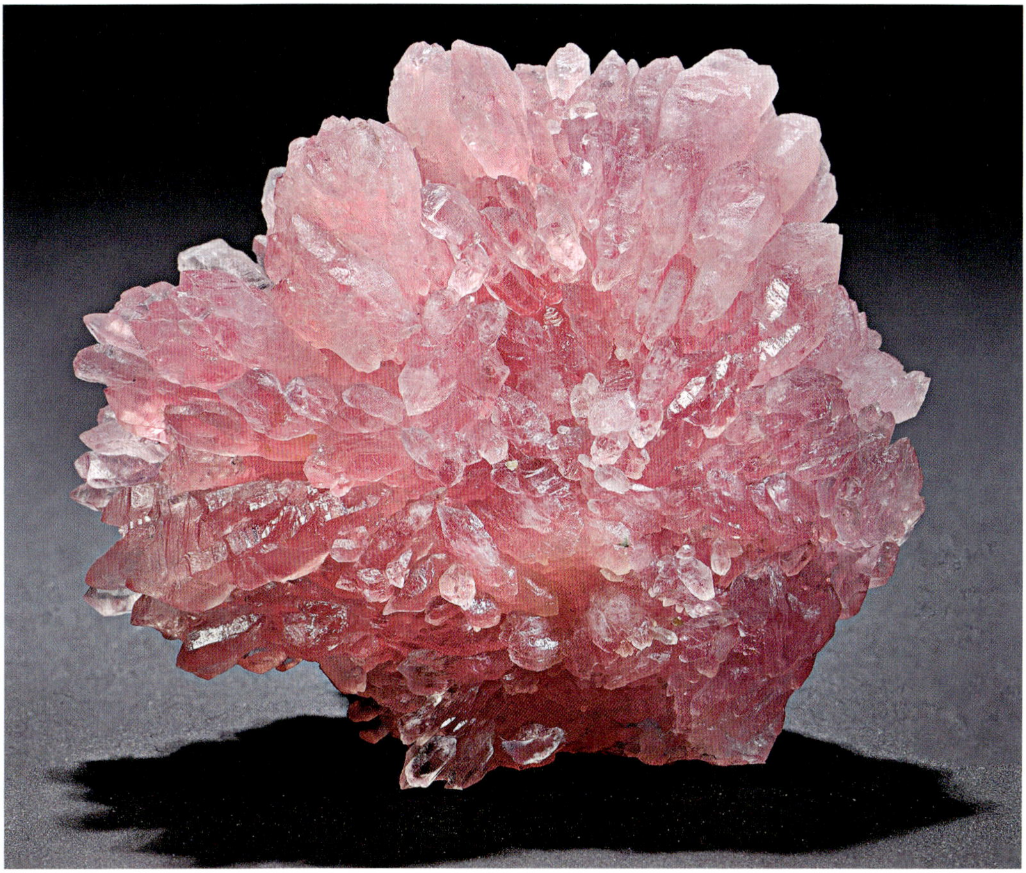

Oben *Rosaquarz: die auskristallisierte Form von Rosenquarz – eine prachtvolle Rarität.*

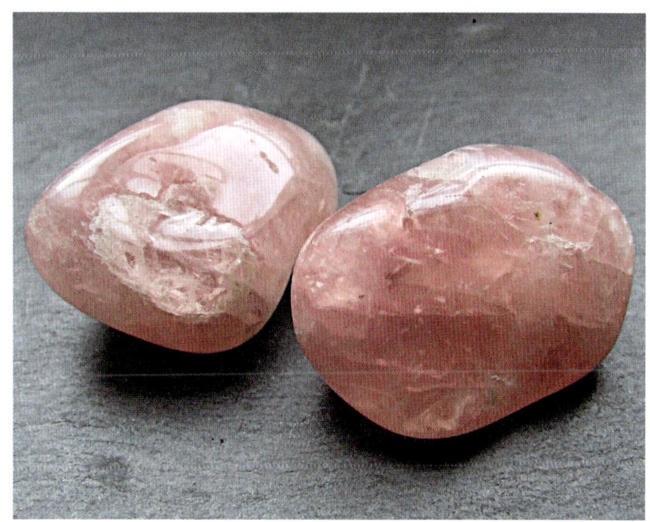

Rechts *Lässt Liebe wachsen und öffnet für alles Schöne: Rosenquarz (hier: Trommelsteine).*

Salz – Halitit (orange, rosa, blau, weiß) und Meersalz

Ohne Salz kein Leben!

Merkmale: Härte: 2,0; Dichte: 2,16; Formel: NaCl. Man unterscheidet Halitit und Meersalz. Halitit ist ein Salzgestein oder Kristallsalz aus Halit (Steinsalz/Natriumchlorid). Es wird in Salzbergwerken abgebaut, bildet z.T. würfelförmige Kristalle und ist meist trübweiß, orange, rosa bis rötlich braun (von Eisensalzen) oder – selten – bläulich.
Halitit-Lagerstätten entstanden u.a. vor 250 Millionen Jahren, als der Meeresspiegel sank, sich daher flache Meeresgebiete vom Ozean abtrennten, austrockneten und sich mit der Zeit Schichtungen von Salz und verschiedenen anderen Mineralien bildeten. Zur Gewinnung von Meersalz hingegen werden heute an den Küsten extra Becken (Salzgärten) angelegt, in denen Sonne und Wind das Wasser verdunsten lassen.

Körperliches Wohlbefinden: Salz allgemein ist u.a. wichtig für die Regulation unseres körpereigenen Wasser- und Elektrolythaushalts. Wir benötigen ca. 4 bis 6g pro Tag, bei körperlicher Anstrengung mehr. Salz kann entschlacken und »entgiften« und ist u.a. gut für Verdauung (ausgewogene Magensäure, Darmflora), Haut und Atemwege. Zu viel oder zu wenig Salz aber schadet. Auch raffiniertes – vielfach gereinigtes und bearbeitetes – sowie mit Zusätzen, wie z.B. Rieselhilfen, versehenes rein weißes Salz (Koch-/Tafelsalz) steht im Verdacht, der Gesundheit schaden zu können! Andererseits ist je nach Herkunft sicher eine gewisse Reinigung von Salz notwendig (z.B. aufgrund der Verschmutzung der Meere). Schade nur bzw. auch schädlich, wenn dabei einige im natürlichen Salz vorhandene Mineralstoffe mit entsorgt werden. Denn diese gewährleisten im Normalfall, dass das mit der Nahrung aufgenommene Salz vom Körper gut verwertet wird und damit die Gesundheit fördert.
So soll u.a. das berühmte **Himalaya-Kristallsalz** neben Natriumchlorid weitere Mineralien aufweisen, z.B. Calcium, Chrom, Eisen, Fluor, Jod, Kalium, Kupfer, Mangan, Magnesium, Selen und Zink. Man vermutet sogar, dass es alle Mineralien enthält, die der menschliche Körper verwerten kann. Sei es auch nur in minimalen Spuren bzw. homöopathischen Dosen. Kritiker hingegen bestreiten, dass das wohl ca. 200 bis 300 Kilometer entfernt vom Himalaya abgebaute Salz mehr (verwertbare) gesundheitsfördernde Stoffe enthält als gutes Meersalz.
Festzuhalten ist daher nur, dass man weitgehend oder, soweit möglich, vollkommen **naturbelassenes Stein-** oder **Meersalz** für die Ernährung vorziehen sollte.
Auch zur Inhalation, als Sole-Mundspülung, Badesalz oder Bestandteil von Hautcremes usw. wirkt Salz reinigend und wohltuend bis heilsam: z.B. bei Atemwegserkrankungen (chronische Bronchitis oder Asthma), Zahnfleischproblemen und Hautleiden wie Neurodermitis.

Rechts *Wohltuend und harmonisierend: Salzkristalllampen mit warmem orangefarbenem Licht.*

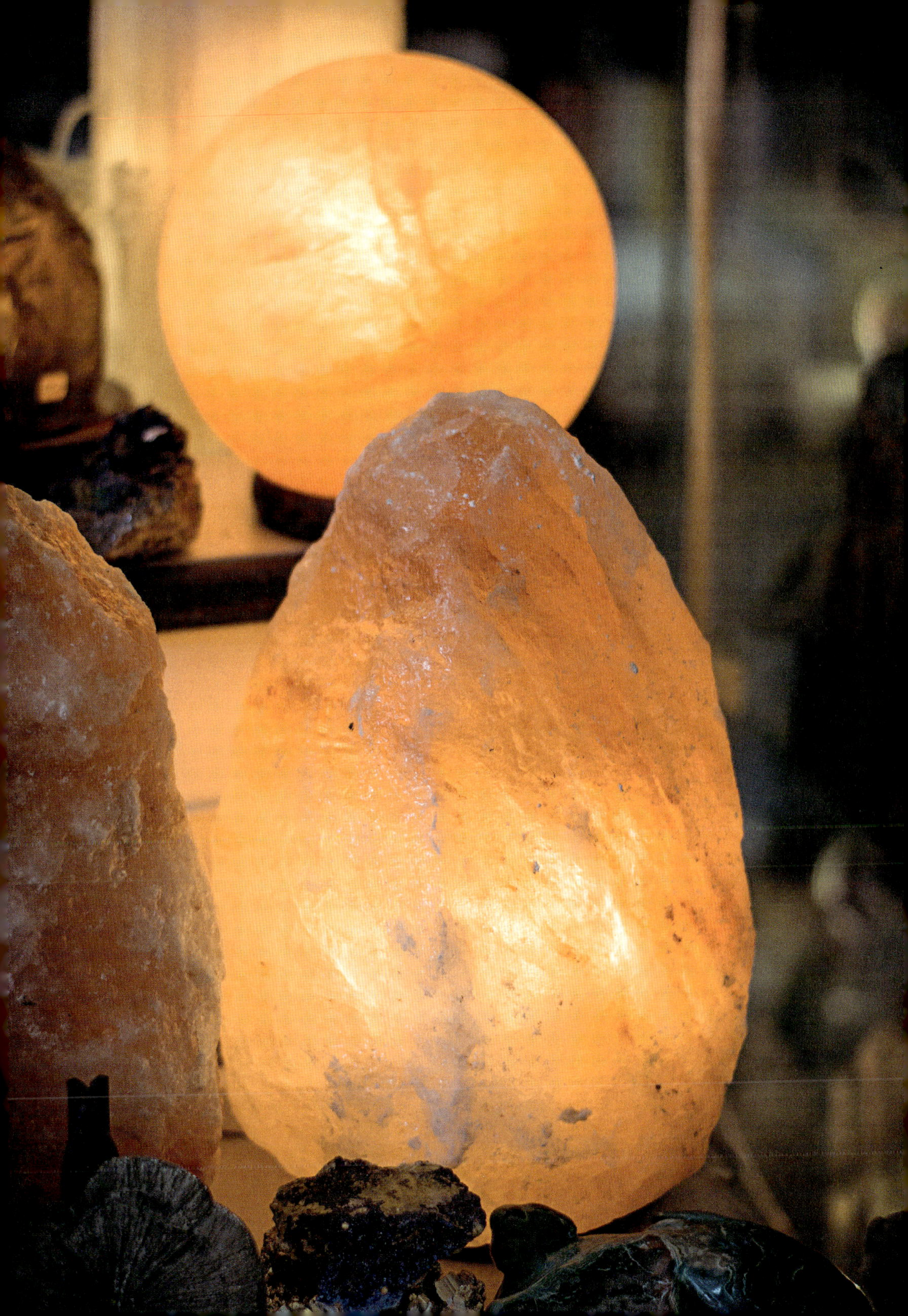

Mentale Kraft & ganzheitliches Wohlbefinden: Große **Halititbrocken** lassen sich dekorativ in Räumen aufstellen. In **Orange** können sie Ängste vertreiben und die Entscheidungsfreude stärken. In **Rosa** steigern sie die Lebenslust und in **Blau** schenken sie Ruhe und Konzentration.
Besonders gut harmonisieren **Salzkristalllampen** und **-kerzenhalter** (für Teelichter) die Raumluft. Ihre positive Wirkung basiert auf ihrer Farbe und ihrem Ionisierungseffekt: Luft besteht aus vielen (positiv geladenen) Plusionen und vielen (negativ geladenen) Minusionen. Wissenschaftliche Untersuchungen zeigen, dass Minusionen einen guten Einfluss haben. An Orten, an denen Minusionen konzentriert bzw. in einem ausgewogenen Verhältnis zu den Plusionen vorkommen, fühlen wir uns nämlich in der Regel besonders wohl: z.B. am Meer, an Wasserfällen und in den Bergen. Dagegen sorgen in Wohnungen und Büros Elektroleitungen, Computer, Handys, Fernsehgeräte, »abgestandene Luft« usw. für eine hohe Konzentration an Plusionen, die gesundheitlich schaden können. Daher erscheint es sinnvoll, in solchen »belasteten« Räumen die Luft mit Minusionen anzureichern: z.B. durch Salzkristallleuchten, die Minusionen an ihre Umgebung abgeben. Vor allem die Orangetöne haben überdies eine gleichzeitig belebende und entspannende Wirkung auf ihren Betrachter. **Weiße Salzkristalllampen** eignen sich besonders zur Harmonisierung von Arbeitsräumen, denn ihr Licht sorgt für einen »klaren Kopf« und fördert die Konzentration. (Diese Lampen ersetzen jedoch keine Arbeitsbeleuchtung, denn sie sind nicht sehr hell.)
Menschen mit Atemwegserkrankungen bzw. Asthma können bei Verwendung dieser Lampen eine Linderung ihrer Beschwerden erfahren.

Serpentin (Antigorit)

STÄRKT DAS HERZ UND DAS GUTE MITEINANDER

Merkmale: Zur Serpentingruppe gehören faseriger Chrysotil (gesundheitsschädlicher Asbest!) und blättriger Antigorit (oft auch unter dem Oberbegriff Serpentin, von lat. serpens = Schlange, oder als China Jade angeboten). Im Folgenden geht es um grünen bzw. grün gemusterten **Antigorit** (Härte: 2,5–4,0; Dichte: 2,40–2,60; Formel: $Mg_6[(OH)_8/Si_4O_{10}]$).

Varietäten:

- **Chyta:** Antigoritvarietät (→ S. 217).
- **Edelserpentin:** häufiger Handelsname, meist für durchscheinenden Antigorit.
- **Korea Jade:** Handelsname, meist für gelbgrünen Antigorit. Der Zusatz »Jade« ist bei Antigorit jedoch immer verwirrend, weil dieser u. a. viel weicher als echte Jade (→ S. 132) ist.
- **Silberauge:** mit Schichten von Antigorit und Chrysotil. Wegen seines Asbestanteils nicht als Heil- oder gar Wasserstein verwenden!

Körperliches Wohlbefinden: Antigorit ähnelt zuweilen der Zeichnung einer Schlangenhaut und galt früher als Schutz vor Schlangengift. Er wirkt krampflösend und entspannend, kann bei Migräne, Menstruationsschmerzen und Übersäuerung helfen sowie die Fruchtbarkeit stärken. Auch Herz (u.a. bei Herzrhythmusstörungen), Magen, Darm und Nieren soll er günstig beeinflussen.

Mentale Kraft & ganzheitliches Wohlbefinden: Antigorit gilt als Schutzstein vor bösen Mächten und kann geistige Fähigkeiten, Ausgeglichenheit und ein gutes Miteinander fördern. Er besänftigt, wenn man rechthaberisch, wütend und aggressiv ist bzw. Lust auf Vergeltung spürt.

Energiezentren: Herz- oder Wurzelchakra.

Rechts *Kann vor negativen Einflüssen schützen: Serpentin (hier: opaker Antigorit).*

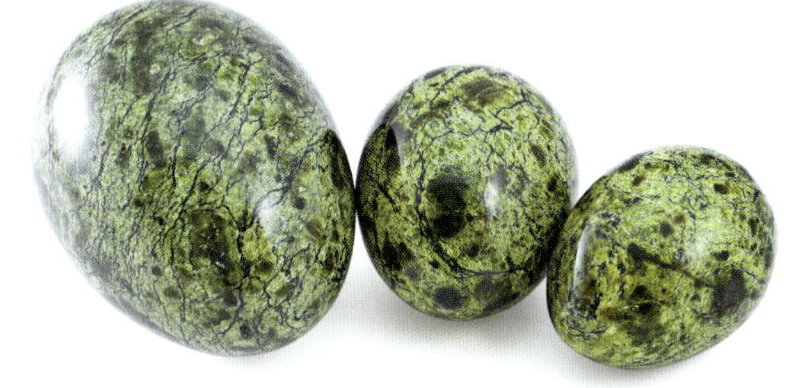

Unten *Entspricht in seinen Wirkungen opakem Antigorit: durchscheinender (sogenannter) Edelserpentin.*

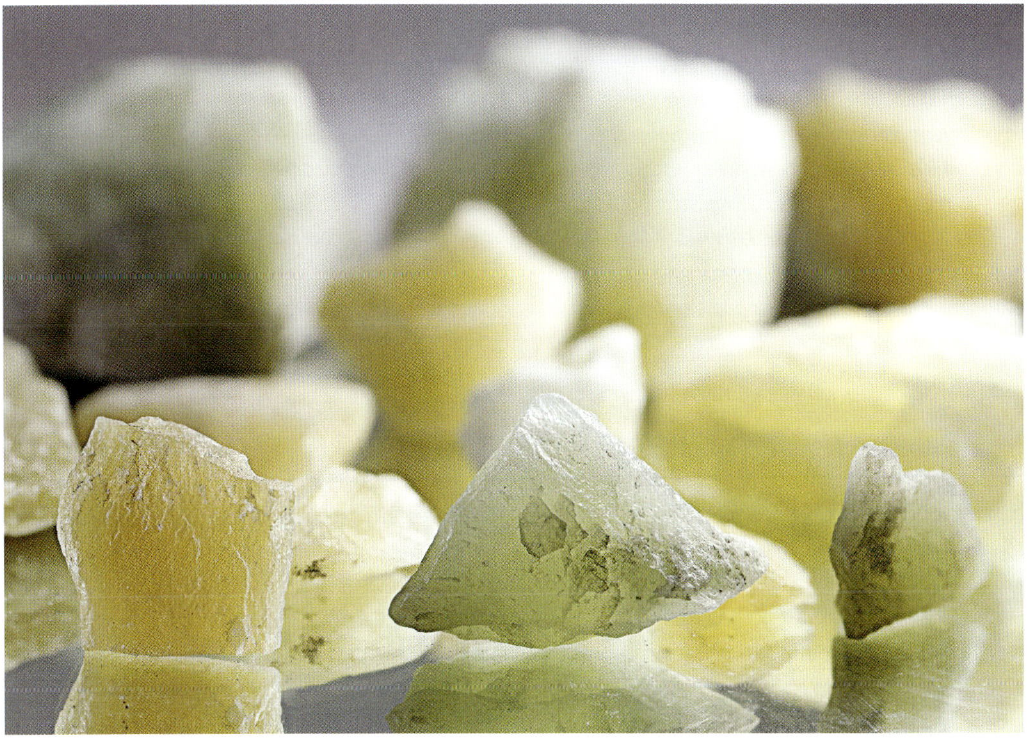

Shivalingam

HILFT BEI FRAUENBESCHWERDEN – MACHT GELASSEN UND ZUFRIEDEN

Merkmale: Shivalingam (übersetzt Lichtsäule) besteht aus Sedimentgestein bzw. Flussgeröll und ist rotbraun mit grauem Anteil und opak. Daneben gibt es noch die äußerst seltenen durchsichtigen Shivalingamkristalle.
Shivalingam ist ein »Produkt« des Flusses Narmada, der den Indern heilig ist. Er entspringt in den Höhen des Vindhya-Gebirges und ist rund 1250 km lang. Shivalingams finden sich jedoch nur in einem bestimmten Flussabschnitt. Dort haben sich in den Felsen des Flussbettes Löcher bzw. Gruben gebildet, in denen die Shivalingams dank der Kraft des Wassers rotieren. So erhalten sie ihre typische ovale Form und werden dann von den Einheimischen entnommen.
Ließe man sie immer weiter rotieren, wären sie irgendwann verloren, weil die Rotation sie mit der Zeit kleiner werden lässt. Außerdem kommen mit dem nächsten Hochwasser neue Steine aus dem Gebirge, die die Felslöcher wieder auffüllen. – Die Form des Shivalingams ist also naturgegeben und wird nur bei Bedarf leicht nachgearbeitet. Die Inder polieren Shivalingams ausschließlich nach bewährten traditionellen Methoden und lassen die Steine von Geistlichen segnen. Shivalingam gilt in Indien als Manifestation Gottes und wird intensiv zu Ritualen und Meditationszwecken verwendet. Deshalb findet man ihn auch häufig in indischen Tempeln … zu Ehren des Gottes Shiva.

Körperliches Wohlbefinden: Shivalingam besitzt eine umfassende Heilwirkung auf Körper, Seele und Geist. Diesbezüglich ranken sich aber noch viele Geheimnisse um ihn. Bekannt ist, dass er speziell bei Frauenbeschwerden, wie starken Unterleibskrämpfen und -schmerzen, Linderung bringt. Zu diesem Zweck kann man ihn in der Hosentasche bei sich führen bzw. häufiger in der Hand halten. (Obwohl es sich um einen harten Stein handelt, fühlt er sich in der Hand »seidig«, warm und angenehm an.)

Mentale Kraft & ganzheitliches Wohlbefinden: Der **rotbraun-graue Shivalingam** steht für universales Bewusstsein. Er strahlt männliche und weibliche Energie – Kraft und Sanftheit – aus. Er hilft dabei, schlechte Kindheitserfahrungen oder andere belastende Ereignisse aus der Vergangenheit endlich aufzuarbeiten. Dies ermöglicht ein »Loslassen« und Zur-Ruhe-Kommen und führt zu mehr Ausgeglichenheit, Gelassenheit und Zufriedenheit. Auf diese Weise verbessert sich auch das körperliche Befinden. Zum Meditieren nimmt man den Shivalingam in beide Hände und hält ihn an Herz oder Stirn. Ansonsten sollte man einen größeren Shivalingam an einem zentralen Ort im Haus aufstellen. Von dort kann er seine positive Energie verbreiten.
An wenigen Stellen in Indien (nicht im Narmada) hat man **durchsichtige Shivalingamkristalle** gefunden. Dort wurden Tempel erbaut. Die der Öffentlichkeit nicht zugänglichen Shivalingamkristalle sollen außerordentliche Kräfte auf das menschliche Bewusstsein ausüben.

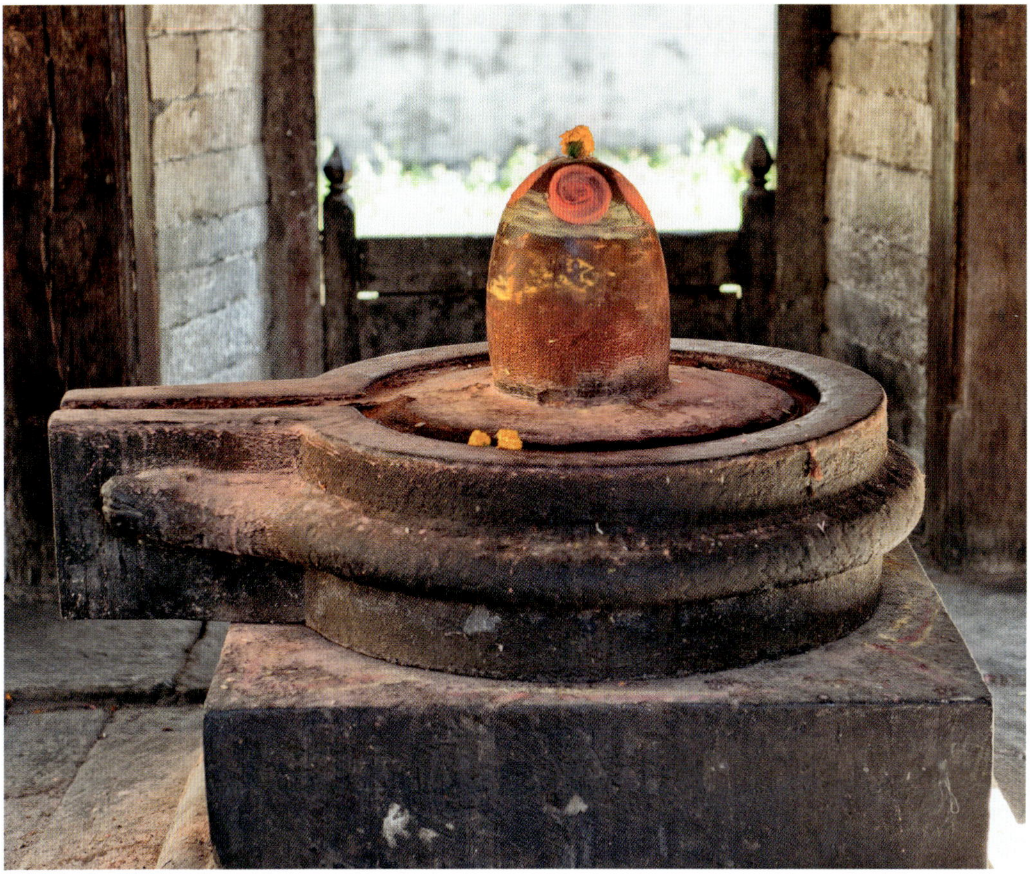

Oben *Shivalingam aus dem Pashupatinath-Tempel bei Khatmandu (Nepal).*

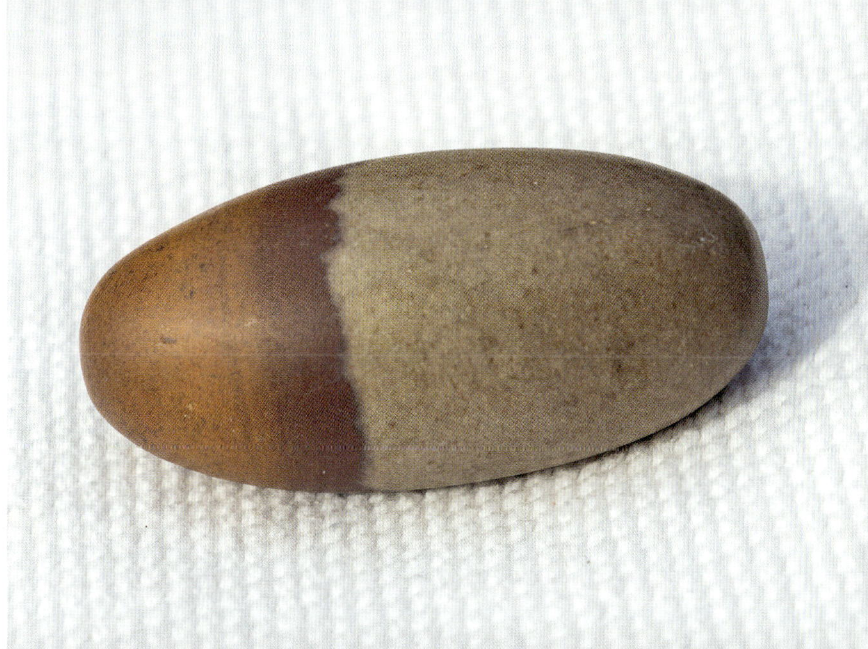

Rechts *Shivalingam wird in Indien und Nepal intensiv für Rituale und Meditationen genutzt.*

Smaragd

Ein beinahe universeller Helfer!

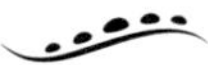

Merkmale: Härte: 7,5–8,0; Dichte: 2,67–2,78; Formel: $Al_2Be_3[Si_6O_{18}]$. Diese Beryllvarietät ist durchsichtig bis opak und idealer Weise kräftig smaragdgrün (durch Chrom). Smaragde guter Qualität werden facettiert verschliffen und als Schmuckstein verwendet. Längliche Smaragde erhalten oft den sogenannten Smaragd- oder Treppenschliff. Große Smaragde zählen zu den wertvollsten Edelsteinen überhaupt. Schon Königin Kleopatra schätzte sie ganz besonders. Es gibt viele Imitate und Verwechslungsmöglichkeiten mit anderen grünen Steinen, z. B. mit Beryllen, die durch Vanadium grün gefärbt sind; diese sollten jedoch im Handel als »grüner Beryll« gekennzeichnet sein. Smaragd ist empfindlich gegen Laugen und Alkohol.

Körperliches Wohlbefinden: Smaragd soll Bakterien abtöten und daher bei Schleimhautentzündungen, Erkrankungen der oberen Atemwege, »Grippe« (Erkältung), Durchfall und Lebensmittelvergiftungen helfen. Auch bei Augenleiden/-entzündungen sowie Kurz- oder Weitsichtigkeit (auf die geschlossenen Lider auflegen), Kopfschmerzen, Epilepsie, Leber-, Gallen- und Magenbeschwerden, Übersäuerung, Blähungen, Gicht, Rheuma und Malaria kann er heilsam wirken. Zudem soll er Knochen und Herz stärken sowie Altersdiabetes lindern.
Und Smaragd kann unterstützend gegen weißen Hautkrebs oder Warzen eingesetzt werden. Dazu trinkt man Smaragdwasser bzw. reibt die betroffenen Körperstellen damit ein und legt den Smaragd zusätzlich täglich für ca. 20 Minuten auf diese Körperstellen auf. Smaragdwasser soll auch zur Blutdruckregulierung und Regeneration beitragen sowie Gedächtnisschwäche mindern. Man kann es klassisch herstellen (→ S. 56) und über den Tag verteilt trinken bzw. sich damit einreiben. Oder man nutzt kleine Rohsmaragde, die nicht gut genug für die Schmuckherstellung und daher oft recht preiswert zu kaufen sind, für die Reagenzglasmethode (→ S. 57). Ebenso hilft es, einen Smaragd als Anhänger oder in der Hosentasche bei sich zu tragen.
Die hl. Hildegard empfiehlt den Smaragd als Universalheilmittel, vor allem aber bei Herz-, Kopf- und Magenbeschwerden sowie gegen »Fallsucht« (Epilepsie). Gegen Kopfschmerzen z. B. soll man den Smaragd ca. 1 Stunde lang im Mund behalten, nachdem man zuvor auch Stirn und Schläfen mit dem durch den eigenen Atem angefeuchteten Stein abgerieben hat. Vorsicht jedoch vor dem Verschlucken (am besten einen Stein am Band verwenden)!

Mentale Kraft & ganzheitliches Wohlbefinden: Der Smaragd lässt uns in Harmonie mit den Naturkräften handeln. Er hilft, Lebenskrisen zu überwinden. Er steigert Konzentration, Aufrichtigkeit, Erkenntnisfähigkeit, Weitblick und Lebensfreude und kann zu materiellem Wohlstand führen. Dabei lässt er uns bei allen unseren Handlungen die Gerechtigkeit und ein möglichst harmonisches Miteinander niemals aus den Augen verlieren, sodass die Wünsche und Bedürfnisse unserer Weggefährten nicht zu kurz kommen.

Energiezentren: Herzchakra, Solarplexuschakra.
Tierkreiszeichen: Krebs, aber auch Jungfrau, Schütze, Stier, Waage, Zwillinge.
Geburtsmonat: Mai.

Rechts *Früher glaubte man daran, dass er Unwetter verscheuchen kann: edler Smaragd.*

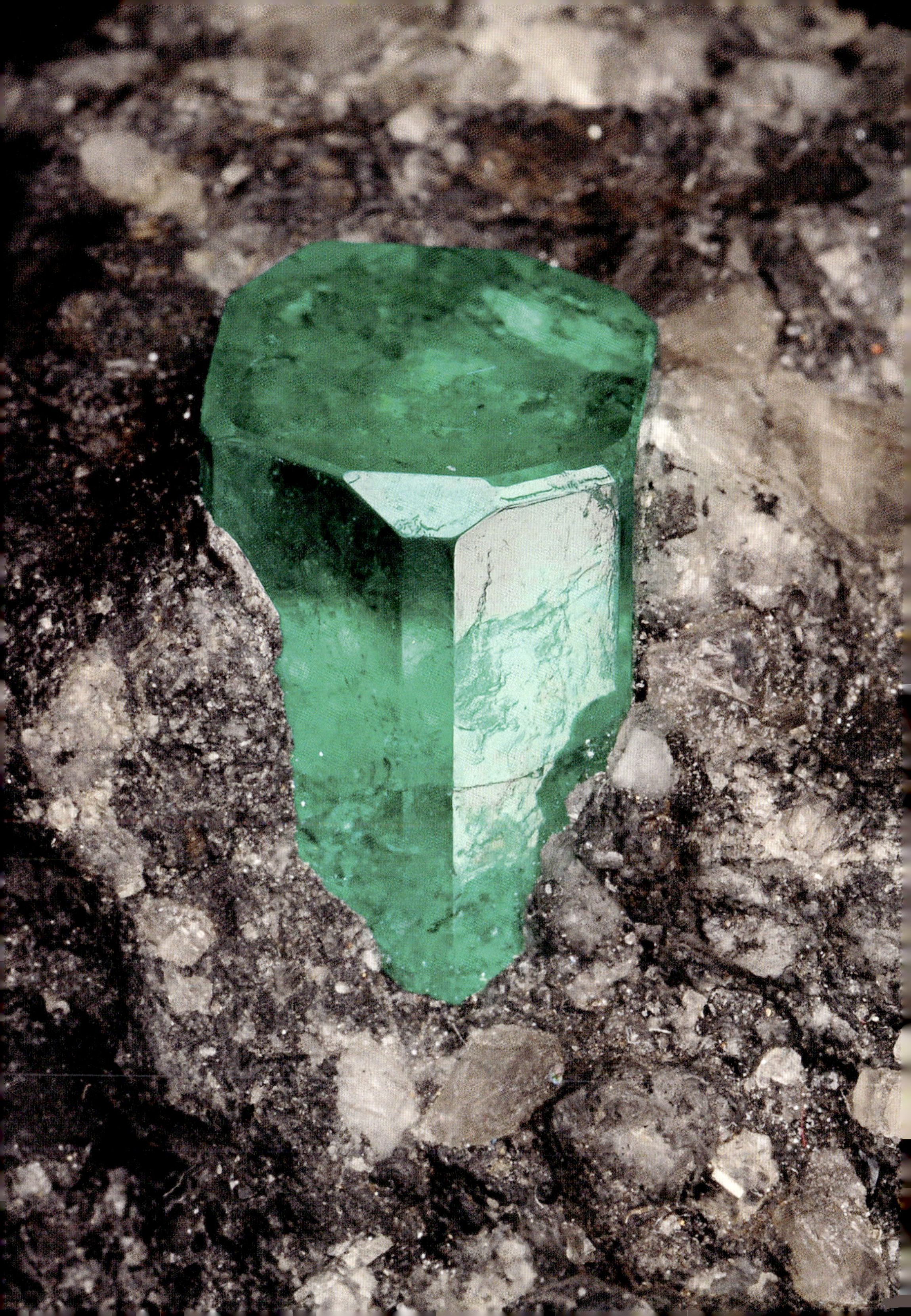

Sodalith

Senkt den Blutdruck, stärkt die Intuition

Merkmale: Härte: 5,5–6,0; Dichte: 2,14–2,40; Formel: $Na_8Cl_2[AlSiO_4]_6$. Sodalith gehört zur Klasse der Silikate und Germanate. Er ist meist opak und dunkelblau (oft mit weißen Adern). Daneben existieren u.a. farblose und weiße Varietäten, die jedoch nicht zu Schmuck verarbeitet werden. Aus blauem Sodalith dagegen werden Cabochons, Kugeln für Ketten und Ziergegenstände gefertigt. Verwechslungen sind u.a. möglich mit Azurit und Dumortierit.

Körperliches Wohlbefinden: Sodalith soll beruhigen und blutdrucksenkend wirken, wenn man ihn als Anhänger an einer langen Kette trägt. Er wirkt heilsam auf den Augen-/Nasen- und Stirnhöhlenbereich, den Hals (Kehlkopf, Stimmbänder), den Stoffwechsel und bei Asthma. Dazu legt man ihn täglich für ca. 20 Minuten auf die Stirn auf, trägt ihn an einer kurzen Kette oder hält ihn in der Hand.
Das Trinken von Sodalithwasser (→ S. 56) soll die Bauchspeicheldrüse und dabei insbesondere die Insulinproduktion positiv beeinflussen.

Mentale Kraft & ganzheitliches Wohlbefinden: Der Sodalith soll »Mut machen« und Idealismus, ein klares Bewusstsein, die Konzentration sowie konsequentes Handeln fördern. Auch kann er die Intuition und Kreativität stärken und ist damit u.a. ein idealer Begleiter für Kunstschaffende.

Energiezentren: Stirn- oder Halschakra.
Tierkreiszeichen: Jungfrau, Krebs, Schütze.

Sonnenstein (Oligoklas)

Erhellt das Gemüt

Merkmale: Härte: 6,0–6,5; Dichte: 2,62–2,65; Formel: $Na[AlSi_3O_8]Ca[Al_2Si_2O_8]$. Diese Oligoklasvarietät ist orange- bis rotbraun und durchscheinend bis opak. Das metallische – durch Goethit- oder Hämatitschüppchen hervorgerufene – Glitzern des Sonnensteins (Feldspat) erinnert an das des gold- bis bräunlich roten Aventurins (Quarz), mit dem der Sonnenstein oft verwechselt wird. Deswegen wird Sonnenstein auch Aventurinfeldspat genannt. Achtung: Goldfluss (Kunstglas mit Kupferspänen) wird zuweilen als Sonnenstein angeboten!

Körperliches Wohlbefinden: Sonnenstein wirkt positiv auf das vegetative Nervensystem und soll die Durchblutung und die Funktion aller Organe, vor allem die des Herzens fördern. Auch soll er Asthma, Knochen-/Gelenk- und Nierenleiden sowie Gicht lindern. Er verleiht Energie und ist hilfreich für alle, die an Erschöpfung leiden.

Mentale Kraft & ganzheitliches Wohlbefinden: Sonnenstein bringt symbolisch die Sonne ins Leben. Er hilft dabei, Verstimmungen, Stress, Eifersucht und Versagensängste zu überwinden sowie eigene Stärken zu erkennen und erfolgreich zu nutzen. Bei der Behandlung von Depressionen kann er unterstützend eingesetzt werden. Er bringt Herzenswärme und vertieft Freundschaften.

Energiezentrum: Sakralchakra.
Tierkreiszeichen: Löwe, Steinbock, Waage.

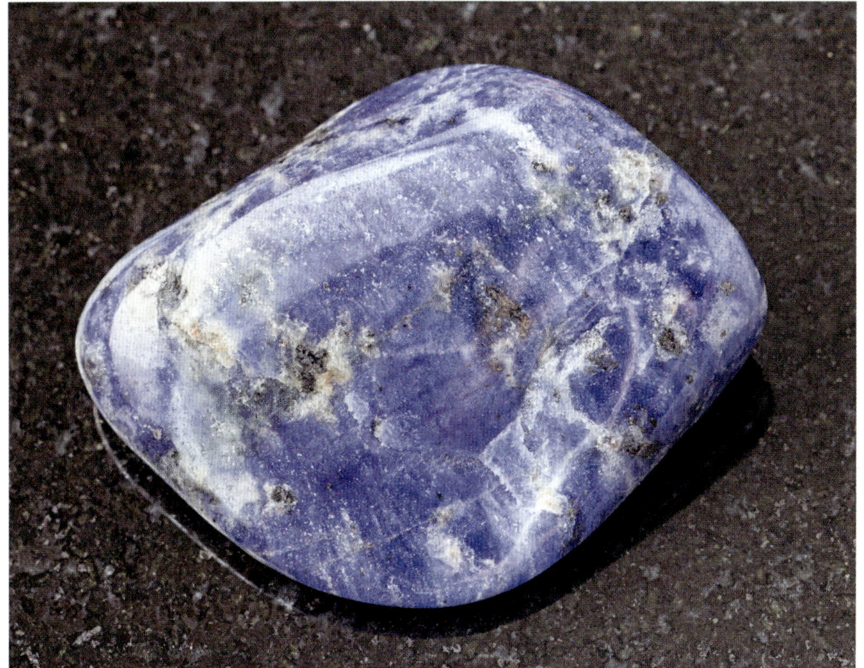

Links *Wirkt inspirierend und ordnet die Gedanken: Sodalith (hier: Trommelstein aus Bolivien).*

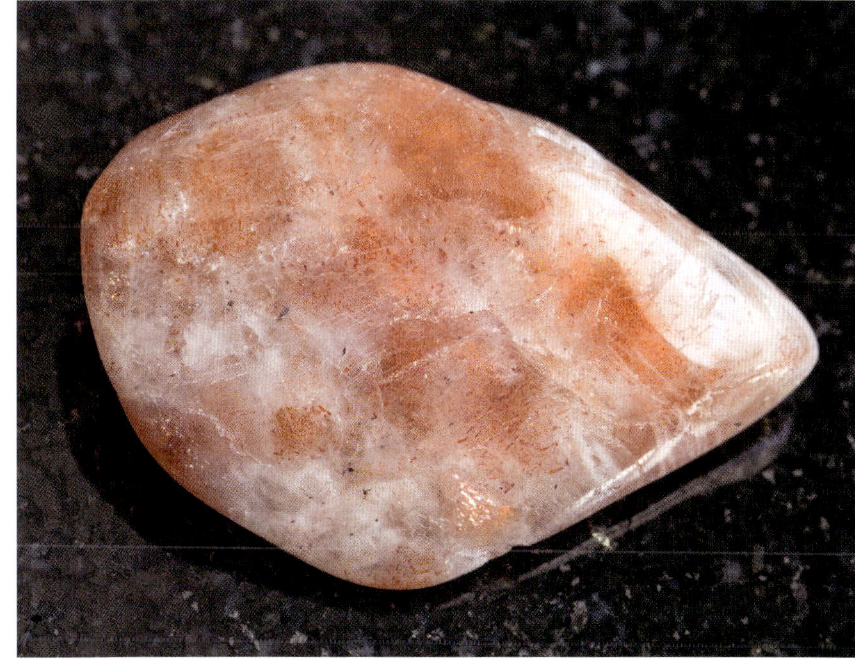

Rechts *Mit seinem typischen Glitzern erhellt er das Gemüt: Sonnenstein.*

Spinell

STÄRKT KNOCHEN, GELENKE UND MUSKELN UND MACHT MUT

Merkmale: Härte: 8,0; Dichte: 3,54–3,63; Formel: $MgAl_2O_4$. Spinell ist ein Magnesiumaluminat aus der Mineralklasse der Oxide und Hydroxide.
Er kann gelb, orange, rosa, rot, blau, violett, grün, braun oder schwarz sein und ist meist durchsichtig. Die Farben entstehen jeweils durch die Einlagerung geringer Mengen anderer Mineralien – wie Chrom, Eisen, Mangan oder Zink. So ist Eisen u.a. für die Farbe des blauen Spinells zuständig. Spinelle werden seit jeher zu Schmuck verarbeitet. Die St.-Wenzels-Krone von 1347 z.B. enthält einige der größten Spinelle der Welt. Übrigens hielt man früher (rote) Spinelle einerseits für Rubine, andererseits wurden über eine lange Zeit sämtliche roten Edelsteine Spinell genannt, was entsprechend zu ungenauen Überlieferungen führte. Und auch heute bietet oft nur eine gemmologische Untersuchung Sicherheit, wenn es – je nach Farbe – darum geht, Spinelle von Amethyst, Granat, Rubin, Saphir, Topas, Turmalin oder anderen Edelsteinen in den jeweiligen Farben zu unterscheiden. Außerdem gibt es auch eine Menge synthetisch hergestellter Spinelle im Handel.

Varietäten:
- **Balasspinell,** fälschlich auch Balasrubin genannt (blassrot).
- **Chlorospinell** (dunkelgrün).
- **Gahnospinell** (mittel- bis dunkelblau).
- **Picotit** oder **Chromspinell** (dunkelgrün bis bräunlich schwarz; undurchsichtig).
- **Pleonast** oder **Ceylanit** (grünschwarz bis schwarz; meist undurchsichtig).
- **Rubicell** (gelb, orangefarben oder bräunlich).
- **Rubinspinell** (blutrot).
- **Saphirspinell** (blau).
- **Zinkspinell** oder **Gahnit** (blau, violett, dunkelgrün bis schwarz).

Körperliches Wohlbefinden: Natürliche Spinelle sollen vor allem auf Knochengerüst, Gelenke und Muskeln sowie bei allen Krankheiten heilsam wirken, die mit Entzündungen einhergehen. So können sie auch Nervenentzündungen, Darm- und Hauterkrankungen heilen. Und sie können den Herzmuskel stärken sowie vor Schwindelanfällen bewahren.
Spinellwasser gilt als Hilfe gegen Sodbrennen und Magenerkrankungen (unterstützend auch bei Magengeschwüren). Zur Herstellung legt man den Stein über Nacht in ein Glas Wasser, nimmt ihn morgens heraus und trinkt das Wasser über den Tag verteilt.

Mentale Kraft & ganzheitliches Wohlbefinden: Spinell soll Mut machen und den Blick sowie den Tatendrang auf das Wesentliche lenken. Er hilft dabei, sich so zu akzeptieren, wie man ist, und zuversichtlich zu werden. Das gilt auch, wenn Änderungen im Leben (z.B. Wohnortwechsel und Studienbeginn, Prüfungen, Berufswechsel, Scheidung) bevorstehen, die Unsicherheit und Ängste auslösen. Spinell hilft auch hier dabei, diese Veränderungen positiv anzugehen.

Energiezentren: Das Chakra richtet sich nach der Farbe des Spinells (Farbzuordnung zu den Chakren → S. 17).
Tierkreiszeichen: Skorpion (roter Spinell); Schütze (blauer Spinell).

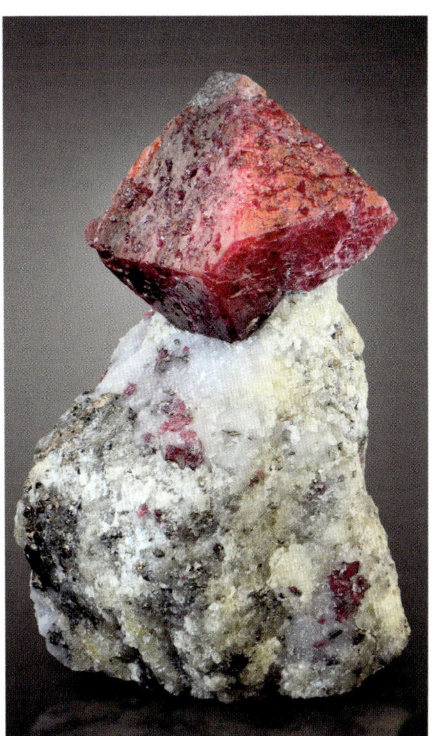

Unten *Zeigt sich unter anderem in verschiedenen Rosa- bzw. Rottönen sowie in Blau, Violett und Grün: Spinell.*

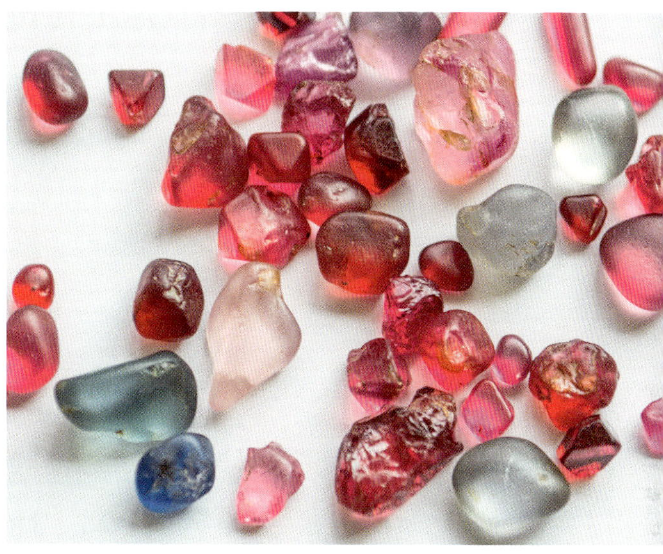

Oben *Der Name lässt es vermuten: kaum vom Rubin zu unterscheiden – Rubinspinell.*

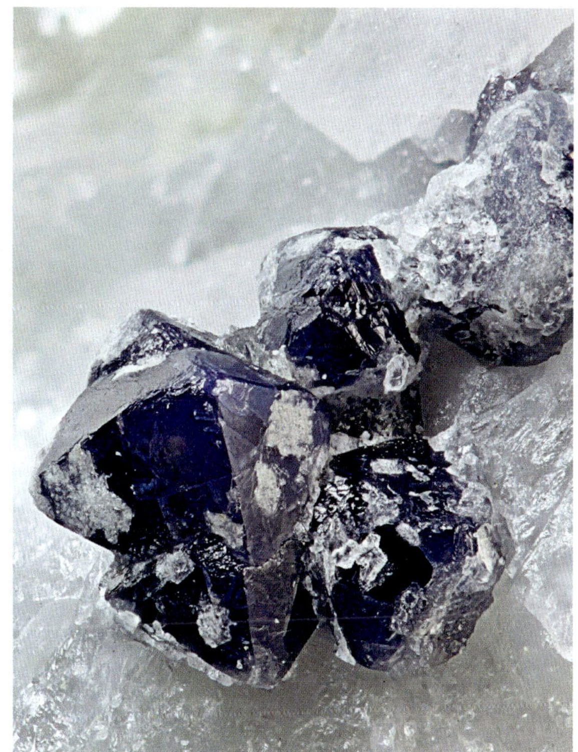

Rechts *Analog zum roten Rubinspinell gibt es den blauen Saphirspinell (hier auf Calcit).*

Spodumen – Hiddenit und Kunzit (rosa, violett)

STARKES HERZ – STARKE NERVEN

Merkmale: Härte: 6,5–7,0; Dichte: 3,15–3,21; Formel: LiAl [Si_2O_6]. Dieses seltene Kettensilikat ist meist gelb, grün (durch Chrom/Eisen), rosa oder hellviolett (durch Mangan). Hochwertiger Spodumen ist durchsichtig, minderwertiger kann undurchsichtig weißgrau oder gelb sein. In Hämatitsteinchen ent- und zwischen Bergkristallen aufladen. Verträgt keine Sonne!

Varietäten:
- **Hiddenit:** gelblich grüne bis mittelgrüne Kristalle; relativ selten.
- **Kunzit:** rosa bis hellviolett; kommt häufiger vor als Hiddenit.
- **Hellgelbe** bis **farblose Varietäten** werden **Triphan** oder einfach **Spodumen** genannt.

Körperliches Wohlbefinden: Hiddenit kann Ischiasbeschwerden sowie Neuralgien im Allgemeinen (z.B. neuralgische Schmerzen im Gesicht) lindern. Auch soll er gegen Rheuma, Gürtelrose sowie Gelenk- und Muskelbeschwerden aller Art (z.B. Muskelkater, -verspannung, -zerrung) helfen (auf die schmerzende Stelle auflegen). Er soll vor Arteriosklerose bewahren und positiv auf die Nieren wirken. Er kann Herz und Kreislauf stärken, wenn man ihn über dem Herzchakra trägt.
Rosafarbener Kunzit soll Herz und Lunge stärken und gegen Durchblutungsstörungen helfen, wobei er jedoch nicht direkt auf der Haut liegen muss, sondern bereits über die Aura wirkt. Er gilt daher als einer *der* Steine fürs Herz. Er soll bestehende Herzbeschwerden, wie koronare Herzkrankheit, Herzmuskelschwäche oder Herzrhythmusstörungen, abmildern und die Thrombosegefahr sowie das Herzinfarktrisiko senken.
Violetter Kunzit soll Schilddrüsenfunktion und Hormonhaushalt regulieren, hilft beim gesunden Blutaufbau und fördert die Durchblutung. Ähnlich wie Hiddenit soll er Verspannungen, Ischiasbeschwerden und Nervenschmerzen lindern.

Mentale Kraft & ganzheitliches Wohlbefinden:
Spodumen allgemein stärkt die Entscheidungsfreude und gibt uns die Kraft, unliebsame, aber notwendige Pflichten zu übernehmen.
Hiddenit kann von Ängsten befreien, Ruhe und Lebensfreude schenken.
Kunzit allgemein soll Blockaden lösen und die selbstlose göttliche Liebe fördern.
Rosafarbener Kunzit steigert Einfühlungsvermögen, Toleranz und Kontaktfreude, sodass wir selbstbewusst und offen auf andere zugehen. Unterstützend kann man ihn bei der Behandlung von Depressionen anwenden.
Violetter Kunzit stärkt Auffassungsgabe, logisches Denken und Gedächtnis und sollte daher Begleiter bei schwierigen Aufgaben in Schule, Studium und Beruf sein. Auch kann er Demenzerkrankungen hemmen.

Energiezentren: Herzchakra (Hiddenit; rosa Kunzit); Scheitel- oder Stirnchakra (violetter Kunzit).
Tierkreiszeichen: Kunzit: Fische (vor allem rosa Kunzit), Löwe, Steinbock, Waage. Hiddenit: Fische.

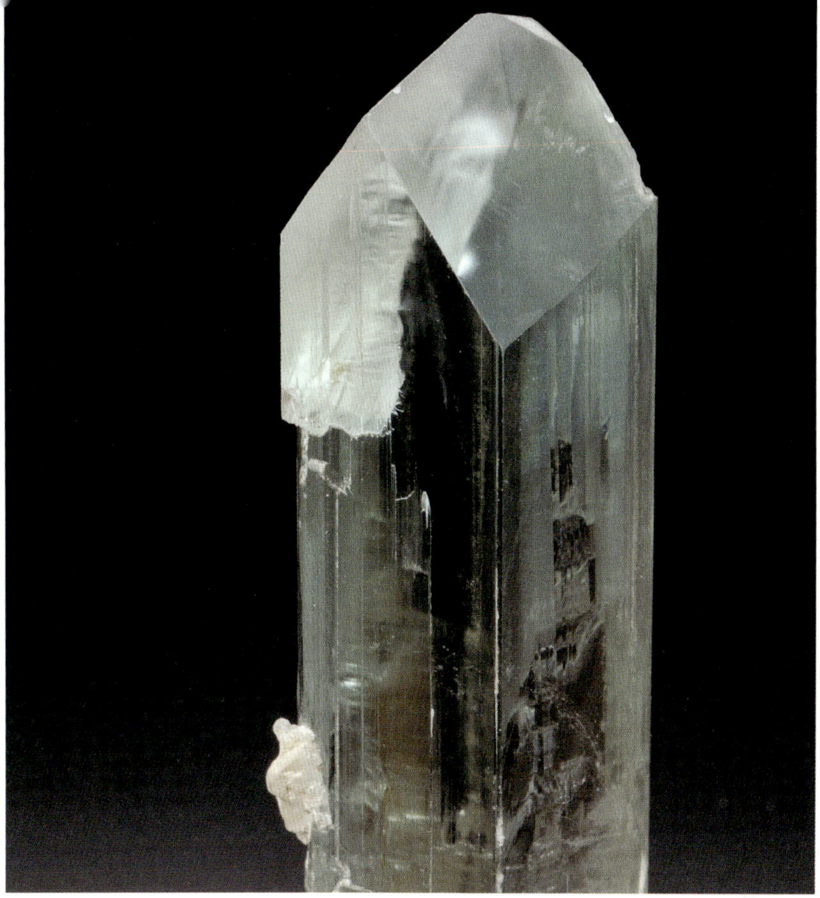

Oben *Ein sanfter Stein fürs Herz: relativ seltener Hiddenitkristall (aus Afghanistan).*

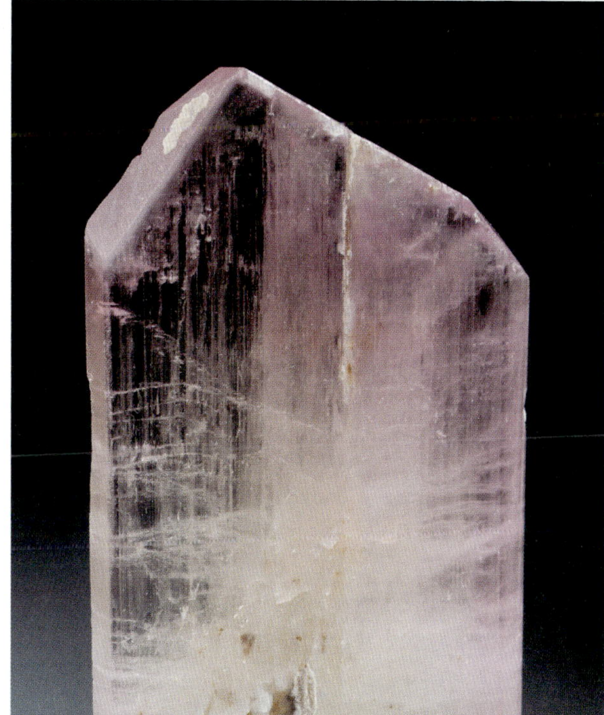

Rechts *Fördert selbstlose Liebe: prachtvoller Kunzit (ebenfalls aus Afghanistan).*

Staurolith

Schützt vor Viren und Grössenwahn

Merkmale: Härte: 7,0–7,5; Dichte: 3,65–3,77; Formel: $(Fe,Mg,Zn)_2Al_9[O_6/(OH,O)_2/SiO_4)_4]$. Dieses Inselsilikat zeigt sich in grau-, gelb-, rot- oder schwarzbraunen Tönen und ist durchscheinend bis opak. Man unterscheidet in der Staurolithgruppe je nach Zusammensetzung Eisen-, Magnesio- und Zinkstaurolith, wobei nur Eisenstaurolith auch verkürzt als Staurolith bezeichnet wird. Staurolith ist aus dem Griechischen abgeleitet und bedeutet **Kreuzstein**, denn er bildet oft eine Kreuzform aus. Daher wurde er früher gerne als Amulett getragen (Schutzstein; im Christentum »Basler Taufstein« genannt).

Körperliches Wohlbefinden: Staurolith dient der »Entgiftung und Blutreinigung« und soll vor Infektionen schützen bzw. bereits vorhandene Viren, Bakterien und Pilze bekämpfen. Auch soll er Kopfschmerzen, Gehirnerkrankungen, nervliche Leiden und Epilepsie lindern.

Mentale Kraft & ganzheitliches Wohlbefinden: Staurolith hilft Menschen, die zu Übertreibungen oder sogar zum Größenwahn neigen. Er erdet, lässt Sinn und Unsinn unterscheiden und die Welt realistisch betrachten. Gleichzeitig lässt er positive Alternativen zum bisherigen Lebenswandel erkennen und umsetzen. Auch kann Staurolith die Behandlung von Depressionen unterstützen.

Energiezentren: Stirnchakra (zur Meditation); Solarplexus- oder Wurzelchakra.

Stibnit (Antimonit)

Stärkt Haut, Magen und Lebenslust

Merkmale: Härte: 2,0; Dichte: 4,60–4,70; Formel: Sb_2S_3. Stibnit gehört zur Mineralklasse der Sulfide und Sulfosalze. Er ist auch als Antimonit oder Grauspießglanz bekannt, opak, blei- bzw. blaugrau und metallisch glänzend. Die Kristalle zeigen sich oft nadelförmig (spießig) und längsgestreift. Stibnit wird u.a. in der pharmazeutischen Industrie genutzt. Wegen seiner geringen Härte eignet er sich kaum als Schmuckstein. Zum Entladen legt man Stibnit am besten zwischen Hämatitsteinchen, zum Aufladen in die Sonne.

Körperliches Wohlbefinden: Stibnit kann gegen Hautkrankheiten, wie Ekzeme, Schuppenflechte und Neurodermitis, helfen sowie den damit verbundenen Juckreiz lindern. Auch wird ihm eine positive Wirkung bei Sodbrennen bzw. verschiedenen Magenerkrankungen, Übelkeit und Verdauungsbeschwerden zugeschrieben. Im Handel gibt es meist nur Rohsteine, die man auf betreffende Stellen auflegen oder in einem Beutelchen bei sich tragen kann. Stibnitwasser darf nur per Reagenzglasmethode (→ S. 57) hergestellt werden.

Mentale Kraft & ganzheitliches Wohlbefinden: Stibnit hilft dabei, schlechte Gewohnheiten zu erkennen und abzulegen sowie schlechte Laune zu überwinden. Damit fördert er eine positive Grundeinstellung zum Leben, Lebenslust, Vitalität und Kreativität.

Energiezentrum: Solarplexuschakra.

Rechts *»Erdet«: Staurolith – hier mit gut ausgeprägtem Kreuz (aus Russland).*

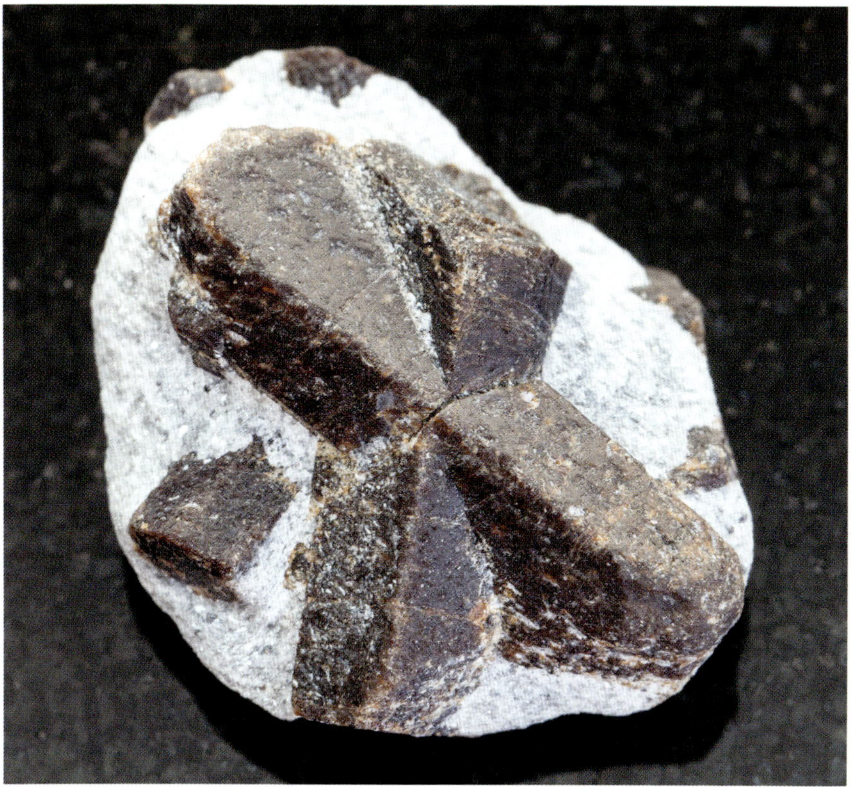

Unten *Besänftigt Haut und Magen: Stibnit (Antimonit).*

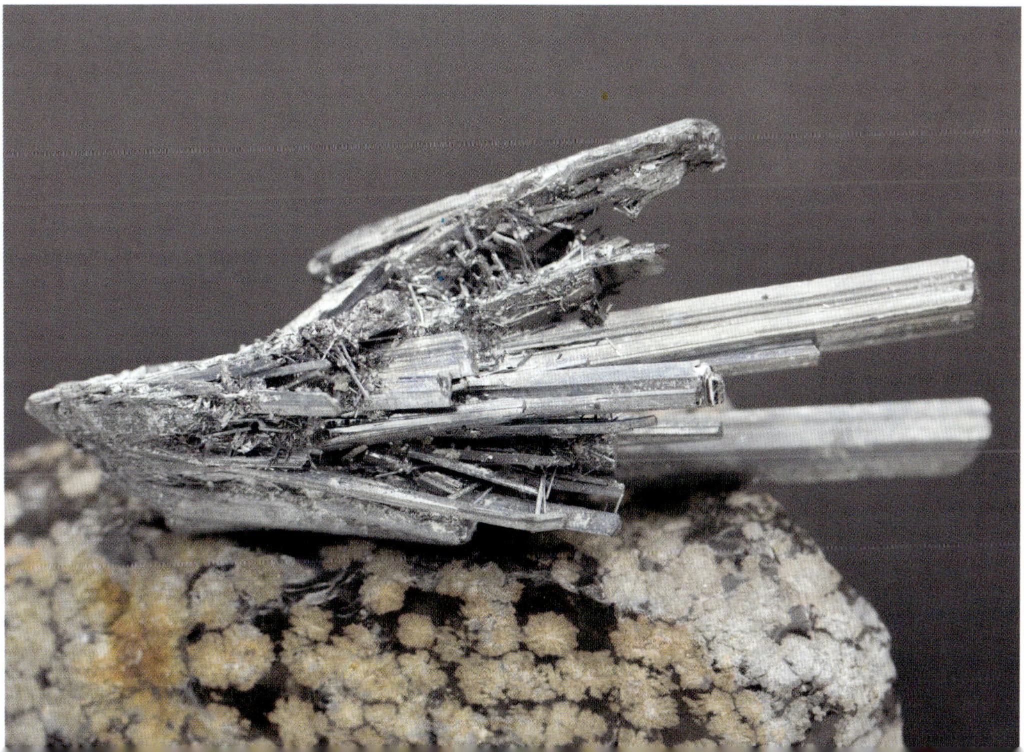

Sugilith

BEFREIT VON SCHMERZEN UND ABHÄNGIGKEITEN

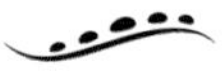

Merkmale: Härte: 6–6,5; Dichte: 2,76–2,80; Formel: $KNa_2(Fe,Mn,Al)_2Li_3[Si_{12}O_{30}]$. Sugilith ist ein seltenes Ringsilikat aus der Mineralklasse der Silikate und Germanate. Der u.a. auch als Luvulith oder New Age Stone bezeichnete Sugilith zeigt sich am schönsten in hell- bis dunkelvioletten oder Magenta ähnlichen, oft gesprenkelten Tönen. Aber es gibt auch bräunlich gelbe Farbvarianten. Meist handelt es sich um körnige Aggregate oder kleine Kristalle und diese sind entsprechend opak bis durchscheinend.
Sugilith wurde erst ca. 1944 auf der zu Japan gehörenden Insel Iwagi entdeckt und nach seinem Entdecker (Professor Sugi) benannt. Er wird als Cabochon, Donut oder Trommelstein angeboten. Sugilith gehört zu den Steinen, die Sie nur einsetzen sollten, wenn es für Sie keine Heilsteinalternative gibt. Einige Sugilithfundstätten sind nämlich großteils ausgebeutet. Daher auch Vorsicht beim Kauf: Zuweilen ist angebotener Sugilith gefärbt oder aus Sugilithstaub und Kunstharz rekonstruiert; zuweilen wird auch das Sugilithnebengestein als Sugilith verkauft. Und man kann ihn u.a. mit Lavendeljade (→ S. 132) oder Dumortierit verwechseln. Sugilith kann man in Hämatitsteinchen entladen; Aufladen ist nicht notwendig.

Körperliches Wohlbefinden: Sugilith soll zur unterstützenden Behandlung fast sämtlicher Formen von Nervenerkrankungen und -schädigungen geeignet sein und ebenso zur Vorbeugung bzw. unterstützenden Behandlung von Krebserkrankungen. Zudem soll Sugilith motorische Störungen abmildern, gegen Epilepsie helfen sowie vor vorzeitiger Alterung bewahren. Er kann Drüsentätigkeit und Lymphfluss sowie Leber- und Gallenfunktion positiv beeinflussen. Gegen Nerven-, Kopf- und Zahnschmerzen kann er kurzfristig helfen, wenn man ihn auf die schmerzende Stelle auflegt. Im Mund jedoch bitte nur einen durchbohrten Stein am Band verwenden, um sich vor dem Verschlucken zu schützen. Alternativ legen Sie den Stein außen auf die Wange auf. Sugilithwasser oder -elixier (→ S. 56) wirkt wie das Mineral selbst bzw. sogar noch kräftiger.

Mentale Kraft & ganzheitliches Wohlbefinden: Sugilith hilft sensiblen Menschen dabei, stressige, unangenehme Situationen souverän zu überstehen und geistig schnell abzuhaken. Da er auch Selbstvertrauen und Konfliktfähigkeit fördert, können Streitigkeiten, die z.B. aufgrund von Vorurteilen, Eifersucht oder Neid eskaliert sind, zügig beigelegt werden.
Selbst bei der Lösung aus fatalen Abhängigkeiten, wie sie bei Sucht- und anderen schweren Krankheiten oder großen finanziellen Problemen entstehen, hilft Sugilith. Und nach Schicksalsschlägen kann er die notwendige Energie für einen Neuanfang spenden.
Allgemein soll er Ängste nehmen und sogar Phobien abbauen. Sugilith fördert Selbstkontrolle, Selbstverantwortung und Selbstzufriedenheit und kann Demenzerkrankungen hemmen.

Energiezentren: Stirn- und Scheitelchakra.
Tierkreiszeichen: Fische und Waage.

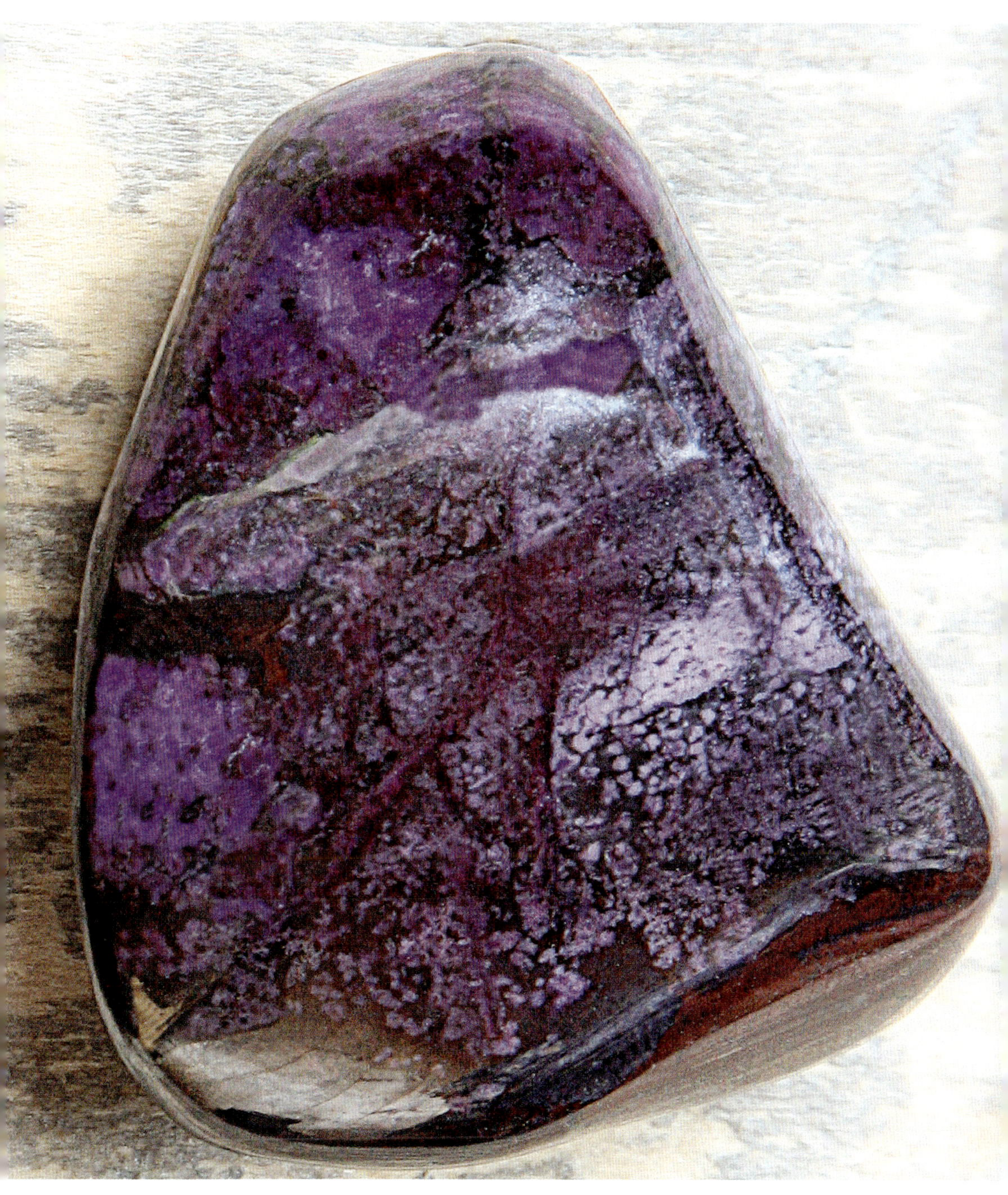

Oben *Am schönsten und wirksamsten in lila bis violetten oder Magenta ähnlichen Tönen: Sugilith.*

Tigerauge

Sorgt für Durchblick

Merkmale: Härte: 6,5–7,0; Dichte: 2,65; Formel: SiO_2. Dieses faserige Quarzaggregat ist goldbraun, opak mit Flächenschiller und empfindlich gegen Säuren. Tigerauge – wie Tigereisen zuweilen Tigerit genannt – entsteht sukzessive durch einen Verwitterungsprozess aus Falkenauge. Daher gibt es auch kombinierte Falken-/Tigeraugesteine! Da Tigerauge Asbest enthält, nur polierte Steine anwenden und nicht als Wasserstein verwenden!
Gebranntes und dadurch unnatürlich rotbraunes Tiger- oder Falkenauge nennt man Ochsenauge.

Körperliches Wohlbefinden: Wie Falkenauge soll Tigerauge die Sehkraft fördern, Lunge und Bronchien stärken und bei Asthma, Infektionen durch Bakterien oder Viren sowie Kopfschmerzen helfen. Auch kann es Neuralgien, Gelenk-, Knochen- sowie Lebererkrankungen lindern und vor geistiger Verwirrung bewahren. Dazu trägt man das Tigerauge als Kette (max. 7 Tage am Stück, da es den Energiefluss im Körper hemmt) oder legt es wiederholt auf das Sonnengeflecht auf.

Mentale Kraft & ganzheitliches Wohlbefinden: Tigerauge soll wie Falkenauge bei Stress und in unübersichtlichen Situationen für Durchblick sorgen, sodass man sich richtig entscheidet. Es stoppt Nervosität und hilft dabei, auch mal »Nein!« zu sagen.

Energiezentrum: Solarplexuschakra.
Tierkreiszeichen: Jungfrau, Löwe, Stier, Zwillinge.
Geburtsmonat: November.

Tigereisen

Der Energiestein schlechthin

Merkmale: Tigereisen (wie Tigerauge zuweilen Tigerit genannt) ist ein opakes Gestein mit unregelmäßigen Lagen aus goldbraunem Tigerauge, silbergrauem Hämatit und rotem Jaspis. Abhängig von der jeweiligen Zusammensetzung variieren die chemischen Eigenschaften sowie die Färbungen. Ungeeignet als Wasserstein!

Körperliches Wohlbefinden: Tigereisen wirkt ähnlich wie das Tigerauge positiv auf Lunge und Bronchien, bei Infektionen, Asthma und (unterstützend) bei Lungenembolie. Zudem soll es der Steinbildung (z. B. von Nieren- oder Gallensteinen) vorbeugen, allgemein Leber und Nieren stärken und der Blutreinigung, Blutbildung sowie besseren Durchblutung dienen. So wird auch eine Steigerung der Abwehrkräfte erreicht und die Vitalität erhöht.
Überhaupt ist Tigereisen dafür bekannt, viel Energie zu spenden. Deshalb nicht über Nacht und nicht bei Schlafmangel anwenden!

Mentale Kraft & ganzheitliches Wohlbefinden: Tigereisen fördert nicht nur die körperliche, sondern auch die geistige Leistungsfähigkeit. Interessant für Menschen, die erschöpft sind, daher zögern und sich nicht zu bestimmten Tätigkeiten oder Entscheidungen durchringen können.
Tigereisen steigert Energie und Durchhaltevermögen, erleichtert konsequentes Handeln und schützt vor seelischen Verletzungen.

Energiezentrum: Solarplexuschakra.
Tierkreiszeichen: Widder.

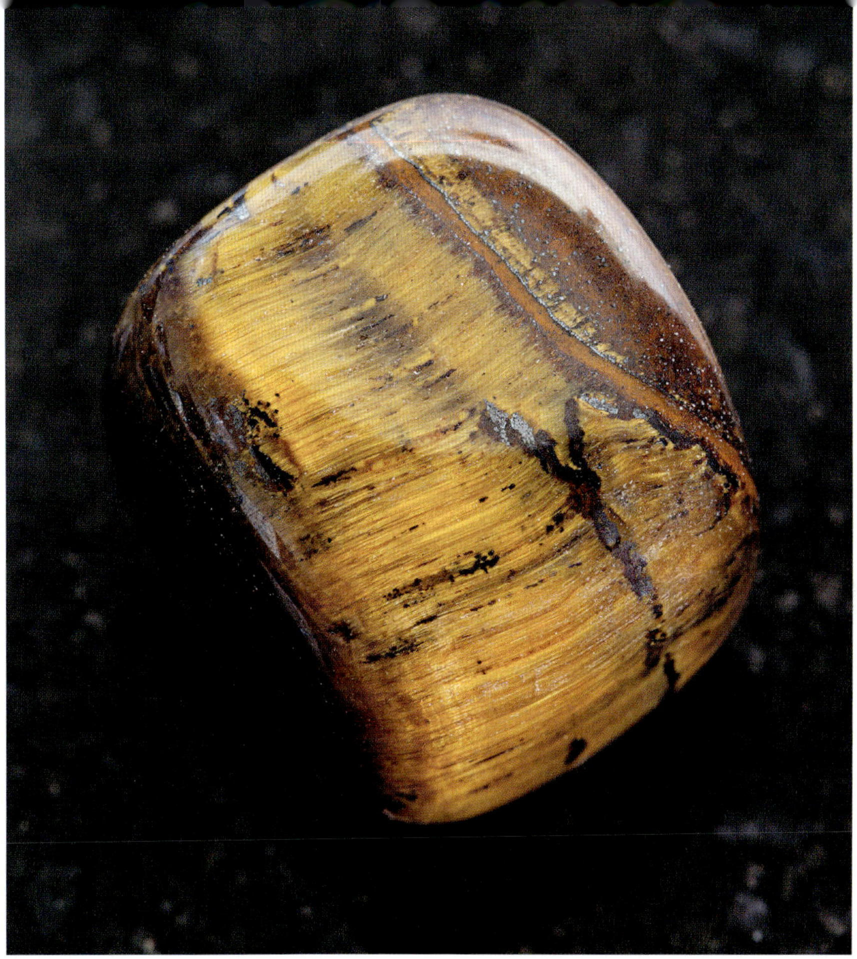

Links *Sein schimmerndes Goldbraun strahlt Wärme aus: Tigerauge.*

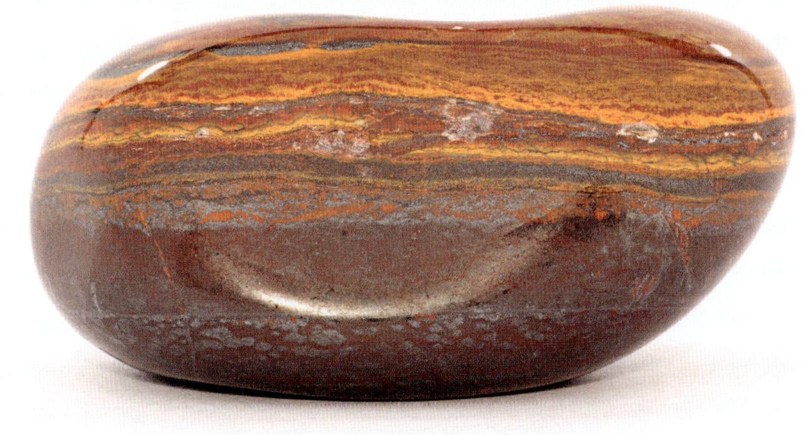

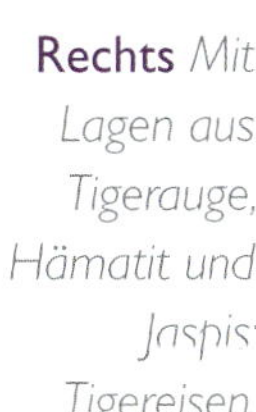

Rechts *Mit Lagen aus Tigerauge, Hämatit und Jaspis: Tigereisen.*

Topas – Gold-, Imperial- und Silbertopas

Fördern Selbstfindung und -verwirklichung

Merkmale: Härte: 8; Dichte: 3,49–3,57; Formel: $Al_2[SiO_4](F,OH)_2$. Dieses Inselsilikat gibt es in vielen hellen Farbtönen. Es ist durchsichtig bis durchscheinend. Intensive Farben deuten bei Edeltopasen auf Bestrahlung oder Erhitzen hin (muss ggf. deklariert werden). Vor Schlag, Stoß und Sonne schützen. Übrigens: Gelber (gebrannter) Amethyst/Citrin wird zuweilen als Gold- oder Madeiratopas und Rauchquarz als Rauchtopas angeboten, um einen höheren Wert vorzutäuschen.

Varietäten:

❁ **Goldtopas:** echter (gold-)gelber Topas; aber auch fälschliche Bezeichnung für gelben (gebrannten) Amethyst/Citrin.

❁ **Imperialtopas:** gelborangefarbener Topas mit rötlichem bis rosafarbenem Stich.

❁ **Silbertopas:** farblos bis milchig.

Körperliches Wohlbefinden: Gelber Topas, Gold- und **Imperialtopas** wirken positiv auf Wirbelsäule, zentrales Nervensystem, die Fruchtbarkeit der Frau und bei Spannungskopfschmerz. Sie sollen Herz und Bauchspeicheldrüse stärken. Auch bei Appetitmangel (sogar Magersucht), Bindehautentzündung, Epilepsie, Hämorrhoiden, Leber-, Milz- und Verdauungsbeschwerden können sie helfen (ca. 20 Minuten täglich auf die betroffenen Körperstellen auflegen).
Die hl. Hildegard empfiehlt gegen »schlechtes Sehen«, einen (wohl gelben) Topas 3 Tage lang in Wein zu legen und dann mit dem feuchten Stein nachts die Augenlider zu bestreichen. Die Prozedur ist an jedem der folgenden 4 Tage durchzuführen. Diese »5-Tage-Kur« soll bis zur erwünschten Besserung wiederholt werden. Allerdings wurden früher fast alle gelben Edelsteine als Topas bezeichnet!
Unbehandelter **blauer Topas** soll bei nervösen Kopfschmerzen und Augenleiden (Bindehautentzündung/grauer Star) helfen, ebenso bei Infektionen/Entzündungen (vor allem Halsentzündung), Hautausschlägen, Herzschmerzen, Krampfadern, Masern sowie Mumps (an einer Kette im Halsbereich tragen).
Silbertopas soll Augenerkrankungen/Sehschwäche und Magenleiden (bei zu viel Magensäure) lindern.

Mentale Kraft & ganzheitliches Wohlbefinden: Topas allgemein fördert Selbstfindung und -verwirklichung. **Gelber Topas** nimmt die Angst vor Veränderungen, hilft unterstützend bei der Behandlung von Depressionen und nach Suchterkrankungen und steigert Selbstwertgefühl, Weitsicht, Großzügigkeit, Lebensfreude, Kreativität sowie Energie.
Blauer Topas beruhigt, lässt uns besser schlafen, aber auch offener, ehrlicher, verlässlicher und selbstbestimmter werden. Er fördert somit die Reinheit und Klarheit von Seele und Geist sowie die Anerkennung durch unsere Weggefährten.

Energiezentren: Solarplexuschakra (gelber Topas); Halschakra (blauer Topas).
Tierkreiszeichen: Jungfrau, Löwe, Zwillinge (gelber Topas); Schütze, Wassermann (blauer Topas).
Geburtsmonate: November (Goldtopas); Dezember (bläulicher Topas).

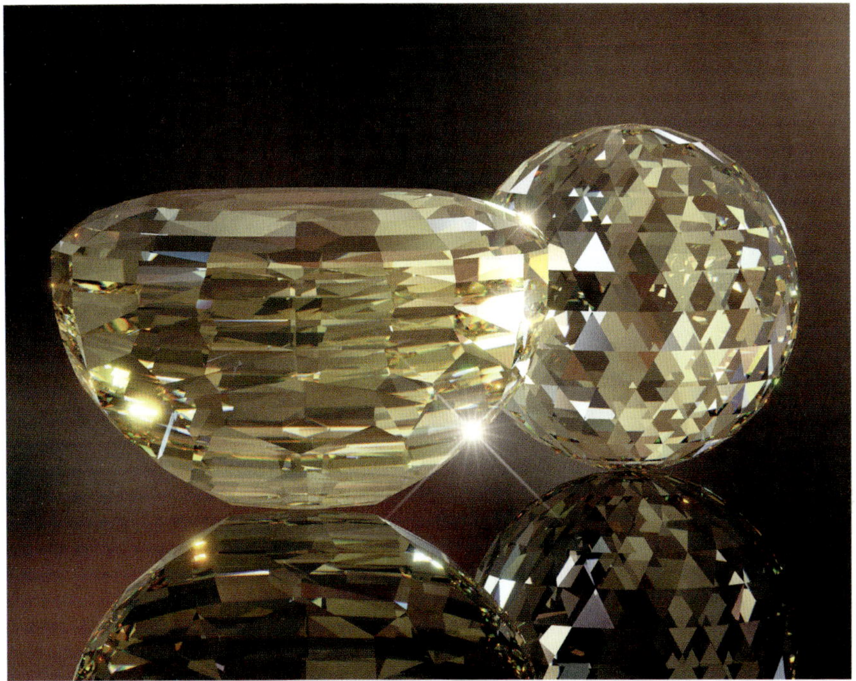

Links *Edle, geschliffene Kristalle: Goldtopas in seiner schönsten Form.*

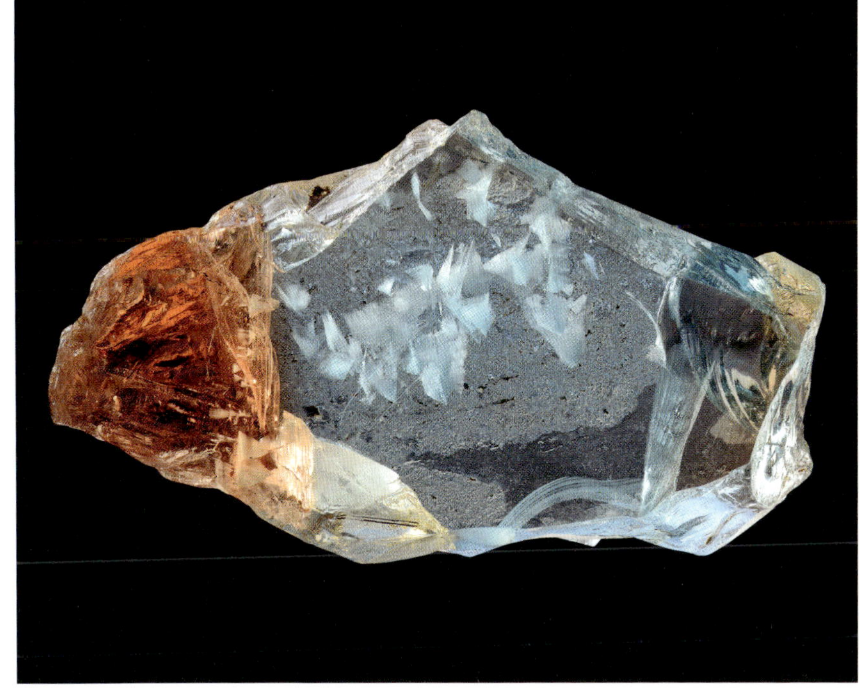

Rechts *Laut der hl. Hildegard kann er Unheil von seinem Träger abwenden: Topas (hier: orange-blau; aus der Ukraine).*

Türkis

STARKER SCHUTZSTEIN!

Merkmale: Härte: 5–6; Dichte: 2,31–2,84; Formel: $CuAl_6 [(OH)_2/PO_4]_4 \cdot 4H_2O$. Dieses wasserhaltige Kupfer-Aluminium-Phosphat ist blau (durch Kupfer = begehrte Farbe) bis grün (durch Eisen) und undurchsichtig.
Im Südwesten der USA wird noch heute der weltweit geschätzte »Indianerschmuck« aus Türkis und Silber gefertigt. Schon die Azteken, aber auch die Pharaonen in Ägypten verwendeten Türkis für Amulette, Schmuck, Mosaike und Ziergegenstände sowie zur Herstellung von Schminkfarbe. Heute wird er meist zu Cabochons oder Kugeln für Ketten verarbeitet. Türkis ist sehr empfindlich gegen Reinigungsmittel, Sonne, Hautcremes, Sonnenöle und Kosmetika, die seine ggf. blaue Farbe in Grün verwandeln können. Daher wird bei Türkisschmuck oft die Oberfläche behandelt, um den Stein zu schützen und die Farbe zu konservieren. Häufiger als echten Türkis findet man nachgefärbte oder aus Türkispulver und Kunstharz hergestellte »Steine« im Handel. Auch durch Färben von Magnesit (→ S. 150) werden türkisähnliche Steine hergestellt.
Türkis darf nicht als Wasserstein verwendet werden, da er giftige Substanzen ans Wasser abgeben kann.

Varietäten:

- **Eilatstein:** Verwachsungen von Türkis mit Chrysokoll und Malachit.
- **Türkismatrix** oder **Matrixtürkis:** Das ist ein Türkis, der von braunen, dunkelgrauen oder schwarzen Adern, d.h., von anderen Mineralien (z.B. Pyrit) durchzogen ist.

Körperliches Wohlbefinden: Türkis kann die Abwehrkräfte stärken. Auch wird er bei Erkrankungen der Augen angewandt (täglich ca. 20 Minuten auf die geschlossenen Augen auflegen). Bei Hals-/Schilddrüsen- und Lungenbeschwerden trägt man den Türkis als Anhänger. Letzteres kann auch bei Asthmaanfällen lindernd wirken. Ferner soll Türkis Sodbrennen abmildern sowie schmerzlindernd, entschlackend und »entgiftend« wirken. Daher wird er z.B. bei Rheuma eingesetzt. Zur Stärkung von Herz – auch in Verbindung mit einem Saphir – und Kreislauf soll man ihn als Anhänger im Herzbereich tragen. Das Auflegen von Türkis kann zudem bei Mager- oder Fettsucht sowie gegen Stottern helfen. »Indianerschmuck«, also die traditionelle, kunstvolle Verbindung von Türkis und Silber, soll übrigens besonders heilsam wirken.

Mentale Kraft & ganzheitliches Wohlbefinden: Türkis gilt als starker Schutzstein. Er soll seinen Träger vor Alpträumen, schwarzmagischen Angriffen, sonstigen negativen Einflüssen, Krankheiten und einem unnatürlichen Tod bewahren. Er »opfert« sich dann zuweilen für seinen Träger, indem er bei Krankheit oder Schock schwarz wird oder zerspringt. Danach sollte man einen neuen Türkis als Schutzstein auswählen. Türkis soll die Reinheit der Gedanken, die Selbstsicherheit und die Intuition fördern. Er macht es möglich, eigene Fehler zu erkennen (auch die, die lange zurückliegen), dabei die innere Ruhe zu bewahren und trotzdem besonders aktiv zu werden. Mit seiner Hilfe kann man sein Leben in die Hand nehmen und eigene Probleme mit frischem Elan meistern.

Energiezentren: Halschakra, Herzchakra.
Tierkreiszeichen: Fische/Schütze (grünlicher Türkis), Wassermann (blauer Türkis).
Geburtsmonat: Dezember.

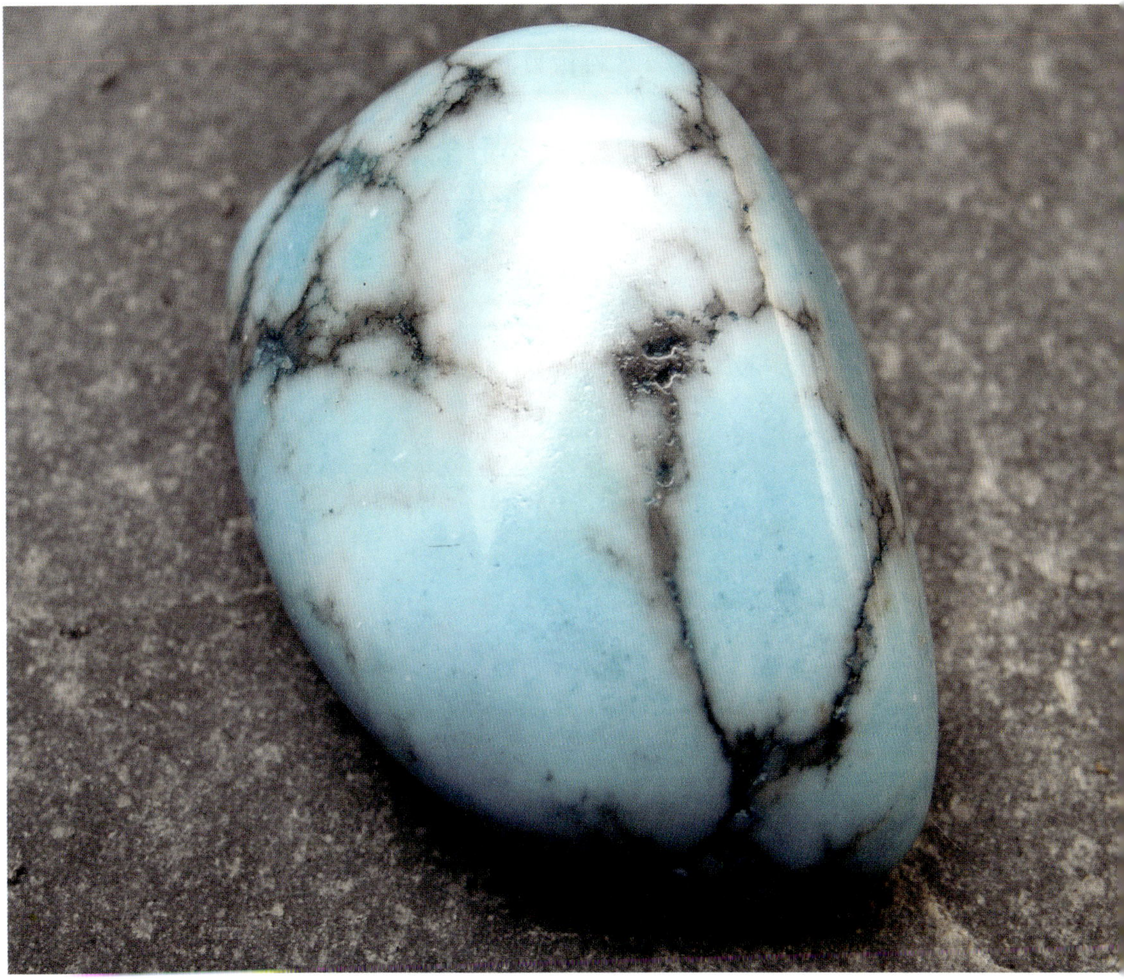

Oben *War schon den alten Ägyptern heilig: Türkis.*

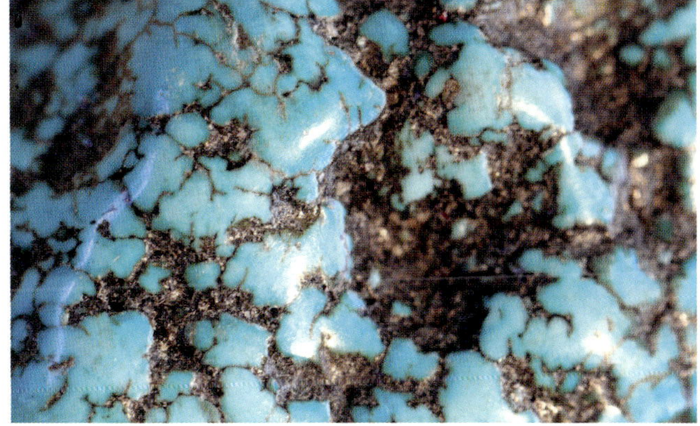

Rechts *Von zahlreichen dunklen Adern durchzogen: viel häufiger als reiner Türkis ist Türkismatrix.*

Turmalin – Indigolith, Rubellit, Verdelith, Schörl …

VOLLER ENERGIE UND MAGIE!

Merkmale: Härte: 7,0–7,5; Dichte: 2,82–3,32; Formel: $(Na,Li,Ca)(Fe,Mg,Mn,Al)_3\ Al_6[(OH)_4/(BO_3)_3/Si_6O_{18}]$. Die Gruppe der Turmaline umfasst durchsichtige bis undurchsichtige Steine in äußerst vielfältigen Farben (siehe Auswahl von einigen Varietäten unten).
Für Turmaline guter Qualität wird meist der Facettenschliff bzw. für längliche Kristalle der Treppenschliff verwendet. Turmaline dienen aber nicht nur als edler Schmuck, sondern sind zum Teil auch als Roh- oder Trommelsteine im Handel. Je nach Farbe des Turmalins bestehen viele Verwechslungsmöglichkeiten mit anderen Edelsteinen (z. B. Granat, Rubin, Smaragd, Saphir). An einer Besonderheit können Sie Turmalin jedoch erkennen: Durch Druck und Reiben sowie Erhitzen und Abkühlen lädt er sich auf und zieht Asche, Papierschnitzel und Staubpartikel an. Eine Eigenschaft, die an Bernstein erinnert. Turmaline eignen sich auch gut für die Herstellung von Heilsteinwasser (→ S. 56).

Varietäten:
- **Achroit:** farblos.
- **Aphrizit:** dunkelgrauer Schörl.
- **Brasilianischer Chrysolith/Peridot/Smaragd:** gelbgrüner/tiefgelber bis grüner/durchsichtig grüner Turmalin.
- **Brasilianischer Rubin/Saphir:** roter/blauer durchsichtiger Turmalin.
- **Chameleonit:** wechselt die Farbe je nach Beleuchtung.
- **Chromolith:** grün.
- **Dravit:** gelb- bis dunkelbraun.
- **Elbait:** gibt es in vielen Farben/Farbkombinationen.
- **Iochroit:** violett.
- **Indigolith:** blau (wohl Elbait-Schörl-Kombination).
- **Kanarienturmalin:** hellgelb.
- **Katzenaugenturmalin** (Turmalin-Katzenauge): Als Cabochon geschliffen zeigt er einen Lichtschimmer, der sich beim Bewegen des Steins mitbewegt.
- **Paraibait/Paraibaturmalin:** mintgrüner, hellblauer bis neonblauer bzw. blaugrüner Elbait. Zu dieser seltenen, kostbaren Varietät → S. 221.
- **Rubellit:** rosafarben bis rot (wohl Elbait).
- **Schörl:** schwarz.
- **Siberit:** lila bis violettblau.
- **Turmalinquarz:** Verwachsung von Schörl und Bergkristall (milchig weiß mit Schwarz).
- **Verdelith:** grün bis blaugrün (wohl Elbait-Schörl-Kombination).
- **Wassermelonenturmalin:** grün mit rosarotem Kern.

Körperliches Wohlbefinden: Eine Turmalinkette hilft oft dabei, Nackenverspannungen zu lösen. **Grüne Turmaline (Chromolith, Verdelith** und **Brasilianischer Chrysolith/Peridot/Smaragd)** sollen die Thymusdrüse aktivieren, positiv auf die Lymphe wirken, den Blutdruck senken und bei Epilepsie, Erschöpfungszuständen,

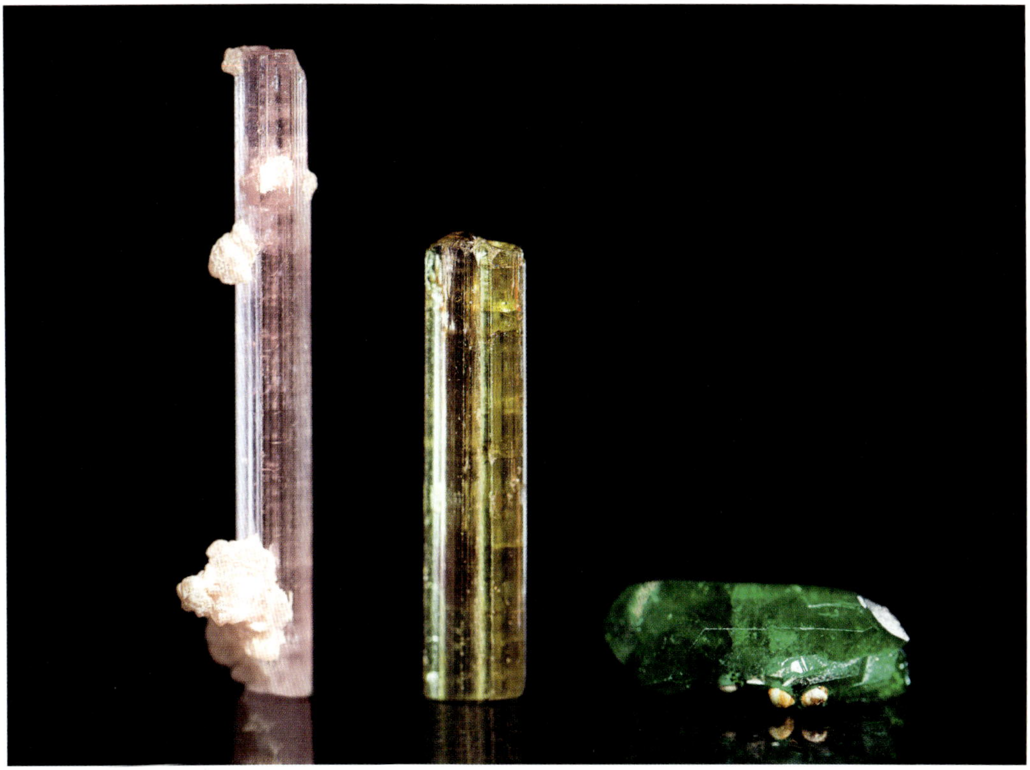

Oben *Rot, gelb, grün … farbenreich und reich an Heilwirkungen: Turmalin.*

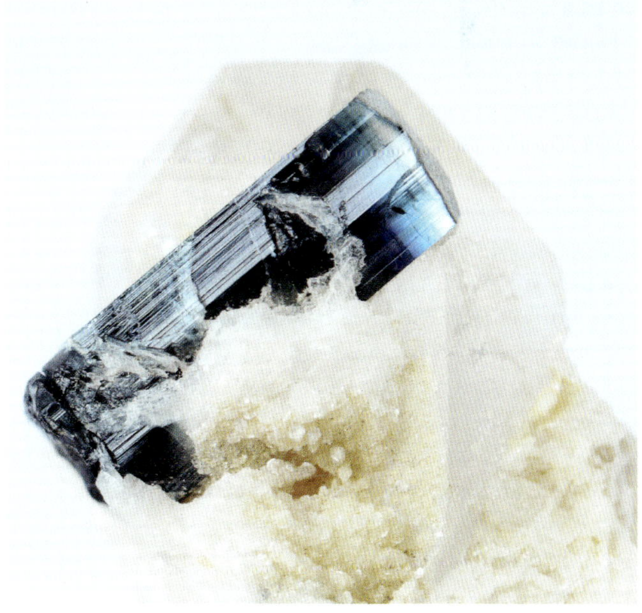

Rechts *Mit typischen Längsrillen: farbprächtiger Turmalin (Indigolith) aus Pakistan.*

Geschwüren, Grippe, Gallen- und Nierenbeschwerden, Schmerzen aller Art (z. B. Kopfschmerzen/Migräne) sowie Schwindsucht hilfreich sein. Selbst Herzinfarkten, Schlaganfällen und Krebs sollen sie vorbeugen. Auch bei Gelenkbeschwerden, wie Arthritis (Entzündung) und Arthrose (Verschleiß), sollte man häufiger **grünen Turmalin** oder **Turmalinquarz** auflegen.
Gelbe bis **braune Turmaline (Dravit, Kanarienturmalin)** sollen gegen Magen-Darm-Erkrankungen helfen. **Dravit** und **Wassermelonenturmalin** werden allgemein bei Verspannungen und der Wassermelonenturmalin darüber hinaus gegen Hexenschuss, Nervenleiden allgemein sowie auch bei Herzbeschwerden empfohlen.
Gegen Entzündungen im Hals-/Kehlkopfbereich, bei Asthma und zur Stärkung von Herz und Kreislauf sowie der Nierentätigkeit wird **blauer Turmalin (Indigolith)** eingesetzt. Überhaupt reguliert dieser den Stoffwechsel und den Wasserhaushalt des Körpers.
Schwarzer Turmalin (Schörl) kann vor schädlichen Strahlen schützen, »entgiftend« wirken und z. B. eine Schwermetallbelastung im Körper abbauen. Schmerzen aller Art soll er lindern und Muskeln, Herz, Magen, Darm und Nieren stärken. Auch hilft er bei Frauenbeschwerden (Myome oder Eierstockerkrankungen, wie z. B. Zysten) sowie Durchfall (mit dem Stein über den Bauchbereich streichen bzw. auf das Wurzelchakra auflegen).
Auf das Herzchakra aufgelegt, kann der **rosarote Turmalin (Rubellit)** Herz und Blutgefäße stärken und so auch Erschöpfungszustände lindern. Zudem soll er bei Nervenerkrankungen und gegen Unfruchtbarkeit helfen.

Mentale Kraft & ganzheitliches Wohlbefinden:
Turmalin allgemein schenkt Energie, Willenskraft und Lebensfreude. **Gelbe** bis **braune Turmaline** helfen gegen Angstzustände und unterstützen die Behandlung von Depressionen. Auch **Rubellit** und **Verdelith** können gegen Kummer helfen. **Rubellit** stärkt zudem das Selbstwertgefühl, sodass Neuanfänge hoffnungsfroh in Angriff genommen werden.
Verdelith und **grüner Turmalin** allgemein fördern Ruhe und Gelassenheit und vor allem den Ideenreichtum. Sie sind perfekte Begleiter für Menschen in kreativen Berufen und unterstützen deren Karrieren.
Ein idealer Begleiter ist auch der **blaue Turmalin** (Indigolith), und zwar für Reisende und alle, die im besten Sinne die Welt erobern wollen. Er lässt uns Probleme bewältigen, tief durchatmen, ruhig werden, positiv in die Zukunft schauen und die neu gewonnene Freiheit genießen. Er schenkt Intuition und verleiht Menschen mit den entsprechenden Voraussetzungen sogar die Gabe des Hellsehens. Deshalb wird er auch als magischer Stein bezeichnet.
Schörl lindert Neurosen, stärkt Denkvermögen und Toleranz und gilt als einer der besten Schutzsteine. So soll er vor negativen Energien und den Folgen schädlicher Strahlung, z. B. von Computern, bewahren.

Energiezentren: Halschakra (blauer Turmalin); Herzchakra (rosaroter oder grüner Turmalin); Wurzelchakra (schwarzer Turmalin). Turmalinquarz ist für Scheitel- und Wurzelchakra geeignet.
Tierkreiszeichen: Jungfrau, Skorpion und Widder (rosaroter Turmalin); Löwe und Zwillinge (gelber Turmalin); Schütze (blauer Turmalin); Steinbock (schwarzer Turmalin); Stier und Waage (grüner Turmalin).
Geburtsmonat: Oktober.

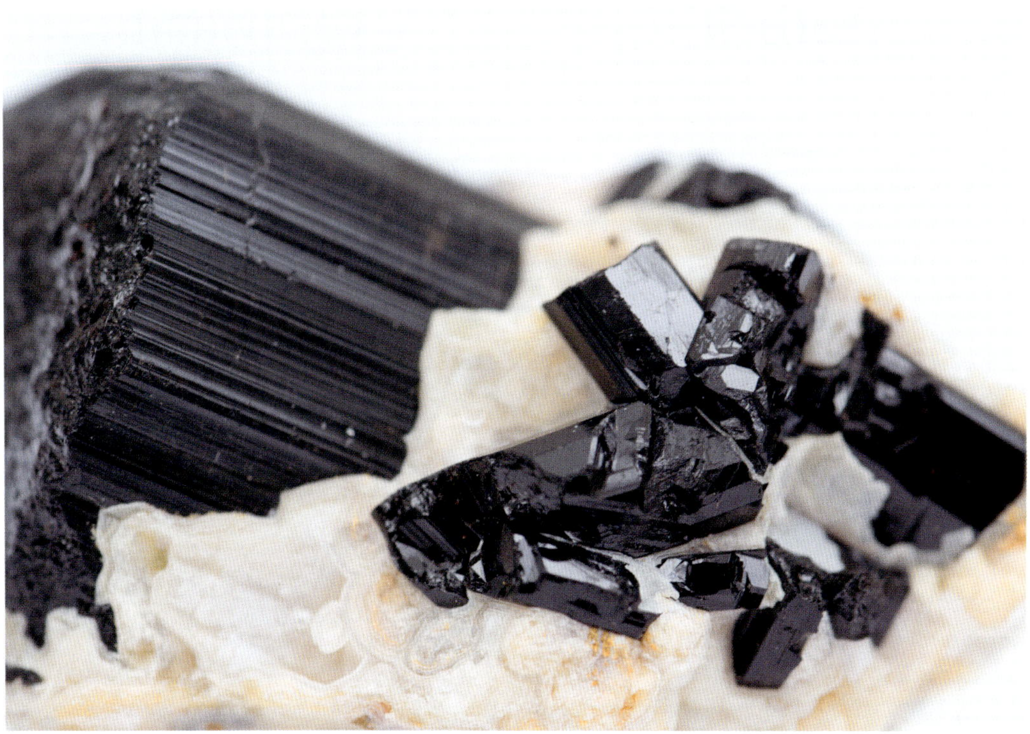

Oben *Einer der besten Schutzsteine überhaupt: Schörl (schwarzer Turmalin).*

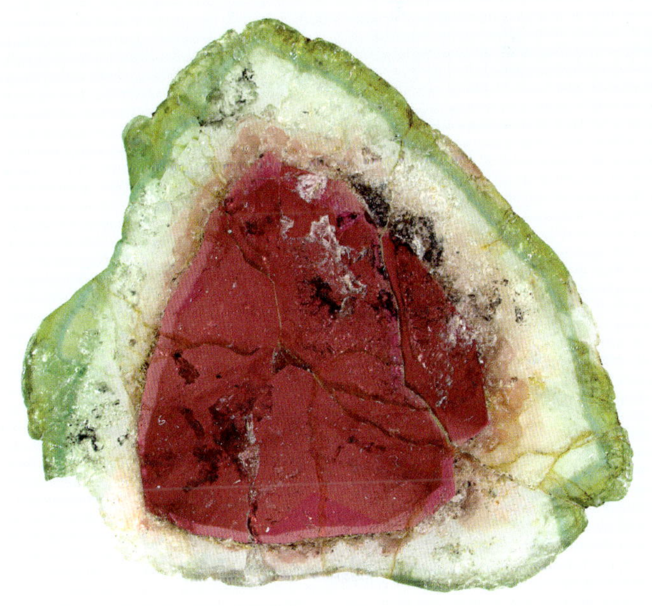

Rechts *Ähnelt optisch einer aufgeschnittenen Melone: Wassermelonenturmalin.*

Variscit

Besänftigt den Magen und hebt die Stimmung

Merkmale: Härte: 4–5 Dichte: 2,40–2,60; Formel: $Al[PO_4]\cdot 2H_2O$. Variscit (Variszit) gehört zur Mineralklasse der Phosphate, Arsenate und Vanadate. Er ist farblos, hell-, smaragd- oder blaugrün, selten auch rötlich, und durchsichtig bis opak.
Vor allem der seltene kugelig kristallisierte Variscit gilt als begehrtes Sammlermineral. Auch ist Variscit als exotischer Schmuckstein beliebt. Gelegentlich wird er mit Türkis oder, wenn er mit schwarzen Adern durchzogen ist, mit Matrixtürkis verwechselt.

Körperliches Wohlbefinden: Variscit ist einer der Steine für Magenkranke, denn er soll allgemein gegen Übersäuerung, bei Magenreizungen und außerdem unterstützend bei Magengeschwüren helfen.
Auch Asthmatikern, deren Beschwerden durch Refluxkrankheit (hochsteigende Magensäure) ausgelöst werden, kann er eine Hilfe sein. Ferner soll er Rheuma und Gicht lindern (häufiger in die Hand nehmen oder als Anhänger tragen). Variscit darf nicht als Wasserstein verwendet werden.

Mentale Kraft & ganzheitliches Wohlbefinden: Variscit hilft bei nervöser Unruhe und bei tiefer Trauer. Genauso aber kann man ihn bei Alltagsproblemen anwenden, weshalb er als »Stimmungsmacher« unter den Heilsteinen gilt. Er wirkt belebend und aufmunternd und hilft somit auch bei chronischer Erschöpfung.

Energiezentrum: Herzchakra.
Tierkreiszeichen: Skorpion.

Vesuvianit

Regeneriert und schenkt Energie

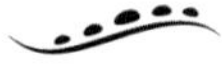

Merkmale: Härte: 6,5; Dichte: 3,27–3,45; Formel: $(Ca,Na)_{19}(Al,Mg,Fe)_{13}[SiO_4]_{10}[Si_2O_7]_4(OH,F,O)_{10}$. Der auch als Vesuvian, Jewreinowit oder Idokras bekannte Vesuvianit gehört zur Klasse der Silikate und Germanate. Er ist gelblich grün, grün bis braun, rötlich violett oder rot- bis schwarzbraun und dabei durchsichtig bis durchscheinend. Seinen Namen erhielt er aufgrund seiner (in früheren Zeiten einzigen) Fundstätte am Vesuv (Italien).

Varietäten:
- **Cyprin:** blau.
- **Californit:** grün.

Körperliches Wohlbefinden: Vesuvianit fördert die »Entgiftung« des Körpers – z. B. von Umweltgiften – sowie den Elan und damit auch die Regeneration und Rekonvaleszenz nach Krankheiten. Dazu legt man ihn am besten täglich für ca. 20 Minuten auf das Herzchakra auf.

Mentale Kraft & ganzheitliches Wohlbefinden: Vesuvianit galt schon bei den alten Römern und Griechen als starker Heil- und Schutzstein. Er befreit von Ängsten, falschen Hemmungen und überkommenen Verhaltensmustern und weckt die Lust auf neue Erkenntnisse und Erfahrungen. So steigert er Lebensfreude und Energie (Tatkraft) und gibt mehr Selbstsicherheit. Mit diesem Stein gelingt es seinem Träger, offener auf andere Menschen zuzugehen und auch die eigene Kreativität wiederzuentdecken.

Energiezentrum: Herzchakra.
Tierkreiszeichen: Skorpion und Steinbock.

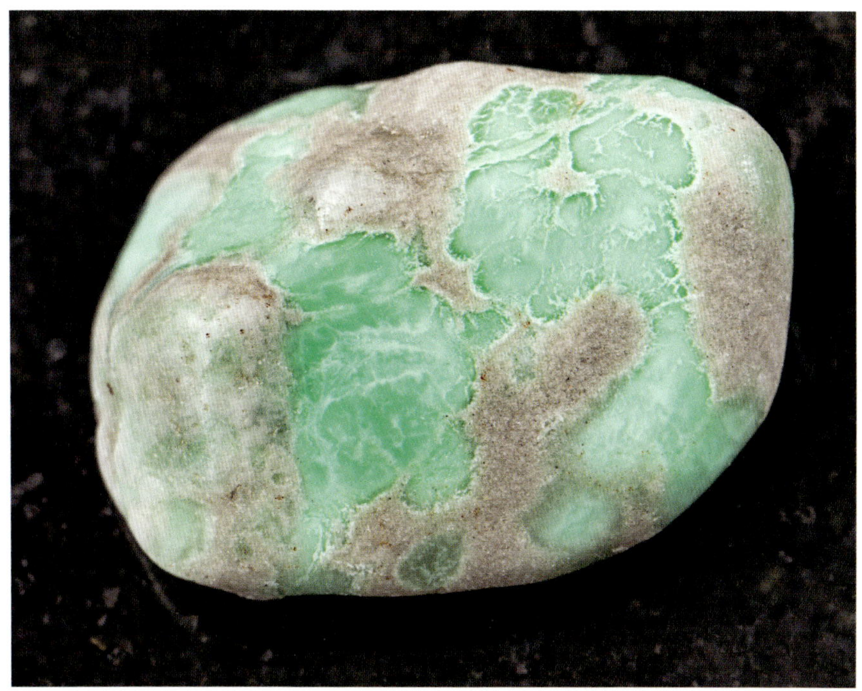

Rechts *Bei Bedarf über dem Magenbereich auflegen: Variscit (hier aus Utah/USA)*

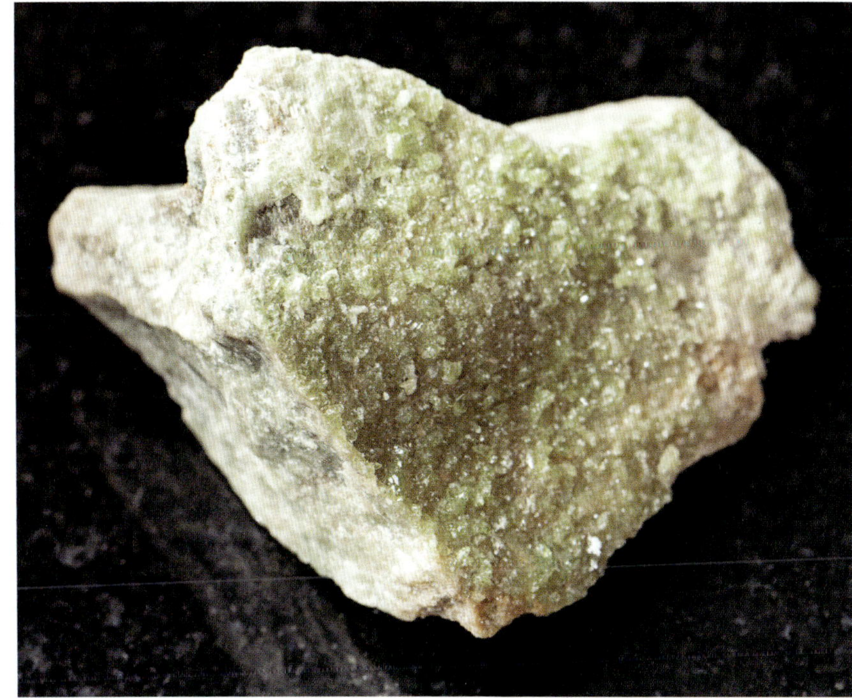

Links *Unterstützt die Rekonvaleszenz: Vesuvianit (hier aus Sibirien).*

Vivianit

STÄRKT DIE ZÄHNE UND
SORGT FÜR DEN RICHTIGEN »BISS«

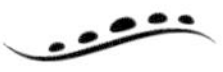

Merkmale: Härte: 1,5–2,0; Dichte: 2,64–2,70; Formel: $Fe_3(PO_4)_2 \cdot 8H_2O$. Dieses auch als Blaueisenerz, Blaueisenerde oder Eisenblau bekannte wasserhaltige Eisenphosphat ist frisch gefördert farblos bis weiß. An der Luft wird Vivianit blau oder grünlich blau bis schwarzblau. Er ist durchsichtig bis durchscheinend.
Vivianit ist so »weich«, dass er mit einem Messer zerschnitten werden kann, und sehr empfindlich gegen Säuren und Seifen. Daher ist er kaum als Schmuckstein geeignet. Schon in der Antike wurde aus Vivianit jedoch die Farbe Eisenblau hergestellt. Die schönen Vivianitkristalle sind bei Sammlern beliebt und werden auch zu Heilzwecken eingesetzt. Man sollte sie vorsichtig unter lauwarmem Wasser reinigen/entladen und über Nacht zwischen Bergkristallspitzen aufladen. Verwechseln kann man Vivianit u.a. mit Blauspat (Lazulith → S. 220).

Körperliches Wohlbefinden: Vivianit soll Knochen sowie Zähne und Zahnfleisch stärken und dabei vor Karies, Zahnstein und Rückgang des Zahnfleisches mit freiliegenden Zahnhälsen bewahren. Übrigens: Sein ebenfalls geläufiges Synonym »Zahntürkis« geht nicht auf seine positive Wirkung auf Zähne zurück, sondern darauf, dass er zuweilen auch bei Versteinerungen, also der Entstehung von Fossilien, eine Rolle gespielt hat. Er wurde nämlich in fossilen Zähnen und Knochen gefunden.
Vivianit als Heilstein soll zudem die Lebertätigkeit und damit die »Entgiftung« des Körpers anregen. Dabei kann er auch positiven Einfluss auf das Blut nehmen (das »Blutbild« verbessern). Aber bitte nur bei Eisenmangel anwenden, da er als eisen- und manganhaltiger Stein die Eisenaufnahme deutlich verbessern kann!
Vivianit unterstützt auch die Entsäuerung des Körpers. So kann der Stein Energie verleihen. Ideal bei anhaltender Müdigkeit und körperlicher Schwäche. Man legt ihn (einmal oder mehrfach) täglich für ca. 20 Minuten im Hals- oder im Bauchbereich auf bzw. trägt ihn in der Hosentasche bei sich. Auch kann man aus Vivianit ein Heilsteinwasser per Reagenzglasmethode herstellen (→ S. 57). Das homöopathische Mittel Vivianit oder Ferrum phosphoricum wird u.a. bei fiebrigen Erkältungen, Husten und Ohrenentzündungen eingesetzt.

Mentale Kraft & ganzheitliches Wohlbefinden: Da Vivianit belebend wirkt, regt er zur neuen konstruktiven Auseinandersetzung mit Menschen und Problemen an und verleiht dafür den richtigen »Biss«. Unternehmungs- und Lebenslust werden gesteigert. Trägheit und Langeweile weichen der Freude an Abwechslung, Abenteuer und entsprechenden Aktivitäten. Ideal für Menschen, die sich bisher aufgrund von Mut- und Kraftlosigkeit oder Bequemlichkeit in ihr Schneckenhaus zurückgezogen haben. Ferner stärkt Vivianit Gedächtnis und Konzentration und erleichtert so das Abarbeiten von schwierigen Aufgaben bzw. bewahrt auch vor altersabhängigen Gedächtnisstörungen.

Energiezentren: Hals- oder Solarplexuschakra.

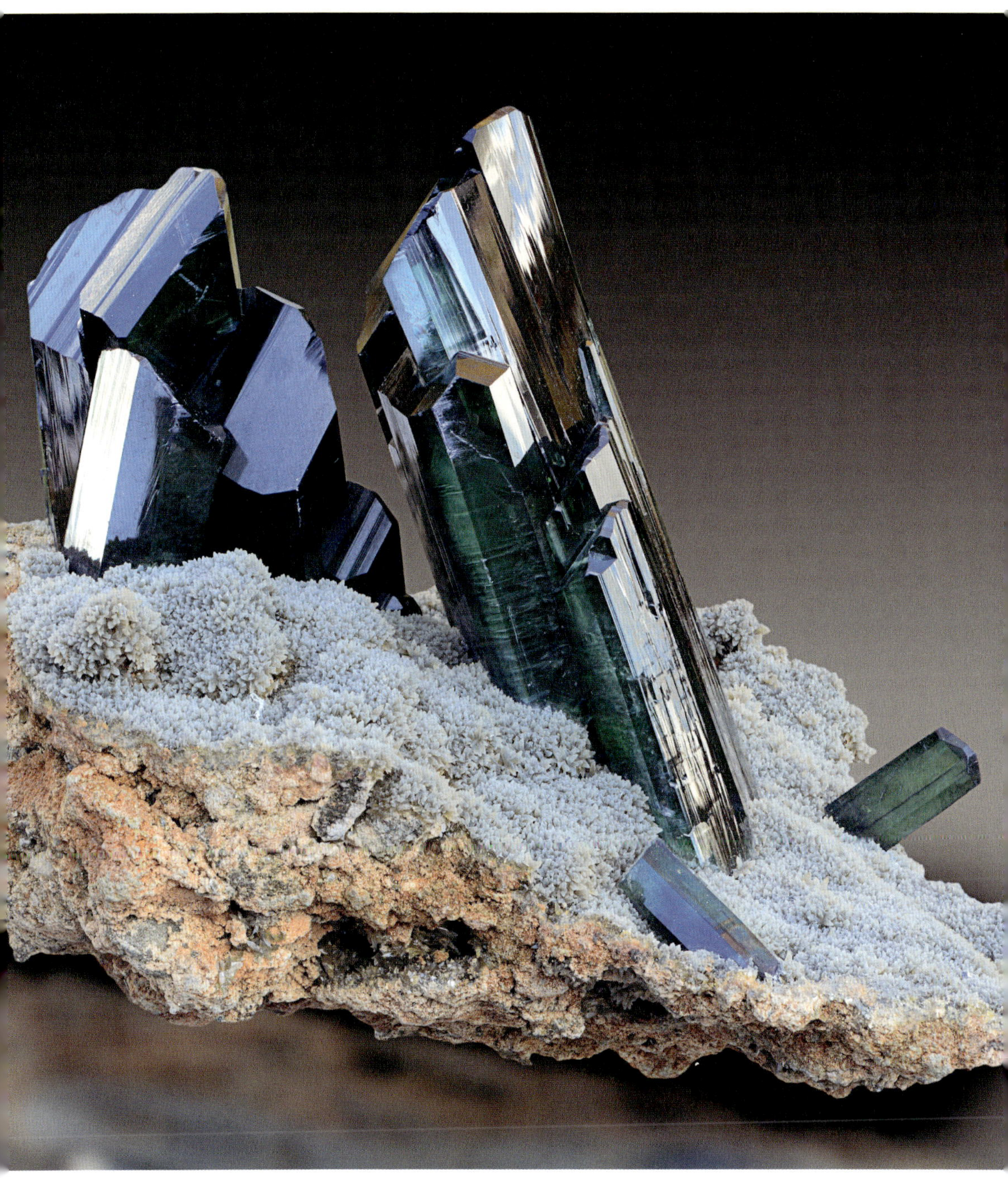

Oben *Für Schmuck zu weich: strahlend schöne Vivianitkristalle (hier aus Bolivien).*

Zirkon – Hyazinth

NUR IN AUSNAHMESITUATIONEN!

Merkmale: Härte: 6,5–7,5; Dichte: 3,93–4,73; Formel: $Zr[SiO_4]$. Dieses Zirconiumsilikat gehört zur Mineralklasse der Silikate und Germanate. Es ist meist bräunlich und durchscheinend, seltener farblos bis weiß, gelb, orange, rötlich oder grün. Weil farblose und vor allem blaue durchsichtige Zirkone aber begehrt und teuer sind, wird brauner Zirkon häufig durch Brennen bei hohen Temperaturen in blauen Zirkon (Starlit; früher auch Siam-Aquamarin genannt) oder farblosen Zirkon verwandelt. Letzterer dient zuweilen als Diamantimitat. Zirkone sind spröde und schwer zu schleifen. Facettiert geschliffene Kristalle sollten vor Druck und Stoß geschützt werden. Zirkon hat übrigens nichts mit synthetisch hergestellten Zirkonia zu tun, die als preiswerter Diamantersatz dienen.

Varietäten:
- **Hyazinth:** orangefarbener bis rotbrauner Zirkon; früher Synonym für alle Zirkone.
- **Jargon:** hellgelber bis fast farbloser Zirkon.

Körperliches Wohlbefinden: Zirkon ist oft radioaktiv, meist aber nur äußerst schwach. Zuweilen kann er jedoch auch größere Anteile an Uran bzw. Thorium enthalten. In der Regel wird die Strahlung der relativ kleinen Steine dann immer noch als geringfügig und harmlos eingestuft, aber man sollte sie trotzdem nur in Ausnahmefällen und ggf. nur kurzzeitig als Heilsteine und niemals als Wassersteine verwenden. Bevorzugen Sie dabei für Heilanwendungen die (ungefärbten) bräunlichen Kristalle.
Zirkon kann die Leberfunktion und damit die »Entgiftung« des Körpers steigern (täglich ca. 10 Minuten im Leberbereich auflegen). Auch bei Menstruations- und Verdauungsbeschwerden sowie daraus resultierenden Bauchkrämpfen kann er helfen. Und er soll Allergien, Lungenerkrankungen und Asthma lindern. Dazu trägt man ihn als Anhänger oder als Ringstein (nur bis zu 1 Stunde am Tag!).
Gegen Herzbeschwerden wird der **Hyazinth** empfohlen. Nach der hl. Hildegard kann der Hyazinth auch gegen Augenentzündungen und sogar Sehschwäche helfen. Dazu soll er in der Sonne erwärmt, mit Speichel befeuchtet und dann sofort auf die Augenlider gelegt werden. Die Behandlung soll bis zur Gesundung immer wieder durchgeführt werden. Ob es sich wirklich um einen Hyazinth handelte, ist allerdings unklar, denn früher wurden z. B. auch farbschwache bläuliche Saphire sowie der Zirkon allgemein als Hyazinth bezeichnet!

Mentale Kraft & ganzheitliches Wohlbefinden: Zirkon stärkt den Realitätssinn und zeigt uns, von welchen überholten Vorstellungen aus der Vergangenheit wir uns verabschieden sollten und was für uns wirklich wichtig ist, um glücklich zu werden. Besonders die bisher materialistisch denkenden Menschen schickt er auf die Suche nach dem wahren Sinn des Lebens und hilft ihnen dabei, Ideen für den Neubeginn zu entwickeln. Unterstützend sorgt er zudem für den nötigen Elan und befreit z. B. auch von Frühjahrsmüdigkeit.

Energiezentren: alle Chakren; je nach Farbe des Zirkons.
Tierkreiszeichen: Löwe (weißer Zirkon); Stier (orangefarbener Zirkon); Wassermann (farbloser Zirkon).
Geburtsmonat: Dezember.

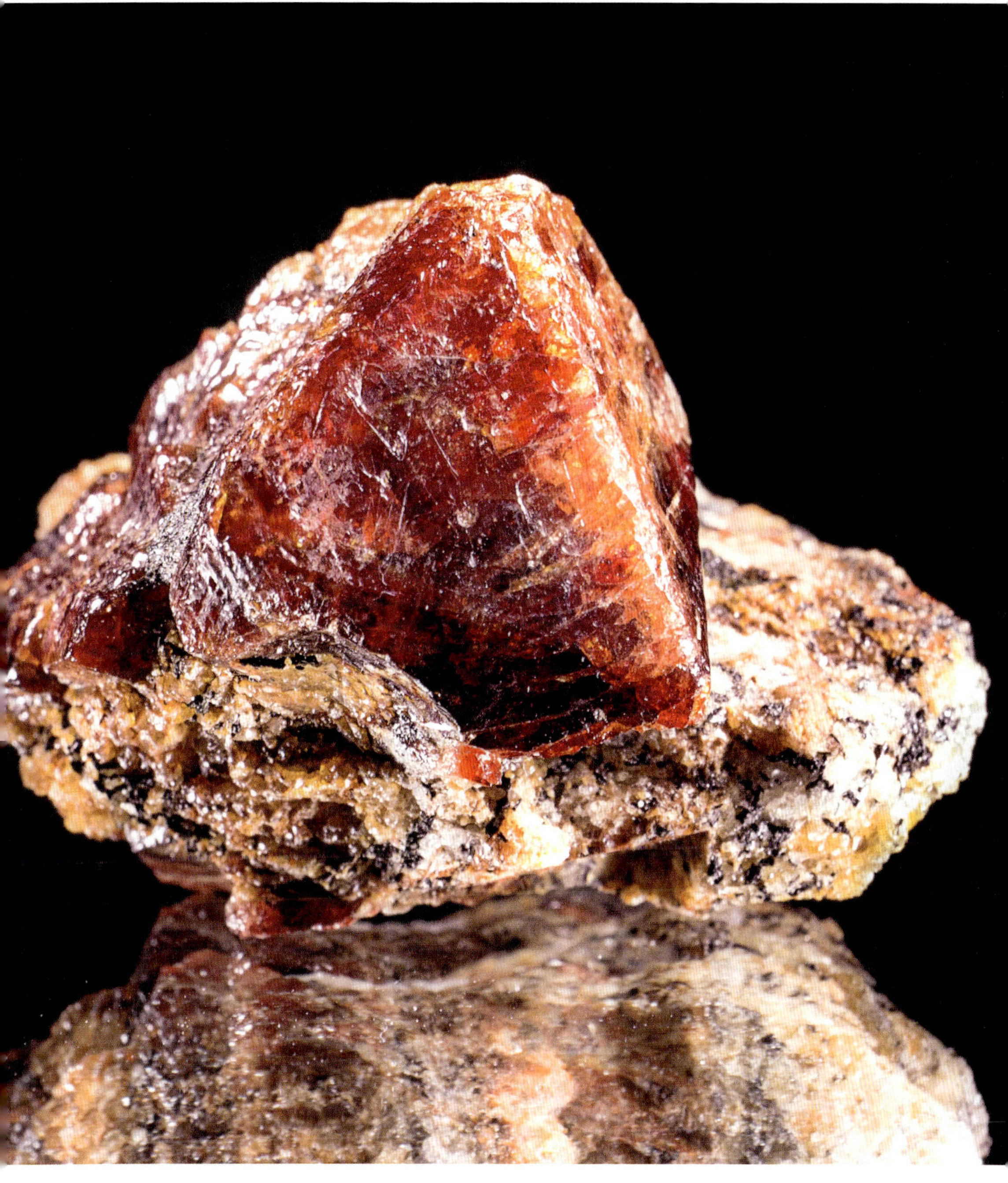

Oben *Ein guter Heilstein, aber nur in Ausnahmefällen anzuwenden: rotbrauner Zirkon (hier aus Pakistan).*

Zoisit – Tansanit und Thulit

Stärken die Fruchtbarkeit

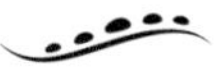

Merkmale: Härte: 6,5–7,0; Dichte: 3,20–3,40; Formel: $Ca_2Al_3[O/OH/SiO_4/Si_2O_7]$. Zoisit ist auch als Saualpit bekannt (nach dem Fundort Saualpe in Kärnten) und gehört zur Mineralklasse der Silikate und Germanate. Zoisit ist farblos, grauweiß bis graubraun, gelb- bis grünlich, rosa, rötlich, blau bis blauviolett und durchsichtig bis opak, wobei er relativ oft längsgestreifte, durchsichtige bis durchscheinende Kristalle (von in der Regel bis zu 10 Zentimeter Länge) bildet.

Varietäten:

- **Anyolith:** grünes Gestein mit roten Rubin- (→ S. 142) und schwarzen Hornblendeeinschlüssen (→ S. 219).
- **Rubinzoisit:** grün mit roten Rubineinschlüssen.
- **Tansanit:** Blauer bis (vor allem bei Kunstlicht) violetter Zoisit. Das Blau wird jedoch oft durch starkes Erhitzen künstlich intensiviert bzw. es wird z. B. grauer Zoisit durch Brennen bei Hochtemperaturen in blauen Tansanit verwandelt; die besten natürlichen Kristalle kommen aus Tansania.
- **Thulit:** rosarot durch Mangan-Beimengungen; meist opak.

Der Mineralienhandel bietet Roh- oder Trommelsteine bzw. einfache Anhänger (vor allem aus Thulit und Rubin-Zoisit) an. Der seltene, kostbare Tansanitkristall wird meist zu edlen Schmucksteinen verschliffen. Es gibt aber auch preiswerte opake Tansanite.

Körperliches Wohlbefinden: Zoisit wirkt allgemein kräftigend, soll gegen Arthritis und Arthrose helfen sowie den Cholesterinspiegel senken. Er ist der Fruchtbarkeitsstein für Frau und Mann.
Tansanit stärkt die Nerven und hilft gegen Kopfschmerzen.
Thulit wird bei Erschöpfungszuständen bzw. Schwächeanfällen empfohlen (am besten vorbeugend in der Hosentasche bei sich tragen).

Mentale Kraft & ganzheitliches Wohlbefinden:
Zoisit (inklusive **Rubinzoisit** und **Anyolith)** fördert die Intuition und gilt zudem als starker Schutzstein für Schwangere. Er hilft Menschen, die niedergeschlagen und/oder aggressiv sind, und bewahrt sie vor leichtfertigen Kurzschlusshandlungen, indem er ihren Realitätssinn schärft und das Interesse für einen Neustart im Leben weckt.
Tansanit ordnet Gedanken und Worte. Mit seiner Hilfe können sich auch schüchterne, ängstliche Menschen klar und überzeugend ausdrücken.
Thulit schenkt Kraft und ermutigt dazu, seine Träume zu realisieren, indem man (über-)ängstliche Bedenken hinter sich lässt. Mental gestärkt kann man sich dann selbst solchen Situationen – erfolgreich – stellen, die vorher wenig Erfolg versprechend aussahen. Und so kann man das Leben endlich in vollen Zügen genießen. Thulit wird auch unterstützend bei der Behandlung von Depressionen eingesetzt.

Energiezentren: Herz- und Sakralchakra (Anyolith, Rubinzoisit, Thulit); Stirn- und Halschakra (Tansanit).
Tierkreiszeichen: Schütze, Steinbock, Wassermann (Tansanit); Skorpion und Zwillinge (grüner Zoisit).
Geburtsmonat: Dezember (Tansanit).

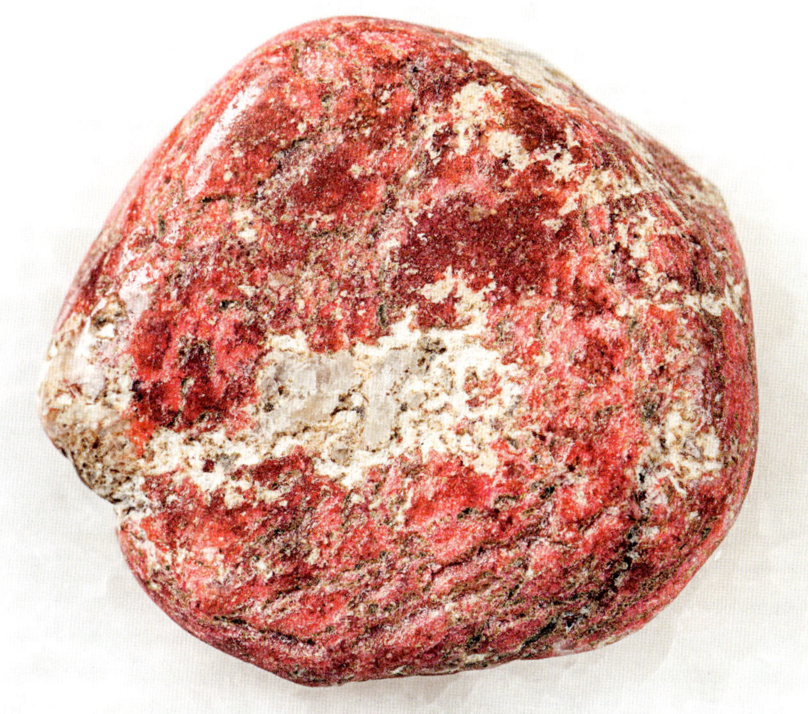

Oben *Gibt Kraft und hilft bei der Erfüllung von Lebensträumen: Thulit (hier aus Norwegen).*

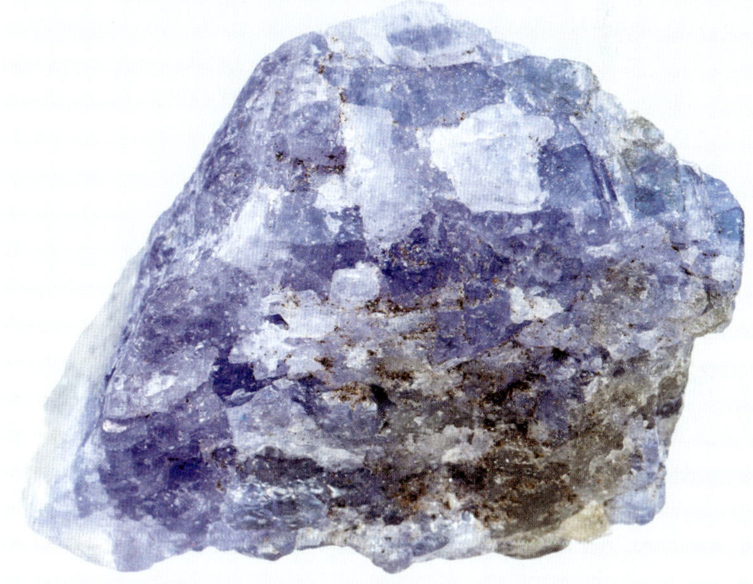

Rechts *Tolles Blau – aber leider wird seiner Farbe oft künstlich nachgeholfen: Tansanit.*

52 weitere Heilsteine im Überblick

Die folgende Übersicht enthält Steine, die weniger bekannt sind, von Edelstein-Therapeuten nicht oft eingesetzt werden oder recht selten bzw. nur schwer zu bekommen sind.

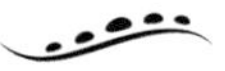

Alunit (Alaunstein)

Farbe: weiß, grau, gelblich grau, rötlich grau, gelblich weiß; durchscheinend bis opak.
Wirkung: Alunit befeuchtet man mit dem eigenen Speichel und berührt mit ihm dann entzündete Stellen (z.B. bei Hautausschlägen), denn er soll blutstillend und entzündungshemmend wirken. Gegen innerliche Entzündungen auf das Sonnengeflecht oder das Wurzelchakra auflegen. Nicht als Wasserstein verwenden!

Ammolith (Korit)

Farbe: Erdtöne; opak.
Besonderheit: Ammoniten sind Weichtiere, die bis zum Ende der Kreidezeit die Meere bevölkerten. Ihre Versteinerungen lassen ein spiralförmig eingerolltes Gehäuse erkennen. Wobei die versteinerte Schale wunderschön schimmert (opalisiert). Man bezeichnet sie als Ammolith.
Wirkung: Ammolith besteht stofflich zum Großteil aus Aragonit (→ S.76) und soll heilsam/normalisierend auf Herz (Herzrhythmus, Puls), Stoffwechsel und Blut wirken.

Amulettstein (Donnerei/Thunderegg/Sternachat)

Farbe: beige, grau oder braun mit andersfarbigen Linien, z.T. gekreuzt; opak.
Besonderheit: Vulkangestein: außen unscheinbar, innen strahlenförmig mit Quarz gefüllt. Teile der Quarzfüllung werden erst nach dem Polieren des Steins als Linien an der Oberfläche sichtbar.
Wirkung: Die Heilwirkung (Anregung des Stoffwechsels/Stärkung der Abwehrkraft) entspricht denen der Quarze, die sich im Inneren befinden.

Astrophyllit

Farbe: (gold-)gelb, braun; durchscheinend.
Wirkung: Der Astrophyllit soll stoffwechselanregend und verdauungsfördernd wirken. Man legt ihn auf das Wurzelchakra auf oder trägt ihn in der Hosentasche bei sich.

Augit

Farbe: schwarz, bräunlich, grünlich; opak.
Wirkung: Der Augit kann insbesondere bei Rückenschmerzen und Verdauungsbeschwerden helfen, die durch seelische Belastung entstanden sind. Denn er verleiht Sicherheit und Stärke. So kann seelischer Druck abgebaut bzw. negativer Einfluss von außen abgewehrt werden.

Blauquarz

Farbe: blau; durchscheinend.
Wirkung: Der Blauquarz soll die Abwehrkräfte stärken und hilfreich sein bei: fiebrigen Erkältungen, Atemwegserkrankungen (stärkt Lunge und Bronchien), Kopfschmerzen (aufgrund von Ver-

spannungen usw.), Migräne und Depressionen. Man legt ihn auf das Halschakra auf oder trägt ihn dort als Kette bzw. Anhänger.

Boji-Steine (Pop-Rocks)

Farbe: metallisch graubraun; opak.
Besonderheit: Boji Stones sind ein eingetragenes Warenzeichen.
Wirkung: Man sollte immer 2 der sogenannten Boji-Steine oder Pop-Rocks (einen »männlichen« – mit stacheliger Oberfläche – und einen »weiblichen«) auf sich wirken lassen bzw. sie oft in der Hand halten. Frauen tragen das »Weibchen« links und das »Männchen« rechts. Bei Männern ist es umgekehrt. Boji-Steine sollen viel positive Energie spenden und Krankheiten vorbeugen. Außerdem sollen sie zugleich »bodenständig« und selbstbewusst machen. Nicht als Wassersteine verwenden!

Bornit (Buntkupferkies)

Farbe: braun bis schwarz und bunt anlaufend; opak.
Wirkung: Bornit legt man auf das Sonnengeflecht oder Sakralchakra. Er soll den Körper »entgiften« und gegen Übersäuerung helfen. Auch soll er den Knochenaufbau stärken. Nicht als Wasserstein verwenden!

Chloromelanit

Farbe: grün mit schwarzen Flecken; opak.
Besonderheit: Jadeitvarietät; genauer: das Gemisch aus Jadeit, Diopsid und Ägirin.
Wirkung: Wie Jadeit (→ S. 132) allgemein kann auch diese Jadeitvarietät bei Blasen- und Nierenbeschwerden helfen. Direkt auf den entsprechenden Körperbereich auflegen. Zudem soll sie die Nerven stärken und Toleranz sowie gesundes Vertrauen fördern.

Chrysanthemenstein

Farbe: dunkelgrau bis schwarz mit heller Zeichnung; opak.
Besonderheit: Dieser dunkle Kalkstein zeigt kleine, helle, oft radialstrahlig angeordnete Coelestinkristalle, die die Optik einer Chrysanthemenblüte ergeben. (Nicht zu verwechseln mit Blütenporphyr, einem Vulkanit mit Feldspat-Einlagerungen, die an Blüten erinnern!)
Wirkung: Der Stein wirkt entspannend auf den Betrachter und ist gut für die Knochen. Die Wirkungen von Coelestin (→ S. 104) können auch ihm zugeschrieben werden.

Chyta (Chita Jade)

Farbe: gelblich bis grün mit dunklen Einlagerungen (Chromit); opak.
Wirkung: Chyta (Antigoritvarietät/Serpentin) soll bei Beschwerden von Magen und Darm, Milz, Leber/Galle und Nieren helfen sowie den Stoffwechsel insgesamt anregen (auf das Sonnengeflecht auflegen). Auch hilft er dabei, sich dem negativen Einfluss anderer Menschen zu entziehen.

Covellin

Farbe: dunkelblau; opak.
Wirkung: Covellin soll das Zellwachstum und die Verdauung anregen und damit den Körper »entgiften« sowie Haut und Bindegewebe günstig beeinflussen. Er lässt die eigenen Grenzen erkennen und stärkt die Toleranz gegenüber anderen. Auf das Herz- oder Wurzelchakra auflegen. Nicht als Wasserstein verwenden!

Creedit

Farbe: farblos, weiß bis rosa; durchsichtig oder durchscheinend.

Wirkung: Der Creedit ist ein seltener Stein. Er soll allgemein das Zellwachstum und speziell die Leber stärken. Zu Heilzwecken wird er auf das Sonnengeflecht aufgelegt.

Cuprit (Rotkupfererz)

Farbe: rot bis schwarz; durchsichtig bis durchscheinend.
Wirkung: Cuprit soll blutreinigend und blutbildend wirken, die Abwehrkräfte stärken sowie Regelschmerzen dämpfen. Man legt Cuprit auf das Herz- oder das Wurzelchakra auf. Nicht als Wasserstein verwenden!

Danburit

Farbe: farblos, weiß, rosa, gelbbraun; durchsichtig bis durchscheinend.
Wirkung: Danburit soll Leber und Galle stärken und auf diese Weise den Körper »entgiften«. Außerdem kann er Mut zur Veränderung verleihen. Er wird auf das Sonnengeflecht aufgelegt.

Diaspor

Farbe: farblos, weiß, hellbeige; durchsichtig oder durchscheinend.
Wirkung: Diaspor kann vor allem bei Sodbrennen und Magenleiden sowie Übersäuerung allgemein helfen.

Dioptas (Kupfersmaragd)

Farbe: smaragdgrün; durchsichtig bis durchscheinend.
Wirkung: Dioptas soll zur Kräftigung des Herzens beitragen und Kreativität, Intuition und Ausgeglichenheit fördern. Nicht als Wasserstein verwenden! Aufs Herzchakra auflegen.

Eldarit

Farbe: 2 Varietäten: dunkel mit grünen Flecken/Kreisen oder grün mit dunklen Flecken/Kreisen; opak.
Wirkung: Der gefleckte Eldarit soll Lebenskraft, Mut und Abwehrkräfte stärken, Akne bekämpfen, die Schutzfunktion der Haut verbessern und die Produktion der Schweißdrüsen normalisieren. Auch gilt er als guter Schutzstein (vor Verwünschungen usw.).

Erdbeerquarz

Farbe: blassrosa; durchscheinend bis opak.
Wirkung: Der Erdbeerquarz soll die Abwehrkraft stärken, beginnende Infektionen stoppen und den Kreislauf stabilisieren können. Man legt ihn auf das Herzchakra auf oder trägt ihn an einer Kette über dem Herzbereich.

Euklas

Farbe: farblos, blau oder grün; durchsichtig bis durchscheinend.
Wirkung: Der Euklas wird auf das Herz- oder das Wurzelchakra aufgelegt und soll Krämpfe lösen und Schmerzen lindern können. Auch soll er Blutgefäße erweitern und Schwellungen abklingen lassen.

Girasol (Girasolquarz/Girasolopal)

Farbe: nahezu farblose Verwachsung von Quarz und Opal; nicht opalisierend.
Wirkung: Girasol hilft unzufriedenen Menschen, sich aus ihrem Alltagstrott zu lösen, neue Wege zu beschreiten und endlich zum erträumten Erfolg zu kommen. Sei es durch einen Arbeitsplatzwechsel oder durch eine neue Partner-

schaft usw. Körperlich wirkt der Girasol insbesondere auf die unteren Verdauungsorgane. Er soll Leber, Galle, Magen und Darm sowie die Bauchspeicheldrüse stärken und den Stoffwechsel positiv beeinflussen.

Hornblende

Farbe: grünschwarz bis schwarz; durchscheinend bis opak.
Besonderheit: Hornblende ist oft in anderen Mineralien eingelagert, z. B. in Anyolith (eine Zoisitvarietät, → S. 214).
Wirkung: Die Hornblende ist dem Stirn- und dem Halschakra zugeordnet und soll die Vitamin- und Mineralstoffaufnahme bzw. -verarbeitung im Körper verbessern sowie entzündungshemmend wirken (insbesondere bei Mittelohrentzündung). Außerdem soll Hornblende bei psychosomatischen Erkrankungen helfen.

Howlit (Howlith)

Farbe: weiß und grau marmoriert; durchscheinend bis opak. (Vorsicht: Sehr oft wird Magnesit als Howlit angeboten!)
Wirkung: Howlit soll den Stoffwechsel anregen sowie gegen Sodbrennen, Übersäuerung allgemein und Darmbeschwerden helfen. Und er soll das gesunde Abnehmen unterstützen. Aufgrund seines Calciumgehaltes soll Howlit außerdem auf Zähne, Haut, Knochen und Gelenke positiven Einfluss nehmen. Auf Menschen, die zu Aggressionen neigen, kann er ausgleichend wirken. Zu Heilzwecken wird er auf das Sonnengeflecht oder das Sakralchakra aufgelegt.

Hypersthen

Farbe: schwarzgrün oder -braun; durchscheinend bis opak.
Wirkung: Hypersthen gilt als hilfreich bei Verspannungen und damit einhergehenden Schmerzen, Sodbrennen und vielen anderen Magenbeschwerden. Er soll Gelassenheit und Heiterkeit schenken. Man legt ihn auf das Sonnengeflecht auf.

Imperialjade

Farbe: smaragdgrün; opak, an den Kanten durchscheinend.
Wirkung: Die durch Chrom smaragdgrün gefärbte Imperialjade aus Myanmar gilt als die beste Jadeitqualität überhaupt. Und sie wirkt zuweilen noch ein bisschen intensiver als normaler Jadeit (→ S. 132).

Kupferkies (Chalcopyrit)

Farbe: messinggelb mit grünem Schimmer; opak.
Wirkung: Kupferkies ist ein wichtiges Kupfererz. In der Edelstein-Heilkunde findet Kupferkies Anwendung bei Verdauungsproblemen: Er unterstützt die gesunde Darmtätigkeit. Außerdem soll Kupferkies Neugier, systematisches Denken und damit das Verständnis für die Zusammenhänge im Leben fördern. Man sollte das Mineral jedoch nicht ständig bei sich tragen, da es zu innerer Unruhe führen kann. Nicht als Wasserstein verwenden!

Kyanit (Cyanit, Disthen)

Farbe: bläulich weiß bis grünlich; durchsichtig bis durchscheinend.
Wirkung: Der Kyanit verleiht positive Energie. Er kann die geistige Beweglichkeit und die Nerven stärken. Dabei soll er auf die Sinne wirken und das Reden (Eloquenz), Sehen, Hören und Riechen positiv beeinflussen. Auf das Halschakra auflegen oder an einer Kette tragen.

Larimar (Atlantisstein)

Farbe: meist hellblau, manchmal leicht grünlich; opak.
Besonderheit: Er ist einer der wenigen Steine, die nur an einem Ort auf dieser Welt gefunden werden: nämlich in der Dominikanischen Republik.
Wirkung: Larimar kann den Knochenaufbau stärken und allgemein auf Knochen und Gelenke (inklusive Entzündungen) heilsam wirken sowie bei Hexenschuss und Ischiasbeschwerden gute Hilfe leisten. Er soll das Selbstbewusstsein stärken und neues Denken und Handeln ermöglichen. Larimar wird auf das Halschakra aufgelegt oder an einer Kette im Halsbereich getragen.

Lavendelquarz

Farbe: violett wie Lavendel; durchscheinend; aus der Gruppe der Chalcedone.
Wirkung: Ein seltener Stein, der ähnlich wie der Amethyst (→ S. 64) Stress, Verspannungen und Kopfschmerzen lindern kann. Weil er allgemein dabei hilft, seelischen Druck abzubauen und den Hormonhaushalt zu regulieren, wirkt er sich auch positiv auf Nerven, Herz, Wirbelsäule und Gelenke aus. Zudem schenkt Lavendelquarz mehr Mitgefühl und Hilfsbereitschaft sowie Lebensfreude.

Lazulith (Blauspat)

Farbe: blauweiß bis blaugrün; durchsichtig bis opak.
Wirkung: Der Lazulith soll innere Ruhe und Kraft verleihen, denn er kann den Hormonhaushalt regulieren, die Nerven stärken und im positiven Sinne nachdenklich (einsichtig) machen. Er wird auf das Stirnchakra aufgelegt.

Mawsitsit

Farbe: wunderschönes, meist schwarz gebändertes Grün; opak.
Besonderheit: Der stark chromhaltige Mawsitsit, ein Jadealbit, ist ein Verwandter von Jadeit und wird nur in dem gleichnamigen Dorf im nördlichen Myanmar gefunden.
Wirkung: Seine Heilwirkungen sind mit denen von »normalem« Jadeit (→ S. 132) zu vergleichen. Außerdem gehört Chrom zu den wichtigen Mineralien für den Gehirnstoffwechsel. Mawsitsit kann daher auch bei der Alzheimer Krankheit (Vorbeugung/Hemmung) unterstützend angewendet werden.

Meteorit (Meteorstein/Aerolith und Meteoreisen/Siderit)

Farbe: Meteorite (griech. für Himmelserscheinung) sind dunkelbraun, dunkelgrau oder schwarz; opak.
Besonderheit: Meteorite kommen aus dem Weltraum auf die Erde. Die meisten sind winzig klein und verglühen beim Eintritt in die Atmosphäre. Die wenigen riesigen Meteorite hingegen haben beim Aufprall auf die Erde große Krater geschlagen. Doch es gibt auch Meteorite in Schmeichelsteingröße. Man unterscheidet: Steinmeteorite (Meteorstein, Aerolith) – in ihrer Zusammensetzung Gesteinen auf der Erde recht ähnlich. Eisenmeteorite (Meteoreisen, Siderit) – Legierungen von Eisen mit Nickel sowie etwas Kobalt und Kupfer. Und die seltenen Stein-Eisen-Meteorite – wie der Name schon sagt ein Gemisch.
Wirkung: Meteorite sollen vor den Folgen von Erdstrahlen und Wasseradern schützen (unters Kopfkissen legen). Auch die Strahlung von Fernseher und PC können sie »neutralisieren« (neben das Gehäuse platzieren). Bei Eisen-

mangel sollte man einen Eisenmeteorit bei sich tragen. Meteorite sollen bei Verspannungen und Krämpfen helfen sowie Verstand und Verständnis für Mensch, Tier und Natur stärken. Nicht als Wasserstein verwenden!

Moldavit

Farbe: grün oder grünbraun; durchsichtig bis opak.
Besonderheit: Abart des Tektits (→ S. 223)
Wirkung: Moldavit ist ein Meteorit, der abwehrstärkend (u.a. auf die Atemwege) wirken soll und auch bei Anämie angewandt wird. Zudem kann er dabei helfen, Ängste zu bewältigen und sich für außersinnliche Wahrnehmungen zu öffnen. Auf das Stirn- oder das Halschakra auflegen.

Moosachat

Farbe: farblos bis durchscheinend mit grünen Einlagerungen. Der Moosachat ist ein Chalcedon (kein Achat), dessen Einlagerungen an Moos erinnern.
Wirkung: Ihm wird eine beruhigende Wirkung auf Körper und Augen zugeschrieben. Und Moosachat soll die Verbundenheit mit und das Verantwortungsbewusstsein gegenüber der Natur stärken.

Moqui Marbles

Farbe: grau, sand- oder erdfarben (leicht metallisch); opak.
Wirkung: Moqui Marbles wirken ähnlich wie Boji-Steine (s. o.). Hier hat der »männliche« Stein allerdings einen »Äquator« und ist meist größer als der »weibliche«. Außerdem sollen Moqui Marbles die Blutreinigung und das Immunsystem stimulieren sowie die Durchblutung und die Vitalität fördern. Es sind »anstrengende« Steine und daher nicht für jeden geeignet: Denn man soll sie eigentlich nie wirklich zur Seite legen, sondern sooft wie möglich in den Händen halten oder auf das Wurzelchakra auflegen. Nicht als Wassersteine verwenden!

Ozeanjaspis

Farbe: Gibt es in vielen Farben und Musterungen, erinnert oft an Unterwasserwelten oder an Augen/Organe/Zellen; opak.
Besonderheit: Der auch Ozeanachat oder Ozeanchalcedon genannte Stein kommt nur aus einer einzigen Mine auf Madagaskar.
Wirkung: Der Ozeanjaspis soll die Gelassenheit, Regeneration nach Krankheiten und das positive Lebensgefühl fördern. So hilft er auch gegen Schlafstörungen. Außerdem fördert er die Verdauung und damit die »Entgiftung« des Körpers. Besondere Wirkungen werden ihm auf die Zellerneuerung und die Abwehrkräfte nachgesagt. Er soll bei Erkältungen, Hauterkrankungen/-allergien und bei Tumoren helfen.

Paraibait/Paraibaturmalin

Farbe: Besonders begehrt ist der neonblau leuchtende Paraibaturmalin (Paraiba-Turmalin; Elbaitvarietät); durchsichtig bis -scheinend.
Besonderheit: Extrem selten und daher auch teuer! Ursprünglich nur in einem Ort des Bundesstaates Paraiba (Brasilien) gefunden, kommen jetzt auch Paraibaturmaline aus Nigeria und Mosambik auf den Markt.
Wirkung: Der kupferhaltige, blaugrüne, mintgrüne oder hellblaue bis neonblaue Paraibaturmalin gilt als guter Meditationsstein. Er hilft dabei, allen Geschöpfen mit Liebe zu begegnen. Er stimuliert Gehirn, Nerven, Leber und Hormonproduktion. Nur kurzzeitig anwenden.

Petalit

Farbe: farblos, weiß, gelblich weiß, rosa; durchsichtig bis durchscheinend.
Wirkung: Petalit soll dabei helfen, verdrängte Probleme und Konflikte wieder ins Bewusstsein zu holen und sie zu lösen. Zuweilen wird ihm sogar eine heilsame Wirkung bei Augenleiden und Krebserkrankungen zugeschrieben. Auf Scheitelchakra oder Sonnengeflecht auflegen.

Pietersit

Farbe: bräunlich gelb und schwarzblau; opak; Quarz mit Tiger- und Falkenaugetrümmern.
Wirkung: Pietersit kann bei stressbedingten Erkrankungen wie nervösen Herz-Kreislauf-Problemen und Magenleiden helfen. Außerdem sorgt er für einen »klaren Kopf« und innere Gelassenheit. Man legt ihn auf das Stirn-, Solarplexus- oder das Wurzelchakra auf. Nicht als Wasserstein verwenden!

Prasem

Farbe: verschiedene Grüntöne; durchscheinend.
Wirkung: Prasem soll Fieber senken und gegen Schmerzen (z.B. bei Verspannungen) helfen sowie allgemein die Abwehrkraft und die Durchblutung fördern. Und er soll gegen Kurzsichtigkeit und grauen Star sowie Glaukom wirken (nicht ohne ärztlichen Rat einsetzen!). Man legt ihn auf das Herzchakra bzw. bei Augenleiden auf die geschlossenen Augen auf.

Prasiolith (Grünquarz)

Farbe: lauchgrün; durchsichtig bis durchscheinend.
Besonderheit: Der Prasiolith (griech. lauchgrüner Stein) kommt nur äußerst selten natürlich vor. Oft wird er durch Brennen von violetten oder gelben Quarzen »künstlich« hergestellt.
Wirkung: Prasiolith wirkt auf das Herzchakra, sorgt für innere Ruhe und Harmonie und wirkt sich daher positiv auf alle inneren Organe aus. Auch soll er Enzyme und Hormone aktivieren und gegen entzündliche Hauterkrankungen (Akne usw.) sowie Allergien helfen.

Prehnit

Farbe: graugrün, gelbgrün; durchsichtig bis durchscheinend.
Wirkung: Prehnit soll den Fettstoffwechsel bzw. den Fettabbau günstig beeinflussen und vorzeitiger Alterung vorbeugen. Außerdem kann er Niere und Blase stärken, die Wahrnehmungsfähigkeit vertiefen und »realistisch« stimmen. Man legt ihn auf das Sakral- oder das Wurzelchakra auf.

Pyrolusit

Farbe: grau bis grauschwarz; opak.
Wirkung: Pyrolusit ist ein selten angebotener Stein. Er soll Herz und Galle stärken und allgemein die Enzymverwertung im Körper günstig beeinflussen. Nicht als Wasserstein verwenden!

Schwefel

Farbe: gelblich; durchscheinend.
Besonderheit: Schwefel ist ein sehr weiches Mineral. Wenn man seine feste Form erhalten will, darf es nicht mit Wasser oder direkter Sonneneinstrahlung konfrontiert werden.
Wirkung: Man kann Schwefel auf das Sonnengeflecht auflegen. Er wirkt verdauungsfördernd und »entgiftend« und kann insbesondere bei Hauterkrankungen helfen. Das gilt auch für schwefelhaltiges Wasser.

Septarie

Farbe: zitronengelb mit Grau und Braun; opak.
Wirkung: Der Septarie soll vor Übersäuerung schützen und Geschwülste (gutartige Tumore) abheilen lassen. Dazu legt man ihn auf das Wurzelchakra auf bzw. klebt ihn mit einem Pflaster über der erkrankten Stelle auf.

Speckstein

Farbe: weiß, gelblich, rötlich, grünlich, grau; opak.
Wirkung: Speckstein ist sehr weich. Daher wird er vor allem in Pulverform als Hautpflegemittel eingesetzt (als Puder oder Bestandteil von Salben usw.). Er soll z. B. gegen allergische Hautausschläge, Akne und Sonnenbrand helfen sowie verjüngend wirken.

Tektit

Farbe: dunkel bis schwarz; opak.
Wirkung: Tektit entstand nach Meteoriteneinschlag auf der Erde. Er schwingt sehr stark und ist deshalb nicht für jeden geeignet: Es können z. B. Schwindelgefühle auftreten, wenn man ihn in Händen hält. Durch seine Wirkung auf das Blut soll der Tektit jedoch die Abwehrkräfte fördern und Anämie bekämpfen. Und er kann zugleich gegen Leistungsschwäche helfen. Zudem soll er von Ängsten befreien und »hellsichtig« machen. Nicht als Wasserstein verwenden!

Tugtupit

Farbe: rosarot bis dunkelrot; opak.
Besonderheit: Tugtupit ist ein sehr seltener Edelstein aus Grönland/Russland. Sein Name ist von tugtup, dem Rentier, abgeleitet.
Wirkung: Tugtupit soll Immunsystem, Herz und Nieren stärken und gegen Erschöpfung wirken. Er hilft dabei, Selbstmitleid bzw. Neid- und Hassgefühle zu überwinden und ein gesundes Selbstbewusstsein aufzubauen.

Ulexit

Farbe: farblos bis weiß; durchsichtig.
Wirkung: Ulexit wird insbesondere gegen Ermüdungserscheinungen der Augen (durch Computerarbeit, langes Fernsehen oder Lesen) empfohlen. Dazu legt man jeweils einen Stein auf die geschlossenen Augen bzw. auf das Stirnchakra auf. Aufgrund seiner Weichheit nicht als Wasserstein verwenden!

Verdit

Farbe: verschiedene Grüntöne; opak. Verdit ist der Handelsname für ein (meist aus Simbabwe bzw. Südafrika importiertes) Gestein mit umfangreichen Einlagerungen von Fuchsit (chromhaltiger Glimmer/Muskovitvarietät → S. 120).
Wirkung: Soll den Hormonhaushalt regulieren (besonders bei Heranwachsenden), Konzentrationsfähigkeit, innere Stärke und Souveränität verleihen und vor belastenden Einflüssen von außen schützen. Auf das Herz- oder Sakralchakra auflegen.

Versteinerte Koralle

Farbe: cremefarben, gelb bis rötlich; opak. Meist ist noch die Struktur des ursprünglichen Korallenstocks zu erkennen. Denn im Versteinerungsprozess (vor Millionen Jahren!) wurde die Korallen-Kalksubstanz durch Kieselsäure (SiO_2) ersetzt.
Wirkung: Vereint die Eigenschaften von Koralle (→ S. 140) und Quarz in sich und ist bei Bedarf der Anwendung von Meereskorallen aus Naturschutzgründen vorzuziehen!

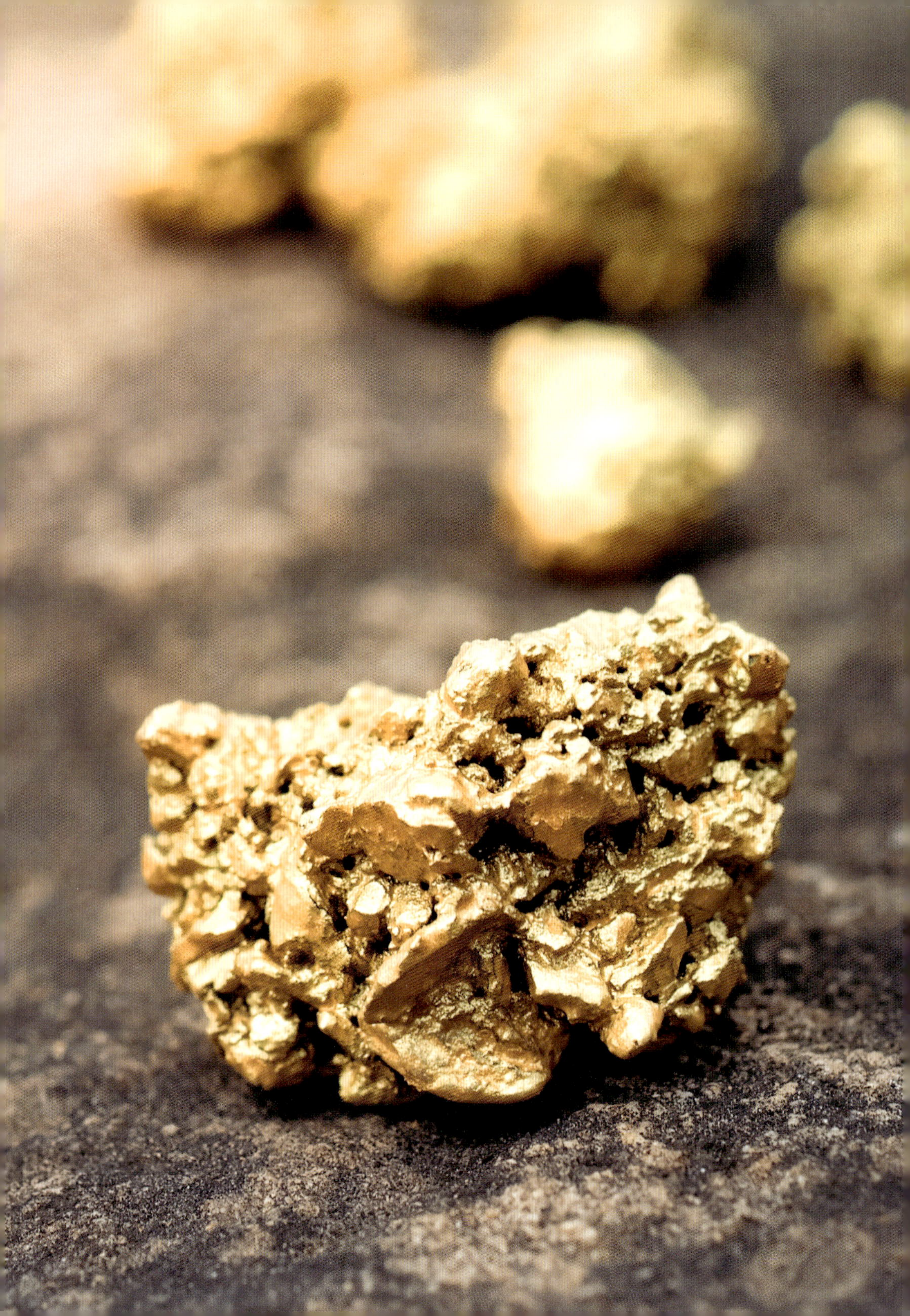

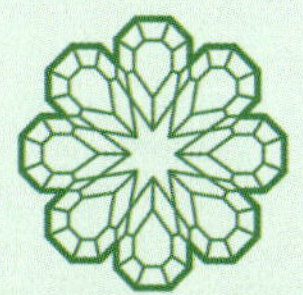

Heilende Metalle und Edelmetalle

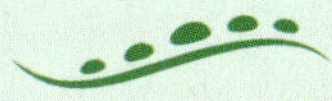

Genauso alt wie die magische Beziehung zwischen Mensch und Stein ist die zu den kostbaren Metallen. Weil es als »Sonnenmetall« galt, hieß es früher beispielsweise, Gold bewahre vor jedem Schadenszauber. In der »indianischen« Mystik hingegen spielte schon immer Silber eine herausragende Rolle, insbesondere in Kombination mit Türkis.

Heute stehen die edlen Metalle Silber, Gold und Platin unverändert hoch im Kurs. Und sie gelten als heilsam für Körper und Seele, sei es in Form von Schmuck oder von homöopathischen Aufbereitungen.

Der Umwelt und den Menschen zuliebe:
Bitte erwerben Sie - ähnlich wie die edlen Steine - auch edle Metalle möglichst aus Fair-Trade-Projekten bzw. beim Händler Ihres Vertrauens.

Zur Anwendung von Metallen und Edelmetallen

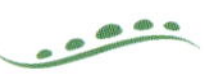

Nicht nur die Schwingungen der schönen Edelsteine haben ihren Einfluss auf unser Wohlbefinden. Auch Metalle wie Eisen und Kupfer sowie die Edelmetalle Silber, Gold und Platin können sich gesundheitlich positiv auswirken, indem man sie beispielsweise als Schmuck trägt oder sie in Form von homöopathischen Mitteln einnimmt.

Homöopathische Mittel werden in einem komplizierten Verfahren aus pflanzlichen, tierischen oder mineralischen Auszügen durch mehrfaches, extrem starkes Verdünnen und Schütteln hergestellt. Dabei wirken (schwingen) sie umso stärker, je stärker sie verdünnt sind. Man spricht in diesem Zusammenhang von Potenzierung. Die jeweilige Potenz erkennt man bei diesen Mitteln am Zusatz aus Buchstabe und Zahl. Die Potenz D6 oder C6 etwa ist relativ niedrig und wirkt dank der niederen Schwingung eher auf der körperlichen Ebene bzw. bei akuten Erkrankungen. Die Potenzen D30 sowie C30 und darüber hinaus gelten dagegen als relativ hoch und wirken eher auf der seelisch-geistigen Ebene bzw. bei chronischen Erkrankungen. Entsprechend handelt es sich bei D12 und C12 (bis D30/C30) um mittlere Potenzen, die auf körperlicher und auf seelisch-geistiger Ebene wirken bzw. sowohl bei akuten als auch bei chronischen Erkrankungen. Konkrete Beispiele entnehmen Sie bitte den folgenden Porträts.

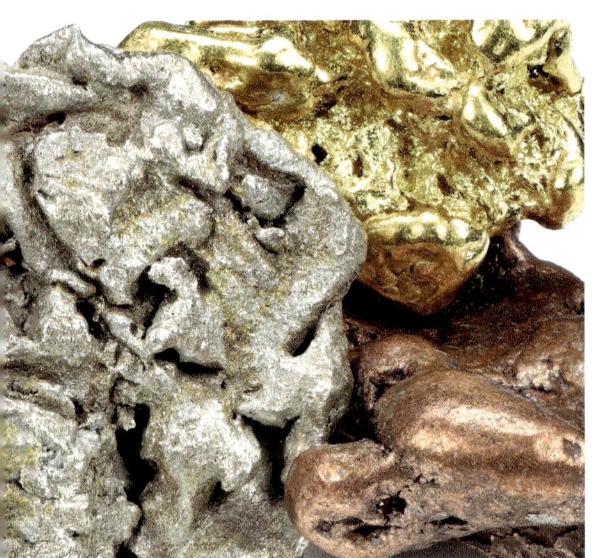

Unter anderem die Basis für kostbaren Gold- und Silberschmuck: Gold-, Silber- und Kupfernuggets.

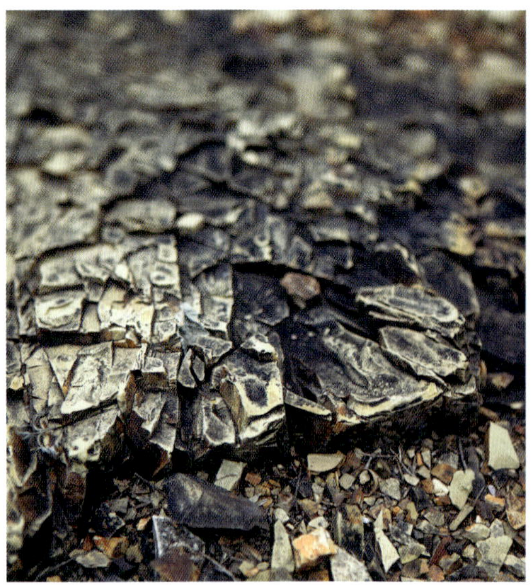

Eisenerz: unentbehrlicher Rohstoff der Stahlerzeugung; Eisen in Spuren: unentbehrlicher Mineralstoff.

Eisen

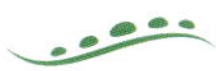

Merkmale: Härte: 4–5; Dichte: 7,3–7,9; Symbol: Fe (lat. ferrum); Farbe: metallisch grau. Eisen ist nach Aluminium das zweithäufigste Metall der Erdkruste. Und es wird überall gebraucht. Moderne Bauwerke, Industrieanlagen, Autos, Kochtöpfe, Bestecke … und vieles mehr sind ohne Eisen bzw. den daraus hergestellten Stahl kaum denkbar. Stahl ist ein Mischmetall, also eine Legierung, und entsteht durch das Zusammenschmelzen mehrerer Stoffe. Überwiegend enthält es jedoch Roheisen, das wiederum aus Eisenerz gewonnen wird.

Körperliches Wohlbefinden: Beim menschlichen Körper ist Eisen als Mineralstoff unentbehrlich für die Blutbildung und den Zellstoffwechsel. Durch die natürlichen Blutverluste sind vor allem Frauen von Eisenmangel bedroht. Folgen können Müdigkeit, Anämie und Herz-Kreislauf-Beschwerden sein. Beschwerden liegen jedoch nicht immer an mangelnder Eisenaufnahme oder Blutverlusten. Es kann z. B. auch eine Eisenverwertungsstörung vorliegen – also in jedem Fall ärztlich abklären.
Eisen nehmen wir in der Regel über die Nahrung auf. Dabei ist Eisen aus tierischen Produkten meist leichter verwertbar als pflanzliches Eisen. Letzteres sollte man daher mit Vitamin C kombinieren. Zu beachten: Ein reichlicher Kaffee- oder Teegenuss hemmt die Eisenaufnahme im Körper. Und eine zu hohe Eisendosierung kann den Dickdarm schädigen.
Die Heilwirkung von Eisen – aber z. B. auch von Schwefel – erkannte schon Paracelsus (1493–1541). Bis heute fließen seine Erkenntnisse in die Homöopathie ein. Dieses Heilverfahren beruht aber vor allem auf den Erfahrungen des Arztes Samuel Hahnemann (1755–1843), der belegte, dass man »Ähnliches mit Ähnlichem heilen« kann. Das homöopathische Eisenmittel Ferrum metallicum (metallisches Eisen) etwa soll in der Potenz D6 u.a. bei Anämie (Blutarmut) und Infektneigung helfen. Weiterhin wird Ferrum metallicum bei entzündlichen Magen-, Darm- oder Lebererkrankungen, Rheuma und Durchblutungsstörungen angewandt. Und Ferrum phosphoricum (phosphorsaures Eisen) kann bei Nasenbluten, Entzündungen – z. B. Mittelohrentzündung – und grippalen Infekten im Anfangsstadium Abhilfe schaffen. Allgemein kann die Eisenaufnahme über die Nahrung bei Bedarf durch Einnahme von Ferrum metallicum und das Tragen von Edelstahlschmuck bzw. eisenhaltigem Edelsteinschmuck sinnvoll ergänzt werden. Der Paradestein in dieser Hinsicht ist der Hämatit. Wegen seines hohen Eisen-III-Oxid-Gehaltes wird er auch Blutstein oder Roheisenstein genannt. Magnetit, Markasit und Pyrit enthalten ebenfalls große Mengen Eisen.
Andere Steine hingegen führen es nur in Spuren mit sich. Das gilt z. B. für Achat, Amethyst, Apophyllit, Calcit, Chrysokoll, Citrin, Granat, Heliotrop, Jade, Jaspis, Karneol, Malachit, Mondstein, Obsidian, Onyx, Opal, Orthoklas, Peridot, Prasem, Rosenquarz, Saphir, Staurolith, Tigerauge/-eisen, Topas und Türkis.

Mentale Kraft & ganzheitliches Wohlbefinden: Das homöopathische Eisenmittel Ferrum metallicum (metallisches Eisen) z. B. soll ab der Potenz D12 gegen Willensschwäche helfen.

Kupfer

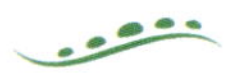

Merkmale: Härte: 2,5–3,0; Dichte: 8,5–9,0; Symbol: Cu (lat. cuprum); Farbe: kupferrot (metallisch); kann anlaufen. Aufgrund seiner Biegsamkeit und seiner Fähigkeit als guter Wärme-/Elektrizitätsleiter hat Kupfer eine große industrielle Bedeutung. Auch für die Bronze- und Messingherstellung ist es ein wichtiges Rohmaterial, denn Bronze ist eine Kupfer-Zinn-Legierung und Messing eine Kupfer-Zink-Legierung. Außerdem wird Gold bzw. Silber, das zu Schmuck verarbeitet werden soll, in der Regel mit Kupfer legiert, um die Festigkeit zu erhöhen.

Körperliches Wohlbefinden: Kupfer ist als lebensnotwendiges Spurenelement wichtig für die Bildung bestimmter Enzyme. Es fördert die Aufnahme von Eisen (Blutbildung). Und Antikörper mit Kupferkern bekämpfen gefährliche Krankheiten wie Infektionen und Rheuma. Außerdem ist es ihre Aufgabe, das Wachstum von Tumoren zu bremsen. Kupfer soll die Bildung von »gutem« HDL-Cholesterin anregen, vor Arteriosklerose und Osteoporose schützen, bei der Regulierung des Blutzuckerspiegels mitwirken, Bindegewebe und Haut festigen sowie die Nerven stärken. Auch unterstützt Kupfer die Funktionen des Gehirns. Ferner soll es die Zähne vor Karies schützen und Krampfzustände (z.B. starke Menstruationsbeschwerden) lindern. Kupfer ist u.a. in verschiedenen Getreidearten, Gemüsen (z.B. Gurken) und in Nüssen enthalten.
Das homöopathische Mittel Cuprum metallicum (metallisches Kupfer) kann gegen Asthma, Magen-Darm-Koliken und Krämpfe in Fingern und Zehen helfen.
Als wirkungsvolle Ergänzung zur Einnahme von Kupfer über bestimmte Lebensmittel oder Medikamente wird oft zum Tragen von Kupferarmbändern geraten. Diese Armbänder geben ihre Energieschwingung und offensichtlich auch winzigste Kupferspuren über die Haut an den Körper ab. Sie verbessern auf diesem Weg den Stoffwechsel und stärken das Immunsystem. Es gibt die Armreifen – auch am Fußgelenk zu tragen – aus purem Kupfer oder mit einer dünnen Silberschicht.
Bei den gegen Schnupfen empfohlenen Kupferspiralen handelt es sich zwar nicht um Schmuck, aber auch sie sollen sehr heilsam sein. Ist man erkältet, führt man diese Spezialspiralen in die Nasenlöcher ein. So wird der Schnupfen wirksam bekämpft; dazu bitte die Packungsbeilage beachten bzw. den Apotheker befragen.
Bei entsprechend veranlagten Personen kann Kupferschmuck jedoch allergische Hautreaktionen auslösen. In diesem Fall sollte man sich ersatzweise einem Edelstein mit Heilwirkung zuwenden. Und auch Goldschmuck mit einem Goldgehalt von 585, der gut 11 % Kupfer enthält (→ S. 230), wird übrigens von fast jedem Allergiker vertragen. Edelsteine, die Kupfer enthalten, sind beispielsweise Azurit, Chrysokoll, Dioptas, Malachit und Türkis.

Mentale Kraft & ganzheitliches Wohlbefinden: Kupfer führt zu rücksichts- und liebevoller Offenheit und soll den Sinn für Gerechtigkeit und Schönheit schärfen.

Silber

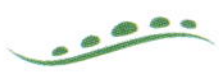

Merkmale: Härte: 2,5–3,0; Dichte: 9,6–12,0; Symbol: Ag (lat. argentum); Farbe: silbergrau (metallisch); kann anlaufen. Silber ist sehr begehrt für die Münzherstellung und als relativ preiswerter Schmuck. Außerdem ist es ein wichtiges technisches Metall. Silber, das zu Schmuck verarbeitet werden soll, wird übrigens in der Regel mit bis zu 20 % Kupfer legiert, um seine Festigkeit zu erhöhen. Der Silberanteil von Schmuck wird in Tausendteilen angegeben (100 % Silber = Feingehalt 1000).

Besonderheit: Insbesondere die Heilwirkung des Edelsteins Türkis (→ S. 202) soll durch eine Silberfassung noch verstärkt werden.

Körperliches Wohlbefinden: Silber soll gegen eine etwaige Übersäuerung des Körpers helfen und sich günstig auf Schleimhäute im Allgemeinen, auf Magen (z. B. bei Magengeschwüren), Darm, Nervensystem und Keimdrüsen auswirken. Das homöopathische Mittel Argentum metallicum (metallisches Silber) beispielsweise kann in der Potenz D6 eine Unterfunktion der Eierstöcke beheben.
Medikamente mit Spuren von Silber werden auch gegen Hautkrankheiten eingesetzt, denn Silber stoppt Bakterien.
Daneben soll das ständige Tragen von Silberschmuck bei neuralgischen Beschwerden und Prellungen im Bereich von Händen, Armen und Schultern heilsam wirken.
Schließlich werden Kupferarmbänder (→ S. 228) als bekannte »Gesundmacher« nicht nur aus optischen Gründen häufig mit einer dünnen Schicht Silber überzogen.
Gegen Allergien und auch die sogenannte Sonnenallergie wird Silber ebenfalls empfohlen. Bei entsprechend veranlagten Personen kann Silberschmuck jedoch allergische Hautreaktionen auslösen. In diesem Fall sollte man sich ersatzweise einem Edelstein mit Heilwirkung zuwenden.
Und auch Goldschmuck mit einem Goldgehalt von 585, der rund 30 % Silber enthält (→ S. 230), wird übrigens von fast jedem Allergiker vertragen.
Aber: Wie vor Nanopartikeln überhaupt, gilt auch Vorsicht vor Nanosilber! Was als Hilfe für Neurodermitiker begann, nämlich Textilien mit entzündungshemmendem Silber zu versetzen, gipfelt heute in Unmengen an Pflegeprodukten, Waschmitteln, Sportkleidung, Socken usw., die Silberionen/Nanosilber enthalten: oft nur um Schweißgerüche zu hemmen. Keiner weiß, wie diese winzigen Partikel auf Mensch, Tier und Natur wirken, zumal sie über das Abwasser irgendwann in den Nahrungskreislauf gelangen.

Mentale Kraft & ganzheitliches Wohlbefinden: Silber soll gegen Erschöpfung wirken und das homöopathische Mittel Argentum metallicum (metallisches Silber) beispielsweise kann in höheren Potenzen Ängste und Phobien lindern. Letzteres gilt auch für das homöopathische Mittel Argentum nitricum (Silbernitrat). In der Potenz D12 z. B. kann es insbesondere bei Prüfungsangst mit nervösem Durchfall helfen.

Gold

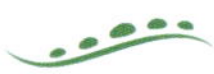

Merkmale: Härte: 2,5–3,0; Dichte: 15,5–19,3; Symbol: Au (lat. Aurum); Farbe: goldgelb (metallisch).
Gold dient als Währungsgrundlage (Goldreserven) und wird vor allem für die Herstellung von Münzen, Goldbarren, Schmuck und Zahnersatz verwendet.

Besonderheiten: Weißgold ist eine Goldlegierung mit dem Effekt der Silberoptik. Rotgold enthält besonders viel Kupfer.
Aufgrund seiner relativen Weichheit wird Gold, das zu Schmuck verarbeitet werden soll, mit anderen Metallen legiert (hauptsächlich mit Kupfer und Silber; → S. 228, 229). So wird der Schmuck nicht nur fester, sondern auch enorm haltbar und je nach dem Anteil des Fremdmetalls natürlich entsprechend preiswerter als reines Gold. Wer also besonderen Wert auf die Heilwirkung des Goldes legt oder auf andere Metalle empfindlich reagiert, sollte bei seinem Schmuck auf einen möglichst hohen Gehalt an reinem Gold achten.
Der Goldanteil wird in Tausendteilen oder Karat angegeben: 100% Gold = Feingehalt 1000 = 24 Karat. Üblich sind bei Goldschmuck folgende Gehalte an reinem Gold: 333 (8 Karat), 375 (9 Karat), 585 (14 Karat) und 750 (18 Karat). 333er Gelbgold beispielsweise enthält also nur 33% reines Gold, aber ca. 45% Silber und ca. 22% Kupfer. Bei 585er Gelbgold sind es 58,5% reines Gold und ca. 30% Silber sowie ca. 11,5% Kupfer.

Körperliches Wohlbefinden: Das homöopathische Mittel Aurum metallicum (metallisches Gold) findet u.a. bei Arteriosklerose und Durchblutungsstörungen, Herzerkrankungen, Kopf-, Rücken-, Gelenkschmerzen sowie Rheuma Anwendung.
Wer Goldschmuck trägt, nimmt die Energieschwingung des Edelmetalls über die Haut auf. Und Gold schützt die Gelenke. So fanden britische Forscher Ende des letzten Jahrhunderts heraus, dass die Patienten, die ständig Goldringe (z.B. Ehering) trugen, im Durchschnitt bedeutend weniger Gelenkerkrankungen aufwiesen als Patienten, die auf Goldschmuck verzichteten. Außerdem soll Goldschmuck gemeinsam mit Lapislazuli oder Rosenquarz sogar bei Multipler Sklerose helfen. Überhaupt kann die Heilwirkung einiger Edelsteine durch eine Goldfassung noch verstärkt werden.
Goldschmuck ab einem Goldgehalt von 585 wird von fast jedem Menschen gut vertragen. Er ist daher sogar für die meisten Allergiker geeignet. Insbesondere Goldfüllungen in Zähnen sind allerdings umstritten, denn auch sie können nach Auffassung von Experten u.a. aufgrund der gebräuchlichen Legierungen verschiedene Allergien auslösen und gesundheitliche Schäden nach sich ziehen.

Mentale Kraft & ganzheitliches Wohlbefinden: Das homöopathische Mittel Aurum metallicum (metallisches Gold) kann beispielsweise auch unterstützend bei der Behandlung von Depressionen eingesetzt werden.

Platin

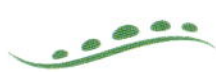

Merkmale: Härte: 4–4,5; Dichte: 21,45; Symbol: Pt (lat. Platinum); Farbe: metallisch grau. Da Platinerz neben Platin weitere Metalle wie Iridium, Osmium, Palladium, Rhodium und Ruthenium, aber auch Nickel, Kupfer, Silber und Gold enthält, kann aus 10 Tonnen Erz durchschnittlich nur 1 Unze (31,1 Gramm) reines Platin gewonnen werden. So stehen jährlich insgesamt nur wenige Tonnen reinen Platins für die Schmuckherstellung zur Verfügung. Platinschmuck hat meist einen Reingehalt von 900 oder 950, besteht also zu 90 oder 95% aus dem kostbaren Metall. Die restlichen 5 bis 10% sind in der Regel Kupfer, Palladium oder Iridium.
Zum Vergleich: Bei Goldschmuck findet man in der Regel nur Reingehalte von 333 bis 750. Außerdem ist Platin härter, zäher und schwerer als Gold und Silber. Es trägt sich nicht ab, schwärzt nicht die Haut und ist überhaupt meist sehr hautverträglich. Übrigens kannten schon die alten Ägypter und die Indios Platin, hielten es aber oft nur für »unfertiges« Gold oder Silber. Erst ca. 1750 stellten englische Wissenschaftler fest, dass es sich bei Platin um ein eigenständiges Edelmetall handelt.
Und Ende des 19. Jahrhunderts begann der erste Siegeszug von Platinschmuck. Denn man erkannte zu jener Zeit, dass kein anderes Metall sich besser eignet, um Diamanten zu fassen und sie zum Funkeln zu bringen. Später geriet Platin zwar wieder in Vergessenheit, doch seit ein paar Jahrzehnten gilt es erneut als die Königin unter den Edelmetallen. Das harte Platin stellt besondere Ansprüche an die Schmuckmacher. Wohl deshalb herrschen moderne, klare Formen bei Platinschmuck häufig vor, aber natürlich auch, um der kühlen Seite dieses Edelmetalls gerecht zu werden. Der praktische Vorteil: Während Goldschmuck sich mit der Zeit abnutzt und damit einen Teil seines Wertes verliert, trägt Platin – wenn überhaupt – höchstens ein paar Kratzer davon. Und diese kann der Juwelier wegpolieren.
Auch auf medizinischem Gebiet spielt Platin eine große Rolle. So findet es beispielsweise bei der Herstellung von Herzschrittmachern Verwendung, denn Platin besitzt eine gute Leitfähigkeit und wird vom Körper in der Regel gut angenommen.

Körperliches Wohlbefinden: Platin – z. B. in Form von ständig getragenem Platinschmuck – soll die Lebertätigkeit anregen, bei Stoffwechsel- und Verdauungsproblemen sowie Hautunreinheiten und gegen Kurz- und Weitsichtigkeit helfen.
In der Homöopathie werden Platinmittel hauptsächlich zur Behandlung des zentralen und peripheren Nervensystems und der Sexualfunktionen eingesetzt.
Ein weiteres Beispiel für die medizinische Verwendung von Platin sind Akupunktur und Ohrakupunktur. Hier sollen Krankheiten durch Auslösen von Heilreflexen an bestimmten Akupunkturpunkten geheilt werden. Dazu benutzte man früher Nadeln aus Silber, Gold oder sogar Platin, die nach Gebrauch sterilisiert und wieder verwendet wurden. Das energetische Potenzial und damit Heilpotenzial von Platinnadeln galt dabei als besonders hoch. Heute, im Zeitalter von HIV/AIDS und Hepatitis, werden in der Regel sterile Einmal-Akupunkturnadeln – z. B.

aus rostfreiem Edelstahl – eingesetzt, um Krankheitsübertragungen zu vermeiden. Es gibt jedoch Heiler, die, vor allem bei bestimmten Erkrankungen, u.a. immer noch auf die geheimnisvolle Kraft der Platin-Akupunkturnadeln schwören … eine äußerst kostspielige Angelegenheit bei nur einmaligem Gebrauch bzw. dem auf eine einzelne Person beschränkten Einsatz. Zu beachten: Platin ist in der Regel nicht gesundheitsschädigend. Seine Verbindungen aber können hochtoxisch sein. Das gilt nur dann nicht, wenn man sie in kleinsten Mengen anwendet: So werden die Platinverbindungen Cisplatin oder Carboplatin zur Chemotherapie bei Krebserkrankungen eingesetzt. Sie gelten u.a. als besonders wirksam gegen Bronchial-/Lungen- sowie Gebärmutterkrebs, sind aber selbst dann nicht nebenwirkungsfrei.

Mentale Kraft & ganzheitliches Wohlbefinden: Platin soll beruhigend wirken, selbst bei cholerisch veranlagten Menschen. Und es soll Selbstsicherheit und Weisheit stärken sowie vor Geisteskrankheiten bewahren.
Wenn sich eine Mutter nach der Niederkunft nicht so recht über ihr Kind freuen mag, soll ebenfalls Platin (oder Gold) helfen.
Diese Erkenntnisse nutzt auch die Homöopathie. So kann etwa das homöopathische Mittel Platinum metallicum D30 (metallisches Platin) bei Verwirrung und Bösartigkeit helfen. Und Platinum metallicum C3 soll übermäßigen Geschlechtstrieb dämpfen können.
Überhaupt haben Platinmittel in der Homöopathie bereits eine lange Tradition. Schon Samuel Hahnemann, Begründer der Homöopathie, experimentierte mit ihnen.
Interessant: Mattiertes Platin – sagt man – wird intuitiv von Menschen bevorzugt, denen Understatement wichtig ist, poliertes Platin dagegen symbolisiert die Liebe zum Luxus.

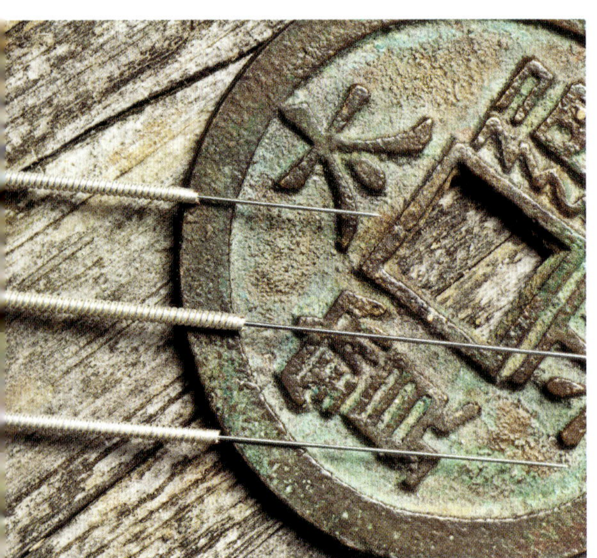

Heute selten bzw. nur noch für bestimmte Behandlungen aus Gold, Silber, Platin: Akupunkturnadeln.

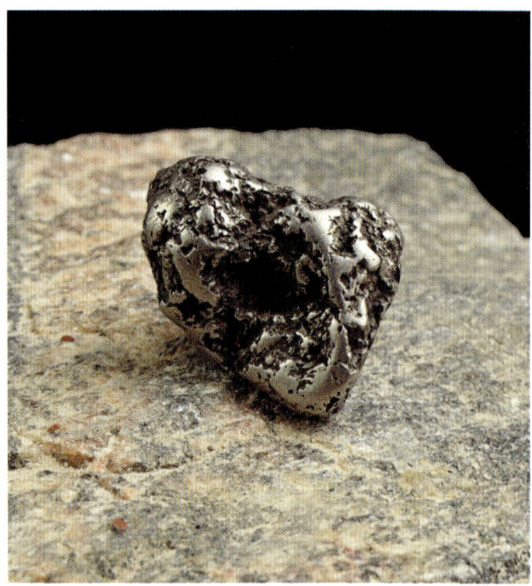

Eine kühle Schönheit, die es in sich hat: Platin ist als Schmuck und in der Medizin begehrt.

Edle Steine und Metalle in der Bibel

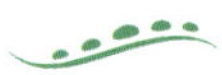

»Und du sollst sie besetzen mit vier Reihen von Steinen. Die erste Reihe sei ein Sarder, ein Topas und ein Smaragd, die andere ein Rubin, ein Saphir und ein Diamant, die dritte ein Lynkurer, ein Achat und ein Amethyst, die vierte ein Türkis, ein Onyx und ein Jaspis; in Goldgeflecht sollen sie gefasst sein.«
»Über die Kleidung der Priester – die Brusttasche«; Quelle: 2. Buch Mose 28, 17 bis 20

»In Eden warst du, im Garten Gottes, geschmückt mit Edelsteinen jeder Art, mit Sarder, Topas, Diamant, Türkis, Onyx, Jaspis, Saphir, Malachit, Smaragd. Von Gold war die Arbeit deiner Ohrringe und des Perlenschmucks, den du trugst; am Tag, als du geschaffen wurdest, wurden sie bereitet. Du warst ein glänzender, schirmender Cherub, und auf den heiligen Berg hatte ich dich gesetzt, ein Gott warst du und wandeltest inmitten der feurigen Steine.«
»Über den König von Tyrus«; Quelle: Hesekiel 28, 13 und 14

»Und ihr Licht war gleich dem alleredelsten Stein, einem Jaspis, klar wie Kristall. (…) Und ihre Mauer war aus Jaspis und die Stadt aus reinem Golde, gleich dem reinen Glase. Und die Grundsteine der Mauer um die Stadt waren geschmückt mit allerlei Edelgestein. Der erste Grundstein war ein Jaspis, der zweite ein Saphir, der dritte ein Chalcedon, der vierte ein Smaragd, der fünfte ein Sardonyx, der sechste ein Sarder, der siebente ein Chrysolith, der achte ein Beryll, der neunte ein Topas, der zehnte ein Chrysopras, der elfte ein Hyazinth, der zwölfte ein Amethyst. Und die zwölf Tore waren zwölf Perlen, und ein jegliches Tor war von einer einzigen Perle, und die Gassen der Stadt waren lauteres Gold wie durchscheinendes Glas.«
»Das neue Jerusalem«; Quelle: Die Offenbarung des Johannes 21, 11 und 18 bis 21

Hinweis: Zur damaligen Zeit wurden die Edelsteine zum Teil anders benannt als heute. Zum Beispiel handelt es sich bei dem in der »Offenbarung« genannten Jaspis (»klar wie Kristall«) auf keinen Fall um den schlichten Jaspis nach heutigem Verständnis, sondern um einen kostbaren Edelstein (Kristall), also eventuell um einen Diamanten. Und beim »Lynkurer« aus dem Zitat über die Brusttasche der Hohepriesterkleidung vermutet man einen Opal, Bernstein oder Zirkon (Hyazinth). Genaues weiß man jedoch nicht.

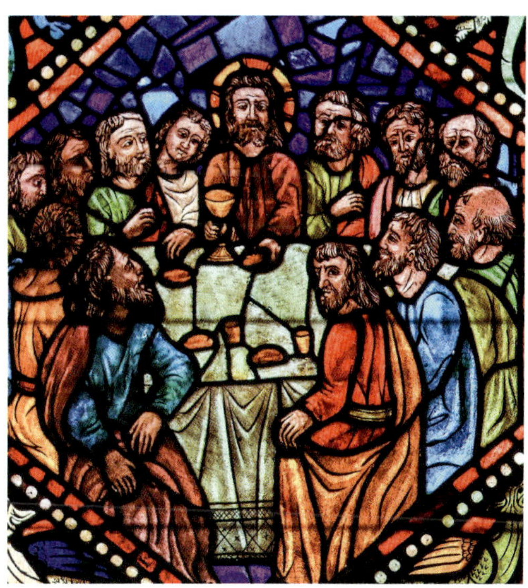

Auch den 12 Aposteln sind Kristalle zugeordnet: z. B. gehört der Saphir zum Apostel Thomas.

Wichtige Fachbegriffe

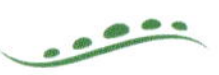

Cabochon: Bezeichnung für einen gewölbt geschliffenen Edelstein (kuppelförmiges Oberteil, flache oder etwas gewölbte Unterseite).

Chemische Formel: Die Zusammensetzung chemischer Stoffe wird mithilfe chemischer Formeln ausgedrückt. Grundlage dieser Formeln sind die Abkürzungen für die chemischen Elemente. Diese Abkürzungen bestehen meist aus den Anfangsbuchstaben der wissenschaftlichen Bezeichnungen: wie H für Hydrogenium (Wasserstoff) und O für Oxygenium (Sauerstoff). Daraus setzt sich u.a. die chemische Formel H_2O für Wasser zusammen. Für die in diesem Buch aufgeführten Minerale werden in der Fachliteratur z.T. unterschiedliche chemische Formeln genannt, da die Zusammensetzung bestimmter Minerale z.B. je nach Fundort variieren kann.

Dichte: Dichte ist das Verhältnis der Masse m eines Körpers zu seinem Volumen V, also m/V (kg/m^3). Wobei – analog zu den chemischen Formeln – die Dichte von gleichen Mineralien je nach Fundort variieren kann und daher auch die Angaben zur Dichte von bestimmten Mineralien in der wissenschaftlichen Literatur differieren.

Edelstein – Schmuckstein – Heilstein: Im engeren Sinn sind Schmucksteine relativ preiswerte und in großen Mengen vorhandene Mineralien, die zu Schmuckstücken verarbeitet werden. Die Edelsteine bilden eine eigene Gruppe, da sie sich durch besondere Härte (über 7) und zum Teil auch durch einen sehr hohen Wert auszeichnen. Im weiteren Sinn ist »Schmuckstein« aber auch der Überbegriff für alle Steine, die zu Schmuckzwecken verarbeitet werden – inklusive der Edelsteine, Perlen, Bernsteine, Muscheln und Korallen. In der Edelsteintherapie und in der Esoterikliteratur verhält es sich jedoch genau umgekehrt: Dort versteht man unter dem Begriff Edelstein auch die Schmucksteine: Edelstein wird also als Oberbegriff benutzt. Edel- oder Schmucksteine, die zu Heilzwecken verwendet werden, nennt man auch Heil-, Helfer- oder Energiesteine.

Erz: So bezeichnet man Minerale oder Mineralgemenge, die ein Metall (wie zum Beispiel Eisen) enthalten.

Facettenschliff: Schliff, bei dem mehrere kleine glatte Flächen (Facetten) entstehen. Der bekannteste Facettenschliff ist wohl der Brillantschliff (mit 57 Facetten!). Ein Facettenschliff mit kantenparallelen, stufenartigen Facetten heißt Treppenschliff.

Feldspat: Ein sehr weit verbreitetes Mineral, das Kieselsäure und Tonerde sowie Calcium, Kalium oder Natrium enthält. Feldspate gehören entweder dem monoklinen oder dem triklinen Kristallsystem an. Feldspat-Schmucksteine sind z.B. Amazonit, Labradorit, Mondstein, Sonnenstein.

Härte: Maß des Widerstands gegenüber Abnutzung, meist festgelegt nach der Mohs'schen Härteskala von 1 bis 10: 1 – Talk, 2 – Gips, 3 – Calcit, 4 – Fluorit, 5 – Apatit, 6 – Orthoklas, 7 – Quarz, 8 – Topas, 9 – Korund, 10 – Diamant. Mit jedem Mineral größerer Härte kann man alle Mineralien geringerer Härte ritzen.

Kristall: Mineralform, die sich durch die gesetzmäßige Anordnung von Atomen, Molekülen bzw. Ionen auszeichnet. Von griech. krystallos = Eis.

Mineral: Minerale (oder Mineralien) sind feste – meist anorganische – Naturstoffe, die jeweils chemisch und physikalisch gleichartig sind und deren jeweilige Zusammensetzung sich mit einer chemischen Formel ausdrücken lässt. Zu den organisch gebildeten Mineralen gehören z.B. Bernstein, Korallen und Perlen.

Quarz: Ein sehr weit verbreitetes Mineral. Chemisch: SiO_2 (Siliciumdioxid; wasserfreie Kieselsäure). Es kommt in Magmatitgestein (z.B. Granit oder Porphyr), metamorphem Gestein (Glimmerschiefer, Gneis) und Sedimentgestein (Sandstein) vor. Viele Quarzvarietäten werden zu Schmuck verarbeitet: Chalcedone, Amethyst, Bergkristall, Citrin, Rosenquarz usw.

Rohstein: Der Rohstein ist ein naturbelassener Stein – aus dem gewachsenen Stein herausgebrochen.

Schmeichelstein/Trommelstein: Rohsteine, die zum Beispiel zusammen mit Wasser und Sand in einer Trommel bewegt werden, bis ihre Kanten abgeschliffen, also abgerundet sind. Da sich diese glatten Steine – je nach Größe – auch sehr angenehm in der Hand halten lassen, eignen sie sich oft als Schmeichelsteine oder Handschmeichler.

Varietät: So nennt man die jeweiligen »Verwandten« bzw. »Spielarten« eines bestimmten Minerals.

Literaturhinweise

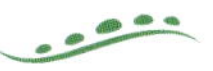

Bode, Rainer: *»Mineralien«*, Stuttgart, 2. Auflage, 2002

Breindl, Ellen: *»Das große Gesundheitsbuch der Hl. Hildegard von Bingen«*, München 2004

Bruder, Bernhard und Sieber, Karola: *»Geschönte Steine«*, Saarbrücken 2012

Burka, Christa Faye: *»Kristall Energien«*, München 2014

Chocron, Daya Sarai: *»Heilen mit Edelsteinen«*, München, 11. Auflage, 1994 (hrsg. von Margit und Rüdiger Dahlke, übersetzt von Karl. F. Hörner)

Davies, Brenda: *»Chakras – Tore zur Seele«*, München 2007

Duda, Rudolf und Rejl, Lubos: *»Der Kosmos-Mineralienführer«*, Stuttgart, 2. Auflage, 2003

Florek, Reinhard: *»Heilende Edelsteine«*, Aitrang, 5. Auflage, 1994

Gienger, Michael: *»Die Heilsteine der Hildegard von Bingen«*, Saarbrücken, 5. Auflage, 2017

Gienger, Michael: *»Die Heilsteine Hausapotheke«*, Saarbrücken, 7. Auflage, 2004

Gienger, Michael: *»Reinigen Aufladen Schützen«*, Saarbrücken, 5. Auflage, 2015

Heider, Sonja: *»Handbuch der Heilsteine«*, Darmstadt, 4. Auflage, 2007

Hertzka, Dr. Gottfried und Strehlow, Dr. Wighard: *»Große Hildegard-Apotheke«*, Stein am Rhein 2017

Hildegard von Bingen: *»Hildegard – Heilkraft der Edelsteine«*, München 1993

Hl. Hildegard: *»Heilkraft der Edelsteine«*, Augsburg 1995 (hrsg. von Rosel Termolen)

Hochleitner, Rupert: *»Welcher Stein ist das?«*, Stuttgart 2020

Hofmann, Antje und Hofmann, Helmut G.: *»Die Botschaft der Edelsteine«*, München, 6. Auflage, 1993

Jedicke, Leonie: *»Mineralien und Gesteine«*, München 1999

Klinger-Raatz, Ursula: *»Die Geheimnisse edler Steine«*, Aitrang, 8. Auflage, 1990

Kühni, Werner und von Holst, Walter: *»Gesund durch Heilsteine und Öle«*, Aarau 2014

Newerla, Barbara: *»Sterne und Steine«*, Saarbrücken, 4. Auflage, 2007

Okrusch, Martin und Matthes, Siegfried: *»Mineralogie«*, Wiesbaden, 9. Auflage, 2013

Peschek-Böhmer, Dr. Flora und Schreiber, Gisela: *»Heilsteine von Amethyst bis Zirkon«*, München 2016

Portmann, Marie-Louise (Hrsg.): *»Hildegard von Bingen: Heilkraft der Natur – ›Physica‹«*, Freiburg/Basel/Wien 1997

Raphaell, Katrina: *»Heilen mit Kristallen«*, München 1998

Schumann, Walter: *»Edle Steine«*, München 2009

Schumann, Walter: *»Edelsteine und Schmucksteine«*, München, 23. Auflage, 2024

Schumann, Walter: *»Der große BLV Naturführer Steine und Mineralien«*, München, 15. Auflage, 2023

Sharamon, Shalila und Baginski, Bodo J.: *»Edelsteine und Sternzeichen«*, Aitrang, 32. Auflage, 2000

Silby, Uma: *»Heilkraft der Kristalle«*, München 1988

Svenek, Jaroslav: *»Minerale«*, Hanau/Praha 1987 (übersetzt von Jürgen Ostmeyer)

Woodward, Christine und Harding, Roger: *»Edelsteine«*, München, Wien, Zürich 1994

LESETIPP für Herbst und Winter: Sigrid E. Günther: »WUNDERVOLLE WEIHNACHTsgeschichten – Erweiterte NEUAUSGABE.« (»Gefühlvoll: Sechs weihnachtliche Begegnungen von Mensch und Tier. Geheimnisvoll: Die Historie beliebter Weihnachtsbräuche.«), Ahrensburg, 3. Auflage 2025, inkl. der Kurzgeschichte »Schneeweißchen und Rosaquarz«, in der edle Steine eine bedeutsame Rolle spielen.

Stichwortverzeichnis

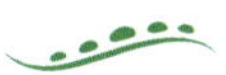

Seitenzahlen mit * verweisen auf Abbildungen.

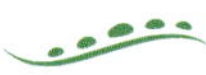

Bildnachweis

3523studio/shutterstock.com: 185o; Albert Russ/shutterstock.com: 187, 191ol, 201u, 211; alextan8/fotolia.com: 58; alpinenature/shutterstock.com: 213; Anastasia Bulanova/shutterstock.com: 101o; Andrealolliweb/shutterstock.com: 79; Anna Zagorskaya/shutterstock.com: 137o; argenlant/fotolia.com: 117o; ArtOfPhotos/shutterstock.com: 181; berlinstyle/shutterstock.com: 42; bidaya/fotolia.com: 155u; Bildagentur Zoonar GmbH/shutterstock.com: 14r; Bjoern Wylezich/shutterstock.com: 107, 226l; bjphotographs/shutterstock.com: 207o; blitzklick/fotolia.com: 41; boadbigbear/istockphoto.com: 97u; Bosstock/shutterstock.com: 85u; Breck P. Kent/shutterstock.com: 179o, 193o, 193u; Byjeng/shutterstock.com: 145u; Cagla Acikgoz/shutterstock.com: 4r, 75, 99, 173, 175; Cartela/shutterstock.com: 87u; Charlie Blacker/istockphoto.com: 8; Coldmoon Photoproject/shutterstock.com: 69o, 151; Dafinchi/shutterstock.com: 125u; Dan Olsen/shutterstock.com: 81u, 97o; Daria Volyanskaya/shutterstock.com: 10; Denise Walker/shutterstock.com: 127; Dmitry Abezgauz/shutterstock.com: 163o; Edith Ochs/fotolia.com: 95, 115u, 207u; Egoreichenkov Evgenii/shutterstock.com: 5r, 159o; Eisenbeiss: 131o, 133o, 155o; Epitavi/istockphoto.com: 145o; Epitavi/shutterstock.com: 205u; farbled_01/fotolia.com: 153o; fullempty/shutterstock.com: 203o; gherymaybe/fotolia.com: 169u; halock/istockphoto.com: 81o; hekakoskinen/istockphoto.com: 125ol, 167; Henri Koskinen/shutterstock.com: 15, 123, 157u, 183u, 191u; hjochen/shutterstock.com: 232l; Holly Mazour/shutterstock.com: 47; Imfoto/shutterstock.com: 73o, 113u, 143u; imfotograf/fotolia.com: 171; irina999petrova/shutterstock.com; J. Palys/shutterstock.com: 149; Jiri Vaclavek/shutterstock.com: 203u; John De Winter/shutterstock.com: 87o, jorisvo/shutterstock.com: 233; Juergen/shutterstock.com: 44; karelnoppe/istockphoto.com: 11; Koriolis/shutterstock.com: 2/3; KristofferVaikla/istockphoto.com: 161o; LaineN/shutterstock.com: 4l, 65o; laurent Berthelot/fotolia.com: 169o; LEVCHENKO HANNA/shutterstock.com: 14l; lissart/istockphoto.com: 143o; Luca Lorenzelli/shutterstock.com: 91o; M.Dörr & M.Frommherz/fotolia.com: 205o; MarcelC/istockphoto.com: 63; MarcelClemens/shutterstock.com: 163u; marychka/fotolia.com: 48; mauritius images/angelo giampiccolo/Alamy: 141; mauritius images/Lichterwerk : 197; Miriam Doerr Martin Frommherz/shutterstock.com: 111o, 135o; morgenstjerne/shutterstock.com: 115o; MXW Photography/shutterstock.com: 121u; nantarpats/shutterstock.com: 133ur; Nastya22/shutterstock.com: 109u; Nikki Zalewski/shutterstock.com: 18; Obradovic/istockphoto.com: 101u olpo/shutterstock.com 177; PeterHermesFurian/istockphoto.com: 83u; Phawat/shutterstock.com: 224; PhotoSG/fotolia.com: 6; Pictures news/fotolia.com: 71u; PNSJ88/shutterstock.com: 199u; Rawpixel.com/shutterstock.com: 139; Reusse: 50o, 50u, 51, 52, 53, 54; RomanVX/shutterstock.com: 89; Roy Palmer/shutterstock.com: 73u; Saran_Poroong/shutterstock.com: 19; Sebastian Janicki/shutterstock.com: 77; seeshooteatrepeat/shutterstock.com: 131u; Sementer/shutterstock.com: 85o, 232r; shutterstock: 103, 125or, 183o; shooarts/shutterstock.com: 16; SPbPhoto/shutterstock.com: 201o; Stefan Malloch/istockphoto.com: 185u; Stefan Malloch/shutterstock.com: 93; stockcreations/shutterstock.com: 57; surama341b/fotolia.com: 179u; SutidaS/shutterstock.com: 45; thanannopthanoch thongmam/shutterstock.com: 5l, 133ul; The Crystal Girl/shutterstock.com: 119, 137u; TheLittleBee/shutterstock.com: 191or; Tim2473/shutterstock.com: 67, 147, 153u, 165; Vangert/shutterstock.com: 61ul; Vladimir Dokovski/shutterstock.com: 61o; vvoe/fotolia.com: 83o; vvoe/shutterstock.com: 65u, 69u, 71o, 91u, 105o, 105u, 111u, 113o, 117u, 121o, 129, 135ul, 135ur, 157o, 159ul, 159ur, 189o, 189u, 195o, 199o, 209o, 209u, 215o, 215u; Wojciech Tchorzewski/shutterstock.com: 61ur; YANG YIDONG/shutterstock.com: 226r; Yanik Chauvin/shutterstock.com: 55; Yuriy Buyvol/shutterstock.com: 109o, 195u; Zita/shutterstock.com: 161u

Grafiken: elenabsl/shutterstock.com, Ign/shutterstock.com, venimo/shutterstock.com

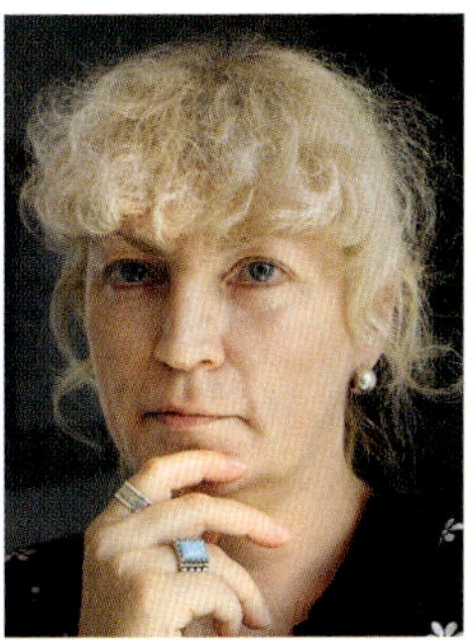

Über die Autorin

Schon in der Schule gehörte die Biologie – sowie privat die Mineralogie – zu den bevorzugten Interessensgebieten von Sigrid E. Günther. Nach einem thematischen Abstecher in die Wirtschaftswissenschaften und dem Studienabschluss »Diplom-Ökonomin« arbeitete sie dann viele Jahre als verantwortliche Lektorin in einem der führenden Verlage für Berufsschulbücher und Weiterbildungsliteratur. Ihre Fachbereiche: Wirtschaft, Ernährung und Gesundheit. Wobei ihre wahren Interessensgebiete – die Ernährungs- und Gesundheitsthemen – immer mehr zu ihrer Passion wurden. Als begeisterte Mineralienkennerin interessierte Sigrid E. Günther zudem die Verknüpfung von Mineralogie und alternativen Heilmethoden.

Jahrelange intensive Recherche, reger und systematischer Gedankenaustausch mit Wissenschaftlern, Lehrenden, Ärzten und Heilpraktikern sowie Menschen, die von alternativen Heilmethoden profitiert hatten, und nicht zuletzt eigene Erfahrungen in der Anwendung von Heilpflanzen und Heilsteinen führten 2003 und 2006 schließlich zu ihren ersten Ratgebern in Buchform. Es folgten mehrere kompakte Heilsteine-Neuauflagen. Daneben hat Sigrid E. Günther als freie Redakteurin und Autorin viele Artikel zu Gesundheitsthemen, darunter insbesondere zu Heilsteinen, bearbeitet und publiziert. Und mit der vorliegenden großen Heilsteine-Ausgabe (jetzt in aktualisierter 4. Neuauflage) hat sie ihren bisher umfassendsten Ratgeber zur Edelsteintherapie veröffentlicht.

Impressum

ISBN 978-3-8354-1841-7

4. Auflage 2025
Vollständig überarbeitete und stark erweiterte Neuausgabe des Titels »Heilsteine« ISBN 978-3-8354-1397-9, 2015

www.blv.de

Umschlagfotos:
Vorderseite: Fotolia
Rückseite: PhotoSG/fotolia.com (links); Shutterstock (Mitte); stockcreations/shutterstock.com (rechts)

Lektorat: Sonja Forster
Herstellung und Layoutkonzeption Innenteil: Angelika Tröger
Layout: Karin Schmid, Baldham

Druck und Bindung: Livonia Print, Lettland

Gedruckt auf chlorfrei gebleichtem Papier

Hinweis
Die Autorin hat die in diesem Buch beschriebenen Heilanwendungen und sonstigen Inhalte sorgfältig recherchiert. Trotzdem können Fehler (z. B. durch ungenaue Überlieferungen oder Erfahrungsberichte) und Irrtümer nie ganz ausgeschlossen werden. Deshalb erfolgen alle Angaben ohne Gewähr. Weder Autorin noch Verlag können für eventuelle Nachteile oder Schäden, die aus den im Buch vorgestellten Informationen resultieren, eine Haftung übernehmen. Die Anwendung von Edelsteinen und Edelmetallen kann sehr hilfreich sein, sie ist aber kein Ersatz für eine schulmedizinische Behandlung und für Medikamente, die ärztlich verordnet werden. Konsultieren Sie in jedem Krankheitsfall die Ärztin oder den Arzt Ihres Vertrauens bzw. Ihre Apothekerin oder Ihren Apotheker.
Für neue Anregungen und Verbesserungsvorschläge sind Autorin und Verlag stets aufgeschlossen.

DIE KÖNNTEN SIE AUCH INTERESSIEREN.

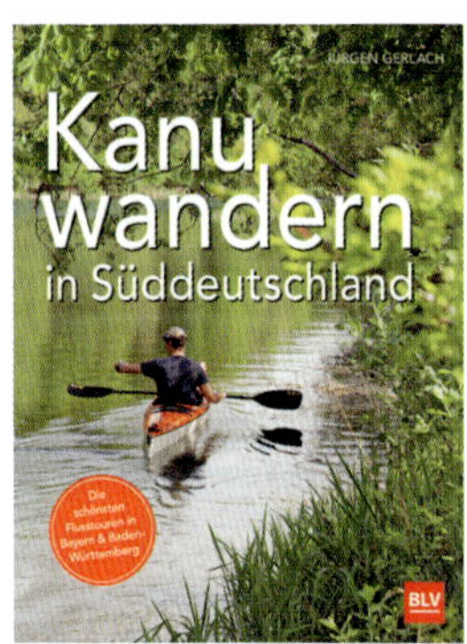

ISBN 978-3-8354-1732-8

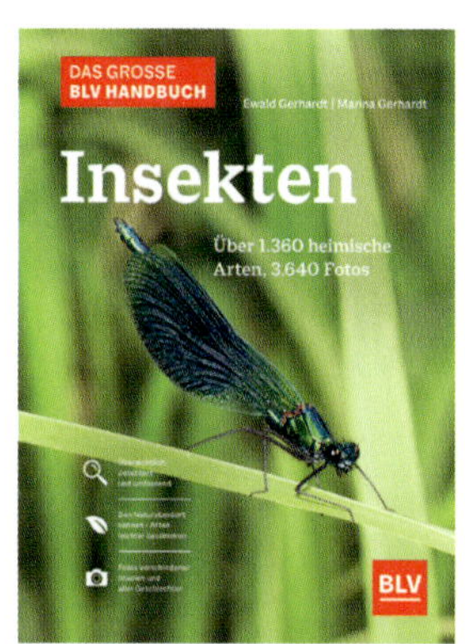

ISBN 978-3-96747-048-2

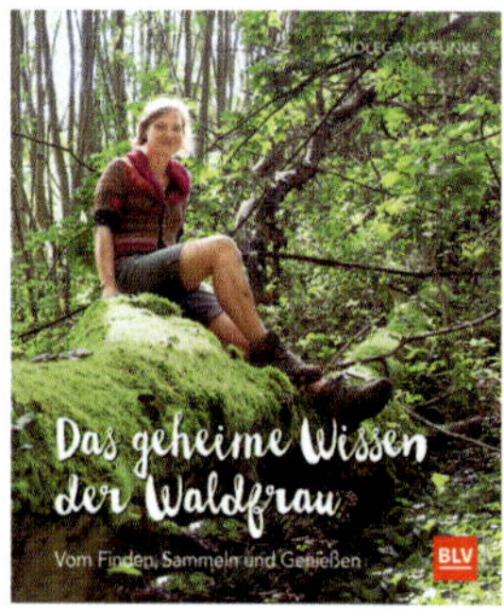

ISBN 978-3-8354-1636-9

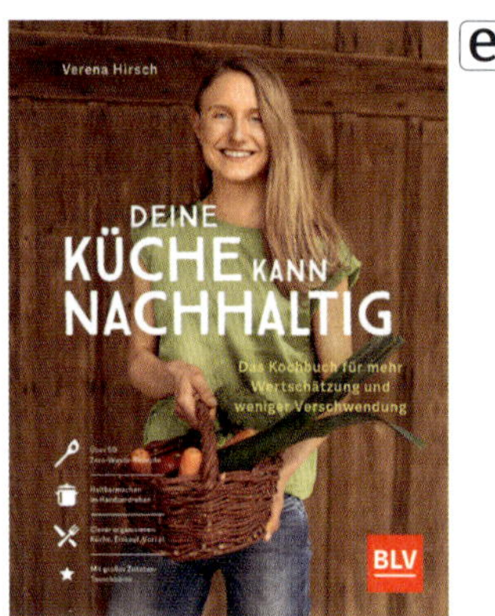

ISBN 978-3-96747-123-6

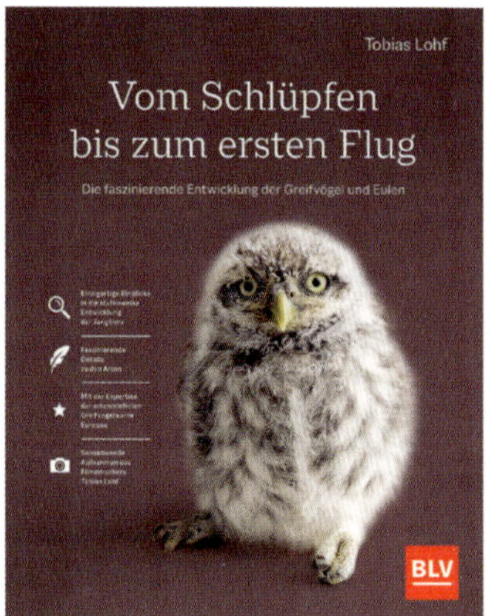

ISBN 978-3-96747-056-7

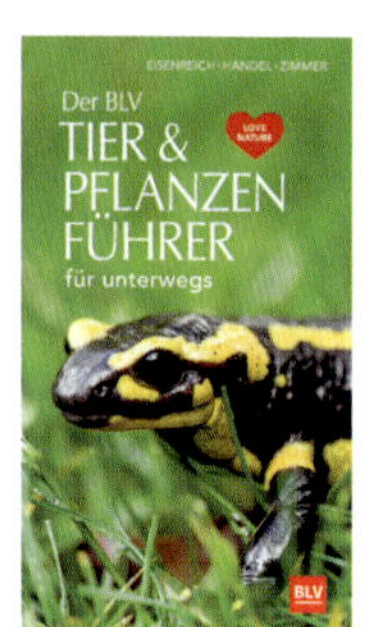

ISBN 978-3-8354-1808-0

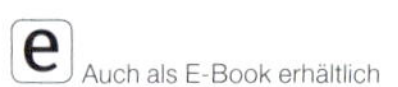
Auch als E-Book erhältlich

Mehr von BLV auf **www.blv.de**